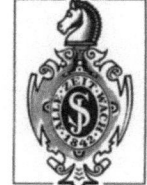

Ortrun Jürgensen (Hrsg.)

Hyperprolaktinämie – Prolaktinome

Physiologie – Klinik – Therapie

Unter Mitarbeit von P.-H. Althoff B. Bardé
H. Becker J. S. E. Dericks-Tan E. Jungmann
D. K. Lüdecke W. Saeger K. v. Werder

Geleitwort von H. Schmidt-Mathiessen

Mit 75 Abbildungen und 20 Tabellen

Springer-Verlag
Berlin Heidelberg New York
London Paris Tokyo

Dr. med. Ortrun Jürgensen
Abteilung für gynäkologische Endokrinologie, Zentrum für Geburtshilfe
und Frauenheilkunde der Johann Wolfgang Goethe-Universität,
Theodor-Stern-Kai 7, 6000 Frankfurt/Main 70

CIP-Titelaufnahme der Deutschen Bibliothek. Hyperprolaktinämie − Prolaktinome: Physiologie − Klinik − Therapie / Ortrun Jürgensen [Hrsg.]. Unter Mitarb. von P.-H. Althoff... Geleitw. von H. Schmidt-Matthiessen. − Berlin; Heidelberg; New York; London; Paris; Tokyo: Springer, 1988
ISBN-13: 978-3-540-19177-3   e-ISBN-13: 978-3-642-73609-4
DOI: 10.1007/978-3-642-73609-4
NE: Jürgensen, Ortrun [Hrsg.]; Althoff, Peter-Henning [Mitverf.]

Dieses Werk ist urheberrechtlich geschützt. Die dadurch begründeten Rechte, insbesondere die der Übersetzung, des Nachdrucks, des Vortrags, der Entnahme von Abbildungen und Tabellen, der Funksendung, der Mikroverfilmung oder der Vervielfältigung auf anderen Wegen und der Speicherung in Datenverarbeitungsanlagen, bleiben, auch bei nur auszugsweiser Verwertung, vorbehalten. Die Vervielfältigung dieses Werkes oder von Teilen dieses Werkes ist auch im Einzelfall nur in den Grenzen der gesetzlichen Bestimmung des Urheberrechtsgesetzes der Bundesrepublik Deutschland vom 9. September 1965 in der Fassung vom 24. Juni 1985 zulässig. Sie ist grundsätzlich vergütungspflichtig. Zuwiderhandlungen unterliegen den Strafbestimmungen des Urheberrechtsgesetzes.

© Springer-Verlag Berlin Heidelberg 1988

Die Wiedergabe von Gebrauchsnamen, Handelsnamen, Warenbezeichnungen usw. in diesem Werk berechtigt auch ohne besondere Kennzeichnung nicht zu der Annahme, daß solche Namen im Sinne der Warenzeichen- und Markenschutz-Gesetzgebung als frei zu betrachten wären und daher von jedermann benutzt werden dürfen.

Gesamtherstellung: Appl, Wemding. 2119/3140-543210

Herrn Professor Dr. med.

Hans Dieter Taubert

zum 20jährigen Bestehen (1967-1987)
der Abteilung für gynäkologische Endokrinologie
des Zentrums für Geburtshilfe und
Frauenheilkunde der
Johann Wolfgang Goethe-Universität Frankfurt

Geleitwort

Die komplexen Ursachen und Auswirkungen endokrinologischer Störungen haben die Nichtspezialisten stets fasziniert, ohne dabei ganz begreiflich zu werden. Dies gilt heute besonders auch für die Hyperprolaktinämie, die zudem etwas im Schatten anderer, spektakulärer endokrinologischer Krankheitsbilder steht.

Es ist deshalb ein besonderes Verdienst der Herausgeberin, mit dem vorliegenden Buch eine leicht verständliche, qualifizierte Einführung in ein wichtiges Gebiet vorgelegt zu haben, dessen Bedeutung über die gynäkologische Endokrinologie hinausgeht, wie schon die Vielfalt der Themen zeigt.

Das Buch ist dem Leiter der Abteilung für gynäkologische Endokrinologie, Herrn Professor Taubert gewidmet. Er und seine Mitarbeiter stellten ihre Arbeit stets in den Dienst praktisch-klinischer Bedürfnisse. Gerade aus dieser Haltung heraus erwuchs die große Bedeutung dieser Abteilung. Dieses Buch ist ein Beleg dafür. Möge es die verdiente Resonanz finden.

H. Schmidt-Mathiessen

Vorwort

Die Hyperprolaktinämiesyndrome gehören zu den facettenreichsten endokrinen Erkrankungen. Die Aufklärung der Pathogenese wurde erst möglich, als vor ca. 15 Jahren Prolaktin mittels RIA serienmäßig bestimmt werden konnte, als mit neuroradiologischen Techniken Prolaktinome ab 3-4 mm Durchmesser diagnostizierbar wurden und fast gleichzeitig Dopamin als wichtigstes Regulationsprinzip der Prolaktinsekretion erkannt und mit Dopaminagonisten das bisher wirksamste pharmakologische Therapieprinzip gefunden war.

Innerhalb der gynäkologischen Endokrinologie wird die Hyperprolaktinämie als Ursache von Zyklusstörungen bei ca. 15% der Frauen mit Amenorrhö gefunden. Das seit Hippokrates bekannte Amenorrhö-Galaktorrhö-Syndrom dürfte heute der Hyperprolaktinämie zuzuordnen sein.

Bei Männern gehört die Hyperprolaktinämie zu den wichtigsten somatischen Ursachen der Impotenz. Weiter spielt sie als Begleiterkrankung anderer endokriner Störungen eine Rolle.

Übereinstimmend finden viele Untersucher psychische Veränderungen im Sinne von erhöhter Depressivität bei hyperprolaktinämischen Patienten. Die gestörte dopaminerge Kontrolle im mesolimbischen System bei Psychosen stellt einen verführerischen, aber bisher unbewiesenen Ansatz zur Erklärung dieser Zusammenhänge dar.

Das vorliegende Buch stellt den Versuch einer Übersicht über die heute akzeptierten theoretischen, klinischen und therapeutischen Konzepte bei Hyperprolaktinämie dar. Diese Übersicht soll vorwiegend der Information interessierter Ärzte dienen, die mit solchen Kranken umgehen, sowie der Information von Studenten.

Ein derart spezialisiertes Wissen könnte von einem Autor allein wohl nicht ohne Inkaufnahme erheblicher Mängel dargestellt werden. So entstand die Idee, eine Art Lesebuch über dieses Gebiet zu schaffen. Darin sollte die Individualität und v.a. auch die Originalität verschiedener Autoren erhalten bleiben. So wurden Überschneidungen und auch kontroverse Darstellungen mit Hinweisen versehen, aber soweit irgend möglich, absichtlich beibehalten.

Von Experten wurde im theoretischen und klinischen Bereich das eigene Fachgebiet dargestellt. Das Buch gliedert sich in die beiden theoretischen Teile über Physiologie und Pathologie der Prolaktinsekretion (v. Werder) sowie die Morphologie der Prolaktinzelle (Saeger). Es folgen die Darstellungen der biochemischen Diagnostik der Hyperprolaktinämie (Dericks-Tan) und der klinischen Erscheinungsbilder bei Männern und Frauen (Althoff/Jungmann/Becker) sowie die Darstellung bisheriger psychischer Befunde und psychodynamischer Theorien (Bardé/Jürgensen). Den Abschluß bilden die Kapitel über die Behandlung der Hyperprolaktinämie mit den Schwerpunkten der chirurgischen Therapie (Lüdecke) und der Pharmakotherapie (Jungmann). Eine gesonderte Darstellung der Neuroradiologie der Prolaktinome war innerhalb dieser Auflage nicht vorgesehen. Sie wird im Kapitel über die chirurgische Therapie (Lüdecke) mit abgehandelt.

Die Manifestationen von Hyperprolaktinämie bei Frauen haben mich seit über 10 Jahren als Klinikerin, aber auch durch die mit B. Bardé durchgeführten Studien als Psychoanalytikerin fasziniert. Von daher entstand der Gedanke, dieses Buch zu gestalten und Herrn Prof. Taubert zum 20jährigen Bestehen seiner Abteilung für gynäkologische Endokrinologie zu widmen.

An dieser Stelle möchte ich allen Autoren für ihre sorgfältigen Beiträge und besonders für ihr Vertrauen und ihre Zuverlässigkeit danken, ohne die das Buch nicht hätte entstehen können. Mein besonderer Dank gilt auch Frau Dr. Elke Weinel für ihre Ermutigung, trotz schwieriger äußerer Ereignisse an diesem Buchkonzept festzuhalten.

Frankfurt/Main, 30. Juli 1987*   O. Jürgensen

---

* Das Erscheinen des Buches verzögerte sich aus organisatorischen Gründen bis 1988.

Inhaltsverzeichnis

Teil 1. Physiologie – Pathologie

K. v. Werder

1	Physiologie und Pathophysiologie der Regulation der Prolaktinsekretion	3
1.1	Struktur und biologische Aktivität des Prolaktins	3
1.2	Physiologie der Prolaktinsekretion	7
1.3	Pathophysiologie der Prolaktinsekretion	14

W. Saeger

2	Normale und pathologische Morphologie des Prolaktinzellsystems	27
2.1	Normale Prolaktinzellen	27
2.2	Hypoplasie und Hyperplasie	31
2.3	Hyperprolaktinämie und Tumoren der Hypophyse sowie der Sellaregion	31
2.4	Prolaktinbildende Tumoren („Prolaktinome")	31
2.5	Hochdifferenzierte azidophile Prolaktinzelladenome	33
2.6	Undifferenzierte azidophile Adenome	35
2.7	Großzellige chromophobe Adenome	37
2.8	Kleinzellige chromophobe Adenome	40
2.9	Onkozytäre Adenome	43
2.10	Therapieeffekte in prolaktinbildenden Adenomen	43
2.11	Tumoren und Läsionen bei Begleithyperprolaktinämie	45
2.12	Morphologie der paraadenomatösen Adenohypophyse	49
2.13	Auswirkungen der Hyperprolaktinämie	50
2.14	Tierexperimentelle Prolaktinzelladenome	51

Teil 2. Klinik

J. S. E. Dericks-Tan

3	Diagnose der Hyperprolaktinämie – Basiswerte und Funktionstests unter physiologischen und pathologischen Bedingungen	59

3.1	Einführung	59
3.2	Bestimmung von Prolaktin	59
3.3	Rhythmen und physiologische Einflüsse	64
3.4	Provokationstests	69
3.5	Prolaktinhemmtests	79
3.6	Idiopathische Hyperprolaktinämie, Pseudohyperprolaktinämie, Pseudoprolaktinome, ektopische Prolaktinome	84
3.7	Nichthypophysäres Prolaktin	85

P.-H. Althoff und E. Jungmann

4	Klinik und Differentialdiagnose der Hyperprolaktinämiesyndrome bei Männern	90
4.1	Einleitung	90
4.2	Normalwerte von Prolaktin bei Männern und Frauen	90
4.3	Ursachen von Hyperprolaktinämien	93
4.4	Zur Prevalenz der Hyperprolaktinämien	98
4.5	Klinisches Bild der Hyperprolaktinämie	100
4.6	Zur klinischen Diagnose	112

H. Becker

5	Hyperprolaktinämie bei Frauen	123
5.1	Einleitung	123
5.2	Klinische Symptome	124
5.3	Androgenisierungserscheinungen	128
5.4	Indikation zu prolaktinhemmender Behandlung	129
5.5	Prolaktin und Mammatumoren	129

B. Bardé und O. Jürgensen

6	Psychologische Aspekte der Hyperprolaktinämie	134
6.1	Einleitung	134
6.2	Psychoendokrinologischer Ansatz	134
6.3	Endokrinologisch-kognitiver Ansatz	139
6.4	Streßhypothetischer Ansatz	145
6.5	Psychoanalytischer Ansatz	151
6.6	Ein logisches Modell der psychosomatischen Forschung – Versuch einer Integration der verschiedenen Untersuchungsansätze	160

Teil 3. Therapie

D. K. Lüdecke

7	Chirurgische Therapie der Hyperprolaktinämie	171
7.1	Problemstellung	171
7.2	Diagnostik	171
7.3	Operationstechnik	177
7.4	Ergebnisse mikrochirurgischer Therapie	180

E. Jungmann und P.-H. Althoff

8	Pharmakotherapie der Hyperprolaktinämie	186
8.1	Vom Mutterkorn zum Bromocriptin	186
8.2	Pharmakotherapien	186
8.3	Wirkungsweise der Dopaminagonisten	192
8.4	Therapie des Makroprolaktinoms mit dopaminergen Agonisten	195
8.5	Therapie des Mikroprolaktinoms mit dopaminergen Agonisten	196
8.6	Dopaminerge Therapie bei der sog. Begleithyperprolaktinämie	197
8.7	Nebenwirkungen der dopaminergen Therapie	198
8.8	Prä- und postoperative Pharmakotherapie bei Patienten mit Prolaktinomen	200
8.9	Dopaminerge Therapie und Schwangerschaft	202
8.10	Zur Indikationsstellung zur konservativen oder operativen Therapie der Hyperprolaktinämie	205

O. Jürgensen

9	Psychotherapie bei Hyperprolaktinämie?	210
9.1	Scheinschwangerschaft	210
9.2	Impotenz und Psychotherapie bei Hyperprolaktinämie	213
9.3	Therapie von Depressivität und Dysphorie bei Hyperprolaktinämie	213
9.4	Psychosen unter Bromocriptintherapie	214
9.5	Zusammenfassung	214

Sachverzeichnis ... 217

Mitarbeiterverzeichnis

Althoff, Peter-Henning, Prof. Dr. med.
Abteilung für klinische Endokrinologie, Zentrum für innere Medizin, Klinikum der Universität, Theodor-Stern-Kai 7, 6000 Frankfurt/Main 70

Bardé, Benjamin, Dr. phil., Dipl.-Psych., Dipl.-Soz.
Institut für Psychoanalyse im Fachbereich Psychologie der Universität, Senckenberganlage 15, 6000 Frankfurt/Main 15

Becker, Hans, Prof. Dr. med.
Direktor der gynäkologischen Abteilung, Städtisches Krankenhaus, Bischof-Pilgrim-Straße 1, 8390 Passau

Dericks-Tan, J. S. E., Dr. phil. nat.
Abteilung für klinische Endokrinologie, Zentrum für Frauenheilkunde und Geburtshilfe, Klinikum der Universität, Theodor-Stern-Kai 7, 6000 Frankfurt/Main 70

Jürgensen, Ortrun, Dr. med.
Abteilung für gynäkologische Endokrinologie, Zentrum für Frauenheilkunde und Geburtshilfe, Theodor-Stern-Kai 7, 6000 Frankfurt/Main 70

Jungmann, Eckhart, Prof. Dr. med.
Abteilung für klinische Endokrinologie, Zentrum für innere Medizin, Klinikum der Universität, Theodor-Stern-Kai 7, 6000 Frankfurt/Main 70

Lüdecke, Dieter K., Dr. med.
Neurochirurgische Abteilung, Universitätsklinikum Eppendorf, Martinistraße 52, 2000 Hamburg

Saeger, Wolfgang, Prof. Dr. med.
Chefarzt der Abteilung für Pathologie, Marienkrankenhaus, Alfredstraße 9, 2000 Hamburg 76

Werder, Klaus von, Prof. Dr. med.
Endokrinologische Arbeitsgruppe, Medizinische Klinik Innenstadt, Universität München, Ziemssenstraße 1, 8000 München 2

Teil 1. Physiologie – Pathologie

1 Physiologie und Pathophysiologie der Regulation der Prolaktinsekretion

K. v. Werder

1.1 Struktur und biologische Aktivität des Prolaktins

1.1.1 Einleitung

Im Jahre 1928 wurde von Stricker u. Grüter eine Substanz in Rinderhypophysenextrakten entdeckt, die in vivo die Milchsekretion stimulierte. Riddle et al. (1933) führten den Namen Prolaktin (PRL) für jenes Hypophysenvorderlappenhormon (HVL-Hormon) ein, das u.a. auch die „Kropfmilch"produktion bei Tauben anregte. Der daraus entwickelte Taubenkropfsacktest war lange Zeit das einzige biologische Verfahren, Prolaktinaktivität in Gewebeextrakten und Gewebeflüssigkeiten nachzuweisen. Prolaktin konnte 1937 aus Schafhypophysen isoliert werden (White et al. 1937). Es war das erste HVL-Hormon überhaupt, das in hochgereinigter Form vorlag. Auch bei vielen anderen Spezies - Knochenfischen, Amphibien, Vögeln und Säugern - ließ sich mit Hilfe des Taubenkropfsacktestes Prolaktin als eigenständiges, vom Wachstumshormon trennbares laktogenes Hormon nachweisen, dessen physiologische Bedeutung sich allerdings bei verschiedenen Spezies äußerst unterschiedlich erwies (Nicoll 1980). Prolaktin ist demnach ein altes Hormon, dessen biologische Bedeutung sich aber während der Vertebratenphylogenese erheblich gewandelt hat. Seine molekulare Struktur hat sich hingegen im Vergleich zu dem dem Prolaktin ähnlichen Wachstumshormon kaum verändert. Wegen seiner zahlreichen Wirkungen wurde von Nicoll (1980) auch der Name Versatilin (Vielzweckhormon) vorgeschlagen, den er für angebrachter hielt als Prolaktin, ein Name, der sich ausschließlich von der laktogenen Aktivität ableitet. Die biologischen Hauptmerkmale bei den verschiedenen Spezies sind folgende:

1. Regulation des Salz- und Wasserhaushaltes,
2. Effekte auf das Integument,
3. somatisches Wachstum,
4. Fett- und Kohlenhydratstoffwechsel,
5. Brutpflegemotivation und -verhalten und
6. Wirkung auf den Reproduktionstrakt
   (Laktation, Gonadenfunktion).

Trotz der frühen Kenntnisse über Struktur und biologische Wirkung des Prolaktins interessierten sich nur wenige, meist vergleichende Endokrinologen für dieses Hormon. Dies lag sicher z.T. daran, daß einer Störung der PRL-Sekretion beim Menschen kein Krankheitsbild zugeordnet werden konnte. Ja, es war sogar bis Anfang der 70er Jahre umstritten, ob der Mensch ein eigenständiges Prolaktin habe, oder ob dessen biologische Aktivität im Gegensatz zu anderen Spezies durch andere, schon bekannte Hormone repräsentiert sei. So hat humanes Wachstumshormon (hGH = human growth hormone) im Gegensatz zu dem Wachstumshormon von Nichtprimaten eine dem Prolaktin vergleichbare laktogene biologische Aktivität, und die dem Prolaktin zugeschriebene luteotrope Aktivität des Nagers wird beim Menschen ebenfalls durch das luteinisierende Hormon (LH) wahrgenommen. Darüber hinaus haben Wachstumshormon und Prolaktin viele gemeinsame physikochemische Eigenschaften, was sich dadurch erklärt, daß sich Wachstumshormon und Prolaktin aus einem gemeinsamen Urpeptid entwickelt haben, wobei das plazentare Laktogen (PL) durch eine spätere Genverdopplung aus dem Wachstumshormon hervorgegangen ist (Niall et al. 1971). Ferner ist die Wachstumshormonkonzentration im Hypophysengewebe 20- bis 50fach höher als die des humanen Prolaktin. Allerdings sprachen schon einige klinische Erfahrungen für die Existenz eines eigenständigen laktogenen Hormons des Menschen. So finden sich bei stillenden Frauen und Patientinnen mit Galaktorrhö-Amenorrhö-Syndrom in der Regel keine erhöhten hGH-Spiegel. Umgekehrt ist bei der Akromegalie die Galaktorrhö ein relativ seltenes Ereignis. Darüber hinaus wird bei Patientinnen mit hypophysärem Zwergwuchs postpartal eine normale Laktation beobachtet.

Friesen et al. (1970) gelang es auch beim Menschen, ein spezifisches laktogenes Hormon separat vom hGH nachzuweisen. Die gleiche Arbeitsgruppe stellte 1971 erstmals einen spezifischen Radioimmunoassay für hPRL vor (Hwang et al. 1971), was die Erforschung der Physiologie und Pathophysiologie der Prolaktinsekretion des Menschen einleitete.

1.1.2 Struktur des Prolaktins

Beim menschlichen Prolaktin (hPRL) handelt es sich um ein einkettiges Peptidhormon aus 198 Aminosäuren mit 3 Disulfidbrücken und einem Molekulargewicht von etwa 23 000. Die lineare Aminosäuresequenz ist von Shome u. Parlow (1977) aufgeklärt worden (Abb. 1.1); 73% der Aminosäuresequenz des hPRL sind mit ovinem PRL, 77% mit Schweine-PRL und 60% mit Ratten-PRL identisch. Die weitgehende Homologie des Prolaktins verschiedener Spezies erklärt, warum Antiseren, die gegen ovines oder porcines PRL gerichtet waren, erfolgreich zur Bestimmung von hPRL eingesetzt werden konnten (heterologe Radioimmunoassays). Mit hGH bzw. hPL ist die Homologie der Aminosäuresequenz geringer, sie beträgt 16 bzw. 13% (Abb. 1.1). Deshalb besteht keine Kreuzreaktion im homologen hPRL Radioimmunoassay mit hGH. Humanes Prolaktin zirkuliert im Serum in verschiedenen molekularen Fraktionen als sog. „little", „big" und „big-big" PRL (Flückiger et al. 1982). Der Hauptanteil des immunoreaktiven Prolaktins läßt sich allerdings als „little" PRL von einer Chromatographiesäule eluieren, das mit einem Molekulargewicht von 23 000 dem monomeren hPRL entspricht. Die Bedeutung der höher molekularen Fraktionen ist unklar. Da „big" PRL auch in hypophysären Extrakten gefunden wird, ist nicht auszuschließen, daß sowohl „little" als auch „big" PRL direkt von der Hypophyse sezerniert werden.

Die Immunoreaktivität der verschiedenen hPRL-Fraktionen ist identisch, die Radiorezeptoraktivität des „big" hPRL, gemessen mit der Brustdrüsenmikrosomenfraktion von schwangeren Kaninchen als Rezeptorpräparation, ist allerdings

NH₂-Leu-Pro-Ile-Cys-Pro-Gly-Gly-Ala-Ala-Arg-Cys-Gln-Val-Thr-Leu-Arg-Asp-Leu-Phe-

Asp-**Arg**-**Ala**-Val-Val-**Leu**-Ser-His-Tyr-Ile-His-Asn-Leu-Ser-Ser-**Glu**-Met-Phe-Ser-Glu-

Phe-Asp-Lys-Arg-Tyr-Thr-His-Gly-Arg-Gly-Phe-Ile-Thr-Lys-Ala-Ile-Asn-Ser-**Cys**-His-

Thr-**Ser**-Ser-Leu-Ala-**Thr**-**Pro**-Glu-Asp-Lys-**Glu**-Gln-Ala-**Gln**-**Gln**-Met-Asn-Gln-Lys-Asp

Phe-**Leu**-Val-Ser-Ile-**Leu**-Ile-**Leu**-Arg-Ser-Trp-Asn-Glu-Pro-Leu-Tyr-His-Leu-Val-Thr-

Glu-**Val**-Arg-Gly-(Asx)-Gln-Glu-Ala-Pro-Glu-**Ala**-Ile-Leu-**Ser**-Lys-Ala-Val-Glu-Ile-Glu-

Glu-Gln-Thr-Lys-Arg-Leu-Leu-Glu-Gly-Met-Glu-Leu-Ile-Val-Ser-Gln-Val-His-**Pro**-Glu-

Thr-Lys-Glu-Asp-Glu-Ile-Tyr-Pro-Val-Trp-**Ser**-Gly-Leu-Pro-Ser-Leu-Gln-Met-Ala-**Asp**-

Glu-Ser-Glu-Arg-Leu-Ser-Ala-Tyr-**Tyr**-Asn-**Leu**-**Leu**-His-**Cys**-Leu-**Arg**-Arg-**Asp**-Ser-His

Lys-Ile-Asp-Asn-Tyr-**Leu**-Lys-Leu-Leu-Lys-**Cys**-**Arg**-Ile-Ile-His-Asn-Asn-Asn-**Cys**-OH

Abb. 1.1. Lineare Aminosäurensequenz des hPRL. Aminosäuren, die an der gleichen Position mit denen des humanen Wachstumshormon identisch sind, sind fett gedruckt. (Nach Shome u. Parlow 1977)

reduziert gegenüber „little" hPRL. Der molekulare Polymorphismus von hPRL wird auch beim PRL anderer Spezies gefunden (Flückiger et al. 1982).

1.1.3 Biologische Wirkung

Prolaktin ist das Hormon, das das erstaunlichste Spektrum biologischer Wirkungen im Wirbeltiersystem aufweist. Im Gegensatz zu den anderen HVL-Hormonen ist es nicht nur in einem Organsystem wirksam, sondern reguliert eine ganze Reihe von physiologischen Prozessen in unterschiedlichen Organsystemen (s. S. 3). Beim Menschen ist allerdings der physiologische Hauptwirkungsort die Brust, wo es zusammen mit anderen Hormonen die Brustentwicklung (Mammogenese) ermöglicht und die Laktation stimuliert. Beim Menschen sind folgende PRL-Wirkungen bekannt:

1. Galaktopoese (Aufrechterhaltung der postpartalen Laktation),
2. Laktogenese (Einsetzen der Milchproduktion),
3. Mammogenese (Brustentwicklung),
4. postpartale Anovulation,
5. luteotroper Effekt (?).

Prolaktin ist für die Brustentwicklung bei vielen Spezies unbedingt erforderlich; wieweit es für die menschliche Brustentwicklung essentiell ist, ist noch nicht bewiesen. Sicher führt eine pathologische Erhöhung der Prolaktinspiegel zu keiner Vergrößerung der Brust bei der Frau, und bei Männern entwickelt sich die Gynäkomastie in Gegenwart normaler Prolaktinspiegel. Während der Schwangerschaft führt Prolaktin zusammen mit den Sexualsteroiden, hPL, Insulin und Kortisol zu einer weiteren Entwicklung und Differenzierung der Drüse, die postpartal die Milchbildung erlaubt. Prolaktin stimuliert spezifisch die Synthese von Milchproteinen, wie Laktalbumin und Kasein, von Lipiden und Kohlenhydraten. Die membranständigen Rezeptoren für PRL sind an der Oberfläche der alveolaren Brustdrüsenzellen lokalisiert. *PRL führt im Gegensatz zu den meisten anderen Eiweißhormonen zu einer Zunahme seiner eigenen Rezeptoren* (Flückiger et al. 1982).

Nach der Entbindung kommt es zu einem abrupten Abfall der plazentaren Östrogene und des Progesteron, was den Milcheinschuß (Laktogenese) erlaubt. Östrogene spielen also eine synergistische Rolle bei der Entwicklung der Brust, antagonisieren allerdings den Effekt des Prolaktins, was die Laktation betrifft, während der Schwangerschaft. Auch beim Säugling ist die Brust schon soweit entwickelt, daß nach dem geburtsbedingten Abfall der Sexualsteroide die Wirkung der erhöhten PRL-Spiegel des Säuglings an der Mamma in Form der kolostrumähnlichen „Hexenmilch" erkennbar wird. Früher hat man aus diesem Grund Sexualsteroide zur Inhibition der Laktation in der Post-partum-Periode eingesetzt. Für die Laktogenese, das Einsetzen der Milchsekretion und für die Galaktopoese, das Aufrechterhalten der Laktation ist PRL unerläßlich (Peters 1986). Entsprechend führt die Inhibition der PRL-Sekretion durch Pharmaka zu einem Sistieren der Milchproduktion. Postpartal wird die gesteigerte PRL-Sekretion durch das wiederholte Saugen an der Brust aufrechterhalten, wobei dies einerseits die *Aufrechterhaltung der Laktation* gewährleistet, zum anderen die *postpartale Anovulation* und damit den Schutz der stillenden Mutter vor einer erneuten Schwangerschaft garantiert.

Bei *Nagern* ist Prolaktin für die Aufrechterhaltung des Corpus luteum bzw. der ersten Schwangerschaftsstadien erforderlich. Auch konnte nachgewiesen werden, daß geringe Mengen an PRL für eine normale Progesteronproduktion, zumindest in vitro, notwendig sind (McNatty et al. 1974). Im Gegensatz dazu führen erhöhte PRL-Spiegel zu einer progressiven Inhibition der Progesteronfreisetzung. Zusammen mit FSH und LH ist PRL in der Follikelflüssigkeit nachweisbar und es gibt Hinweise, daß PRL die biologische Wirkung von FSH, d.h. die Stimulation der Östrogenfreisetzung im sich entwickelnden Graaf-Follikel hemmt. Ob dieser Effekt beim Menschen ebenfalls eine Rolle spielt, ist noch unklar. Allerdings konnte gezeigt werden, daß eine prolaktininhibitorische Therapie, die zu einer übermäßigen Suppression der hPRL-Spiegel führt, eine Corpus-luteum-Insuffizienz zur Folge haben kann (Bohnet 1981).

Ob PRL beim Menschen über die Wirkung auf das reproduktive Ssytem hinaus noch weitere Wirkungen auf z.B. Verhaltensweisen sowie Flüssigkeits- und Elektrolythaushalt hat, wie bei zahlreichen anderen Spezies, ist höchst fraglich. Auch daß PRL-Spiegel in Streßsituationen beim Menschen ansteigen, ist wohl darauf zurückzuführen, daß es sich beim PRL um ein *unspezifisches Streßhormon* handelt. Metabolische Wirkungen des PRL, die bei anderen Spezies gut dokumentiert sind, wie Stimulation der Proteinsynthese und der lipolytische Effekt, sind beim Menschen nicht nachgewiesen. Allein die Störung der Kohlenhydratstoffwechsellage bei hyperprolaktinämischen Patienten als Folge eines Insulinantagonismus, ist als einzigste außerhalb des Reproduktionstraktes angesiedelte biologische PRL-Wirkung gut dokumentiert. So führte eine pharmakologische Suppression der Prolaktinsekretion zu einer Beseitigung der Hyperinsulinämie bei gleichzeitiger Normalisierung der Glukosetoleranz, den PRL-induzierten Insulinantagonismus dokumentierend (Landgraf et al. 1977).

1.2 Physiologie der Prolaktinsekretion

1.2.1 Synthese und Sekretion von humanem Prolaktin

Die Hypophyse ist beim Mann und bei der nichtschwangeren Frau als einziger Ort der PRL-Synthese und -Sekretion gesichert. Bei Schwangeren wird auch in der Dezidua Prolaktin gebildet, das in die Amnionflüssigkeit abgegeben wird. Darüber hinaus läßt sich PRL immunhistochemisch in basalen Hirnteilen nachweisen, ebenso im Intestinaltrakt und im Pankreas, wobei allerdings offenbleibt, ob diese Lokalisationen auch Syntheseorte sind oder ob PRL dort nur passiv gespeichert wird.

Bei Patienten mit *Bronchialkarzinomen* und *Nierenkarzinomen* ist eine *pathologische, ektopische PRL-Produktion* und -Sekretion in Einzelfällen gezeigt worden (Flückiger et al. 1982).

PRL wird in den laktotrophen Zellen des HVL gebildet. Im Gegensatz zur Ratte, die nur ein einziges Gen für GH und PRL aufweist, enthält das menschliche Genom mehrere GH- und möglicherweise PRL-Gene (Seo 1985). Die Transskription der mRNS wird durch die Polymerase II katalysiert, wobei die TATA-Box, die 20-30 Basen stromaufwärts lokalisiert ist, das Signal für den Transskriptionsbeginn enthält. Bekanntlich sind diese DNS-Strukturen hormonempfindlich (Seo 1985). Die Präkursor-PRL-mRNS wird weiter prozessiert, wodurch eine kleinere, sekundäre PRL-mRNS entsteht, die im rauhen endoplasmatischen Retikulum übersetzt wird. Es entsteht an den freien Ribosomen ein Signalpeptid mit etwa 30 Aminosäuren sowie das genuine PRL, das in die Zisternen des endoplasmatischen Retikulums injiziert wird, um dann im Golgi-Apparat in polymorphe Granula mit 600-800 nm Durchmesser verpackt zu werden.

Die PRL-Konzentration in der menschlichen Hypophyse liegt bei ungefähr 200 µg, was etwa 3% des Wachstumshormongehaltes entspricht (Flückiger et al. 1982). Im Gegensatz zum GH, das in zahlreichen uniformen Granula in somatotrophen Zellen gespeichert ist, wird PRL nach seiner Synthese schnell sezerniert, was erklärt, daß im Gegensatz zu den somatotrophen Zellen die laktotrophen Zellen relativ granulaarm sind. Die geschätzte tägliche Sekretionsrate von hPRL beträgt ein mehrfaches des Hypophysengehaltes. Die Zahl der laktotrophen Zellen schwankt zwischen 10 und 25% der gesamten HVL-Zellen und wird durch den physiologischen Zustand des Individuums beeinflußt. Die laktotrophen Zellen sind vornehmlich in den Seitenteilen des HVL lokalisiert. Während der Schwangerschaft und post partum findet eine besonders starke Vermehrung der laktotrophen Zellen im HVL statt (Erdheim u. Stumme 1909), was auf den das laktotrophe Zellwachstum stimulierenden Effekt der plazentaren Östrogene zurückzuführen ist (s. unten). In der Regel korrelieren die im Blut gemessenen hPRL-Spiegel gut mit der Zahl der laktotrophen Zellen im HVL.

Die Plasmahalbwertszeit des hPRL beträgt 20-30 min, die biologische Wirkung hält allerdings erheblich länger an, was durch die langanhaltende Bindung am laktogenen Rezeptor erklärt ist. Für rezeptorgebundenes PRL wurde eine Halbwertszeit von 2 Tagen gefunden (Flückiger et al. 1982).

1.2.2 Bestimmung des Prolaktins (vgl. Kap. 3)

Der Taubenkropfsacktest ist aufgrund der mangelnden Empfindlichkeit zur Serum-PRL-Bestimmung nicht geeignet. Dieser Test wird nur noch zur Standardisierung der biologischen Aktivität von extraktiv gewonnenem PRL eingesetzt. Empfindlicher ist die biologische PRL-Bestimmung, die auf der prolaktininduzierten histologischen Veränderung der Brustdrüse der schwangeren Maus oder des pseudoschwangeren Kaninchens beruht (Flückiger et al. 1982). Biologische Tests mit biochemischen Endpunktbestimmungen beruhen auf der Messung der Inkorporation von radioaktivem Phosphor in Kasein oder der PRL-abhängigen Stimulation der N-Acetyl-Lactosamin-Synthetase-Aktivität. Allerdings sind diese Bestimmungen kompliziert und haben sich für die Routine nicht bewährt. Dies gilt auch für den Radiorezeptorassay mit Membranen von Brustdrüsen schwangerer Kaninchen. Zudem zeigt im Radiorezeptorassay, wie übrigens auch bei allen anderen Bioassays, hGH aufgrund seiner laktogenen Aktivität eine komplette Kreuzreaktion mit hPRL (Friesen et al. 1973).

Wie bei allen anderen Peptidhormonen hat sich deshalb auch bei der PRL-Bestimmung die radioimmunologische Bestimmung durchgesetzt, die neben ihrer Praktikabilität auch eine hohe Spezifität aufweist. Der Radioimmunoassay (RIA) wurde sofort nach der Identifikation des hPRL als separates HVL-Hormon entwickelt, wobei am Anfang, da keine ausreichenden Antigenmengen zur Immunisierung vorlagen, auf Antikörper gegen ovines PRL zurückgegriffen wurde. Homologe RIAs für hPRL haben die initialen heterologen Systeme allerdings völlig verdrängt und werden jetzt von jedem Routinelabor durchgeführt. Die Konzentrationen werden entweder in µE/ml einer internationalen Referenzpräparation oder auf Gewichtsbasis (ng/ml) angegeben. Je nach Standard entspricht 1 ng/hPRL 20-30 µE (v. Werder 1975).

1.2.3 Regulation der PRL-Sekretion

Hypothalamisch-hypophysäre Einheit

Der Hypothalamus stellt die letzte gemeinsame Verbindung zwischen höheren Zentren des zentralen Nervensystems und der Hypophyse dar. Nach der Funktion unterscheidet man ein Hypothalamus-Hypophysenhinterlappen-System (HHL-System) und ein Hypothalamus-Hypophysenvorderlappen-System (HVL-System; Abb. 1.2). In den HHL gelangen die Nervenfasern aus dem Nucleus supraopticus und dem Nucleus paraventricularis, die neurosekretorische Eigenschaften aufweisen, d.h. sie verbinden die Funktion elektrisch erregbaren Gewebes mit der sekretorischen Leistung von Vasopressin und Oxytozin, die auf direktem Wege intra-

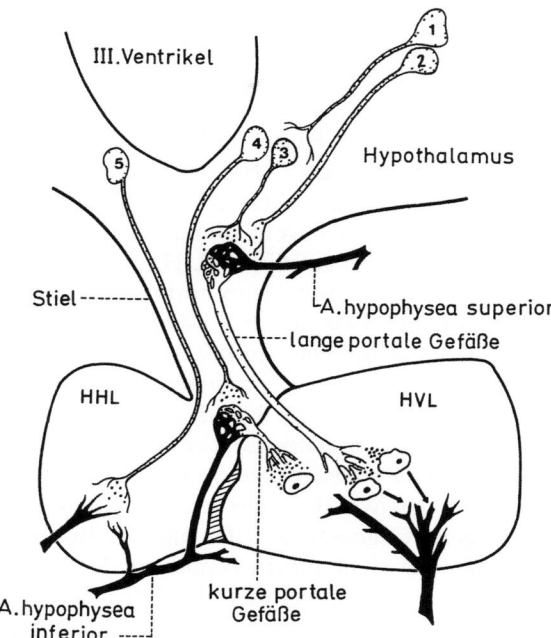

Abb. 1.2. Hypothalamisch-hypophysäre Einheit; 2 verschiedene Neurone sind an der Kontrolle der HVL-Funktion beteiligt. Die einen sind die peptidergen Neurone, die die Releasinghormone bilden und zu dem kapillären Plexus des Portalsystems transportieren (*3* endet im Bereich der medianen Eminez, *4* im Bereich des Hypophysenstiels). Diese „tuberohypophysealen" Neurone sind sog. neuroendokrine „Transducer", indem sie neurale in hormonale Informationen verwandeln. Ihre Funktion ist vergleichbar der Funktion der supraoptikohypophysealen Neurone (*5*), die das antidiuretische Hormon (ADH) sezernieren. Eine andere Art von Neuronen stellt die Verbindung zwischen höheren Zentren des ZNS und den peptidergen Neuronen dar. Sie sind vornehmlich monoaminerg und enden entweder konventionell an den Zellkörpern peptiderger Neurone (*1*) oder an dem Axonende des peptidergen Neurons (*2*), sog. axoaxonische Verbindungen. (Nach Gay 1972, Fertil. Steril. 26,51)

axonal in den HHL gelangen und von dort in den großen Kreislauf freigesetzt werden (v. Werder u. Scriba 1987). Der HVL steht ebenfalls unter der Kontrolle hypophysennaher hypothalamischer Kernareale, deren neuroendokrine, peptiderge und aminerge Neurone im Bereich der medianen Eminenz enden, wo sie Anschluß an die infundibulären Spezialgefäße gefunden haben, die zu dem den Hypothalamus mit dem HVL verbindenden Portalgefäßsystem gehören (Abb. 1.2).

Die Hauptflußrichtung in diesem vaskulären Kurzschluß geht vom Hypothalamus in Richtung Hypophyse, so daß die neurosekretorischen Produkte des Hypothalamus in hoher Konzentration das Zielorgan HVL erreichen (v. Werder u. Scriba 1987).

Die neuroendokrinen, hypophyseotropen Neurone stehen unter der Kontrolle von höheren Hirnzentren, deren Neurone mit in der Regel monoaminergen Neurotransmittern am Zellkörper oder Axonende die Freisetzung der Neurosekrete beeinflussen.

Die Hypophyse des Erwachsenen ist ein etwa 600 mg schweres Organ mit einem Durchmesser von 6 mm, das vom Knochen des Os sphenoidale sowohl anterior als auch dorsal und posterior umschlossen ist (Sella turcica), wobei das Dach der Hypophyse durch das Diaphragma sellae gebildet wird.

Der HVL sezerniert neben den glandotropen Hormonen Thyreotropin (TSH), adrenokortikotropes Hormon (ACTH), follikelstimulierendes Hormon (FSH) und Luteinisierungshormon (LH), die in der Peripherie direkt wirkenden Hormone PRL und GH. Für alle diese HVL-Hormone gibt es spezifische hypophyseotrope Neurohormone, die sowohl stimulierend (Releasinghormon) als auch inhibierend (Inhibitinghormon) auf die HVL-Hormonsekretion wirken. Die Struktur der meisten hypophyseotropen Neurohormone ist mittlerweile aufgeklärt, wobei es sich um Peptide mit 3 bis maximal 44 Aminosäuren pro Peptid handelt. Der überwiegende hypothalamische Einfluß ist stimulierender Natur, was dadurch unterstrichen wird, daß eine Hypophysenstildurchtrennung zu einer HVL-Insuffizienz führt, die sich nach Revaskularisation wieder zurückbildet. *Im Gegensatz zu allen anderen HVL-Hormonen ist der überwiegende hypothalamische Einfluß auf die PRL-Sekretion inhibierender Natur.* Dabei erfolgt die Hemmung der PRL-Sekretion durch den hypothalamischen *Prolaktin-inhibiting-Faktor (PIF),* bei dem es sich ebenfalls im Gegensatz zu allen anderen bisher bekannten Releasing- und Inhibitinghormonen nicht um ein Peptid, sondern um das biogene Amin Dopamin handelt, das von den tuberoinfundibulären dopaminergen (TIDA) Neuronen direkt in das Portalsystem abgegeben wird. Darüber hinaus ist auch die Struktur eines peptidergen PIF aufgeklärt worden, dessen Aminosäuresequenz in dem C-terminalen Ende des GnRH-Präkursors (GnRH-assoziiertes Peptid = GAP) gefunden wurde (Literatur bei v. Werder u. Scriba 1987).

Dopaminerge Kontrolle der PRL-Sekretion

Eine Vielzahl von experimentellen und klinischen Befunden hat gezeigt, daß es sich bei dem wichtigsten PIF um Dopamin handelt, das von den TIDA-Neuronen direkt in das Portalsystem abgegeben wird (Clemens et al. 1980). Für die Kontrolle der PRL-Sekretion ist PIF bestimmend und überspielt in der Regel jegliche die PRL-Sekretion stimulierende Aktivität des Hypothalamus. Dies spiegelt sich auch dadurch wieder, daß Veränderungen des zentralen Dopamingehaltes, der hypophysären Dopaminkonzentration bzw. der biologischen Dopaminaktivität an der laktotrophen Zelle durch den peripheren PRL-Spiegel ziemlich exakt reflektiert werden (Flückiger et al. 1982). *Mit dem Konzept der überwiegend dopaminergen Inhibition der PRL-Sekretion in Einklang führt eine Reihe von Pharmaka mit dopaminantagonistischer Aktivität (s. unten) zu einer Stimulation der PRL-Sekretion. Auch Pharmaka, die zu einer zentralen Katecholamindepletion führen, bzw. Dopaminsyntheseinhibitoren, bewirken eine verstärkte Freisetzung von PRL.* Umgekehrt führen direkte Dopaminagonisten, wie Dopamin selbst, Apomorphin, Bromocriptin, Lisurid, etc., zu einer Hemmung der PRL-Freisetzung (s. unten). Auch sog. indirekte Dopaminagonisten, wie der Dopaminpräkursor L-Dopa oder der Dopamin-Re-uptake-Blocker Nomifensin, führen zur Hemmung der PRL-Freisetzung und beweisen damit die überwiegend dopaminerge Hemmung der PRL-Sekretion (Abb. 1.3).

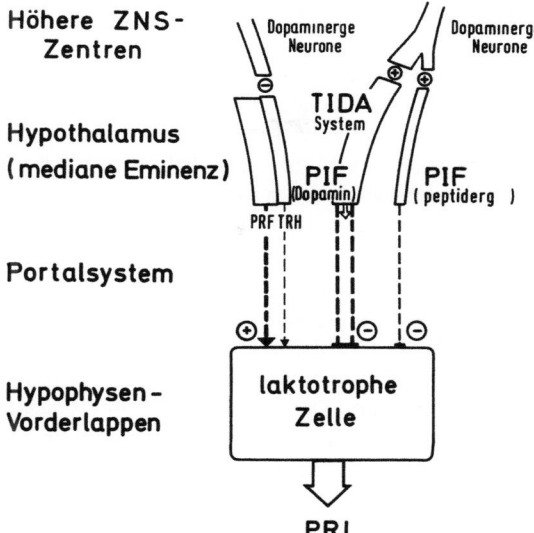

Abb. 1.3. Dopaminerge Kontrolle und Prolaktinsekretion; Dopamin (DA) wird von den tuberoinfundibulären Neuronen (TIDA) in das Portalblut abgegeben. Auf diesem vaskulären Kurzschluß erreicht es die laktotrophe Zelle des HVL, wo es die Freisetzung von Prolaktin hemmt. Neben dem dopaminergen PIF scheint es noch ein Peptid mit PIF-Aktivität zu geben (C-terminaler Anteil des GnRH-assoziierten Peptids = GAP). Auf hypothalamischer Ebene stimuliert DA die PIF-Sekretion und hemmt die TRH-Freisetzung. Beide Mechanismen bewirken eine weitere Hemmung der PRL-Sekretion

Andere Neurohormone und Neurotransmitter

Neben Dopamin haben noch weitere Neurotransmitter Einfluß auf die PRL-Sekretion; γ-Aminobuttersäure (GABA) ist ebenfalls bei der Kontrolle der PRL-Sekretion involviert. So bewirkt Muscimol, ein GABA-Analogon, das die Blut-Hirn-Schranke passiert, eine Stimulation der PRL-Sekretion. Auch führt der Serotoninpräkursor 5-Hydroxy-Tryptophan (5-HTP) zu einer Steigerung der PRL-Freisetzung, wohingegen die Applikation von Methysergid, einem Serotoninantagonisten die PRL-Sekretion hemmt (Flückiger et al. 1982). Der stimulierende serotoninerge Einfluß scheint über die hypothalamische Freisetzung des *vasoaktiven intestinalen* Peptids vermittelt zu werden, das möglicherweise den *physiologischen PRL-Releasingfaktor* darstellt (v. Werder u. Scriba 1987). Ein wichtiges, die PRL-Sekretion stimulierendes Neurohormon ist das Thyreotropinreleasinghormon (TRH), das nach i.v.-Gabe einen prompten Anstieg der PRL-Sekretion bewirkt. Obwohl einiges darauf hindeutet, daß TRH nicht der physiologische PIF ist, kann die gesteigerte endogene TRH-Sekretion als Ursache der Hyperprolaktinämie bei primären Hypothyreosen eine pathophysiologische Rolle spielen (s. unten).

Inwieweit die Wirkung des Histamin-H_2-Antagonisten Cimetidin, der zu einer akuten Stimulation der PRL-Sekretion führt, als Hinweis für eine zentrale histaminerge Kontrolle der PRL-Sekretion gelten kann, ist offen. Auch endogene Opiate stimulieren die PRL-Sekretion.

Einfluß der Östrogene auf die PRL-Sekretion

Beim Menschen besteht eine enge Beziehung zwischen den Sexualhormonen und der Aktivität der laktotrophen HVL-Zellen. Östrogenapplikation führt sowohl bei Männern als auch bei hypogonaden Frauen zu einer Vermehrung der laktotrophen Zellmasse und zu einer Erhöhung der PRL-Spiegel. Bekannt ist, daß sich unter dem Einfluß der plazentaren Östrogene während der Schwangerschaft das Hypophysenvolumen durch Vermehrung der laktotrophen Zellen nahezu verdoppelt (Flückiger et al. 1982). Entsprechend kommt es zu einem progredienten Anstieg der PRL-Spiegel. Da die fetale Hypophyse ebenfalls der Wirkung plazentarer Östrogene ausgesetzt ist, kommt es auch im fetalen Blut zu einem Anstieg der hPRL-Spiegel. Das östrogenstimulierende Wachstum der laktotrophen Zellen bzw. der PRL-Anstieg scheinen auf einem dopaminantagonistischen Effekt der Östrogene zu beruhen. Der Einfluß höherer Östrogendosen auf PRL-produzierende Hypophysenadenome ist heterogen und nicht voraussehbar (s. unten).

Patientinnen, die in der reproduktiven Phase niedrig dosierte Östrogenmengen in Form von steroidalen *Antikonzeptiva* erhalten, werden zwar im Mittel höhere PRL-Spiegel im Vergleich zu einem Kontrollkollektiv aufweisen, *allerdings wird durch solche Östrogenmengen allein keine Hyperprolaktinämie verursacht.*

1.2.4 Physiologie der Prolaktinsekretion

Die basalen hPRL-Spiegel sind bei der Frau im Mittel geringfügig höher als beim Mann, was durch die höheren endogenen Östrogenspiegel bei der Frau und deren Wirkung auf die hPRL-Sekretion erklärt werden kann. Vor der Menarche liegen die PRL-Spiegel deshalb niedriger als in der reproduktiven Phase. Während des Menstruationszyklus werden in Zyklusmitte höhere PRL-Spiegel gemessen. Auch in der Lutealphase sind die PRL-Spiegel geringfügig höher als in der mittleren Follikelphase.

Während der Schwangerschaft kommt es normalerweise durch den Östrogenanstieg zu vermehrter Stimulation der hPRL-Sekretion (Abb. 1.4). Der physiologische Reiz für die Freisetzung von PRL ist der Saugreiz beim Stillen. Allein der taktile Reiz an der Mammille führt zur Auslösung dieses neuroendokrinen, die PRL-Sekretion stimulierenden Reflexes. Der Milcheinschußreflex ist allerdings nicht durch PRL, sondern durch Oxytozin bewirkt, das die myoepithelialen Zellen um die azinären Läppchen stimuliert, wodurch die Milch in die Drüsenausführgänge ausgedrückt wird. Im Gegensatz zum langsamen und länger anhaltenden Anstieg des PRL bewirkt der Saugreiz nur einen kurzfristigen Oxytozinpeak (Abb. 1.5).

Bei nichtschwangeren Frauen wird eine Stimulation der hPRL-Sekretion durch Manipulation der Brustwarze nicht regelhaft gesehen, beim Mann bleibt letztere aus (Peters 1986). Überhaupt finden sich beim Mann nicht nur niedrige basale PRL-Spiegel, sondern auch die stimulierten Werte liegen jeweils niedriger als bei der Frau. So kommt es beim Sexualverkehr ausschließlich bei der Frau zu einem Anstieg der PRL-Spiegel [Stearns EC, Winter JSD, Faiman C (1973) J Clin Endocrinol Metab 37, 687-690 - Anm. d. Hrsg.], und auch in physischen und emotionalen Streßsituationen steigen sie bei der Frau stärker an als beim Mann.

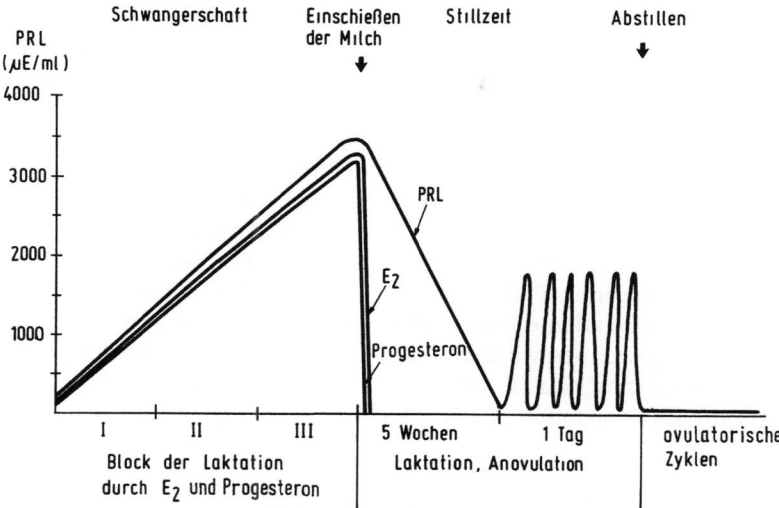

Abb. 1.4. Schematische Darstellung der PRL-Spiegel während der Schwangerschaft und der postpartalen Laktation. Nach der Entbindung und dem Abfall der plazentaren Steroide kommt der PRL-Effekt an der Brustdrüse zum Tragen, die Milch schießt ein. Durch den regelmäßigen Saugreiz des Säuglings und der damit verbundenen Stimulation der PRL-Sekretion wird die Laktation und die postpartale Anovulation aufrechterhalten

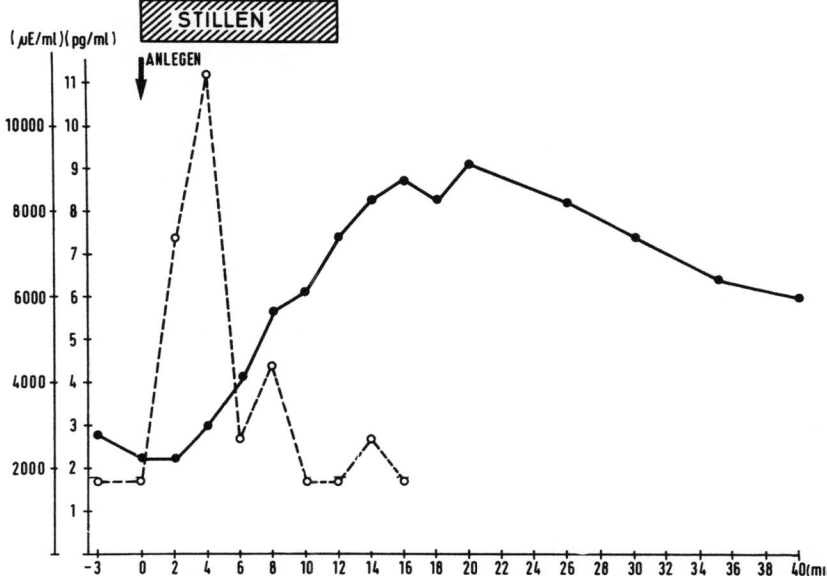

Abb. 1.5. Prolaktin- (PRL) und Oxytozinspiegel während des Stillens in der frühen Post-partum-Periode. Sofort nach Anlegen des Kindes kommt es zu mehreren kurzfristigen Phasen der Freisetzung von Oxytozin (OT), wogegen das PRL von dem erhöhten Basalspiegel (3. Tag nach der Entbindung) langsam aber deutlich auf den Maximalspiegel über 8000 µE/ml ansteigt. ●——● PRL, ○- - -○ OT

Die PRL-Sekretion unterliegt keinem zirkadianen Rhythmus wie die ACTH-Sekretion, obwohl eine diurnale Variation der PRL-Spiegel besteht (Flückiger et al. 1982). So finden sich während des Schlafs höhere PRL-Spiegel, wobei es zusammen mit dem Anstieg des GH zu einem Anstieg der PRL-Spiegel kommt, der den GH-Peak weit überdauert und somit noch morgens zwischen 8 und 10 Uhr während der Blutabnahmezeit zu registrieren ist. Im weiteren Verlauf des Tages kommt es wieder zu einem langsamen Abfall der PRL-Spiegel. Der schlafbedingte PRL-Anstieg ist im Gegensatz zum Anstieg der ACTH- und Kortisol-Spiegel mit dem Schlaf verschiebbar (v. Werder u. Scriba 1987). Die Bedeutung des streßinduzierten PRL-Anstiegs ist völlig offen. Allerdings ist diese Tatsache bei der Interpretation erhöhter PRL-Spiegel zu beachten, die nicht unter Ruhebedingungen gewonnen wurden. Auch kann mit dem Standard-Streßtest der Klinik, der Insulinhypoglykämie, nicht nur die GH- und die ACTH-Sekretion, sondern auch die PRL-Sekretion beurteilt werden (s. unten).

1.3 Pathophysiologie der Prolaktinsekretion

Eine verminderte PRL-Sekretion hat für die Klinik geringe Bedeutung. Sie kann zur Stillunfähigkeit sowie zur Corpus-luteum-Insuffizienz führen (S. 92, 200) (Flückiger et al. 1982). Ursachen des PRL-Mangels können Hypophysentumoren, Zustand nach Operation von Hypophysenadenomen, Entzündungen und Hypophysennekrosen sein. Im Rahmen eines Sheehan-Syndroms auftretende Störungen der postpartalen Laktation beruhen auf einer ischämischen Nekrose der hypertrophierten laktotrophen Zellen, was eine postpartale Laktation unmöglich macht. Die bei diesem Syndrom beobachtete postpartale persistierende Amenorrhö sowie Libidoverlust und Verlust der Achsel- und Pubesbehaarung sind Folge des Gonadotropinmangels. Wachstumshormon und Gonadotropine sind gegenüber Schädigungen der Hypophyse und des Hypothalamus normalerweise weitaus anfälliger als die PRL-Sekretion, weswegen der Ausfall von GH und Gonadotropinen auch als Frühzeichen eines pathologischen Prozesses im Bereich der Sella turcica gewertet werden kann.

Eine weitere Ursache der Hypoprolaktinämie ist die Überdosierung mit dopaminagonistischen Prolaktininhibitoren.

Im Gegensatz zur Hypoprolaktinämie ist die gesteigerte PRL-Sekretion, die Hyperprolaktinämie von erheblicher klinischer Bedeutung.

1.3.1 Hyperprolaktinämie

Wir unterscheiden physiologisch und pathologisch erhöhte Prolaktinspiegel. Die physiologische Hyperprolaktinämie wird nur bei Frauen während der Schwangerschaft und der Laktation beobachtet (s. dort), wogegen die pathologische Hyperprolaktinämie zwar häufiger bei Frauen, aber auch bei Männern beobachtet werden kann.

Die Hyperprolaktinämie ist die am weitesten verbreitete hypothalamisch-hypophysäre Störung des Menschen (Flückiger et al. 1982). Es können 3 verschiedene

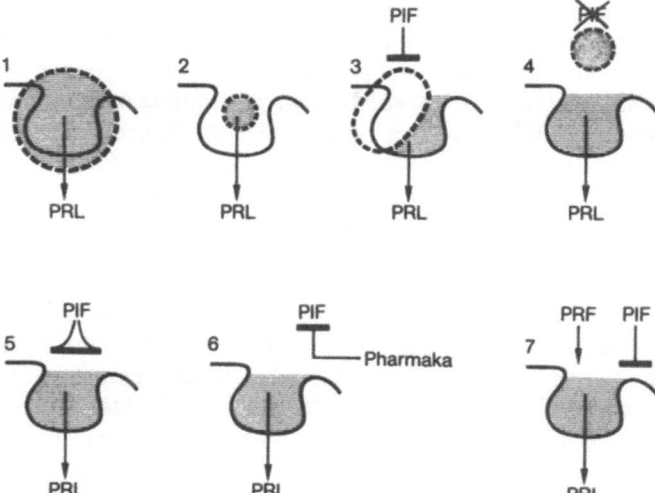

Abb. 1.6. Ursachen der Hyperprolaktinämie: *1* prolaktinproduzierendes Makroadenom (Makroprolaktinom), *2* prolaktinproduzierendes Mikroadenom (Mikroprolaktinom), *3* suprasellär wachsender Hypophysentumor, der durch Okklussion der Portalgefäße des Hypophysenstiels zur Hemmung des Transports von PIF zum Hypophysenvorderlappen führt („Begleithyperprolaktinämie"), *4* suprasellärer Tumor (z. B. Kraniopharyngeom) mit Störungen der PIF-Bildung, *5* Unterbrechung der portalen Zirkulation durch Prozesse an der Schädelbasis (granulomatöse Erkrankungen, Hypophysenstieldurchtrennung), *6* pharmakologische Hemmung der PIF-Sekretion bzw. -wirkung, *7* vermehrte Sekretion hypothalamischer Faktoren mit PRF-Aktivität (z. B. bei primärer Hypothyreose). (Aus v. Werder u. Scriba 1987)

Mechanismen zur Hyperprolaktinämie führen (Abb. 1.6): 1. das prolaktinproduzierende Hypophysenadenom (Prolaktinom); 2. eine verminderte hypothalamische Hemmung der laktotrophen Zelle und 3. eine vermehrte hypothalamische Stimulation der laktotrophen Zelle, die die physiologische Inhibition der Prolaktinsekretion überwiegt.

Im folgenden sollen die einzelnen Ursachen der Hyperprolaktinämie und die daraus folgende Pathophysiologie abgehandelt werden.

Prolaktinproduzierende Hypophysenadenome

Bald nach Einführung der radioimmunologischen Prolaktinbestimmung vor 15 Jahren hatte sich gezeigt, daß das prolaktinproduzierende Hypophysenadenom, das Prolaktinom, der häufigste Hypophysentumor ist, häufiger auch als das endokrin inaktive oder chromophobe Adenom. So wurden viele der vor der Prolaktinära als endokrin inaktiv angesehenen Adenome später als Prolaktinome identifiziert (Flückiger et al. 1982).

Mikro- und Makroprolaktinome. Bei den Prolaktinomen werden Mikroprolaktinome mit einem Durchmesser bis zu 10 mm und Makroprolaktinome, bei denen es sich z. T. um sehr große, invasive Tumoren handelt, unterschieden. Allerdings sollte in diese Definition nicht nur die Größe des Adenoms eingehen, sondern auch die Geschwindigkeit des Wachstums, da Makroprolaktinome irgendwann auch als kleine, schnell wachsende Adenome begonnen haben müssen (v. Werder 1985). Auffällig ist allerdings, daß Mikroprolaktinome, deren Sella turcica in der seitlichen Schädelaufnahme entweder überhaupt nicht verändert ist, oder die nur Veränderungen der Sellakontur aufweisen, bei Frauen viel häufiger sind als bei Männern (Flückiger et al. 1982). Große, zur Ballonierung oder Selladestruktion führende Prolaktinome werden bei beiden Geschlechtern nahezu gleich häufig gefunden. So fand sich bei 397 hyperprolaktinämischen Frauen, die an der Universität in München untersucht worden sind, in 197 Fällen eine völlig normale Sella turcica sowohl in der normalen seitlichen Schädelaufnahme als auch in der Sellatomographie (Abb. 1.7); 119 hatten radiologische Hinweise für ein Mikroadenom, und bei 81 Patientinnen fand sich eine generelle Vergrößerung der Sella turcica. Im Gegensatz dazu fanden sich von 58 Männern mit Hyperprolaktinämie, die am gleichen Institut untersucht worden waren, nur in 8 Fällen Hinweise für ein Mikroprolaktinom; 50 Patienten hatten radiologische Hinweise auf eine große intra- bzw. extraselläre Raumforderung. Früher wurde angenommen, daß die meisten Patientinnen mit einer radiologisch normalen Sella turcica eine nichttumoröse, sog. funktionelle Hyperprolaktinämie haben. Allerdings zeigten computertomographische Untersuchungen mit Geräten der 4. Generation, daß praktisch in all diesen Fällen ein kleines, die knöcherne Struktur der Sella turcica nicht veränderndes Mikroadenom nachweisbar war (v. Werder 1985).

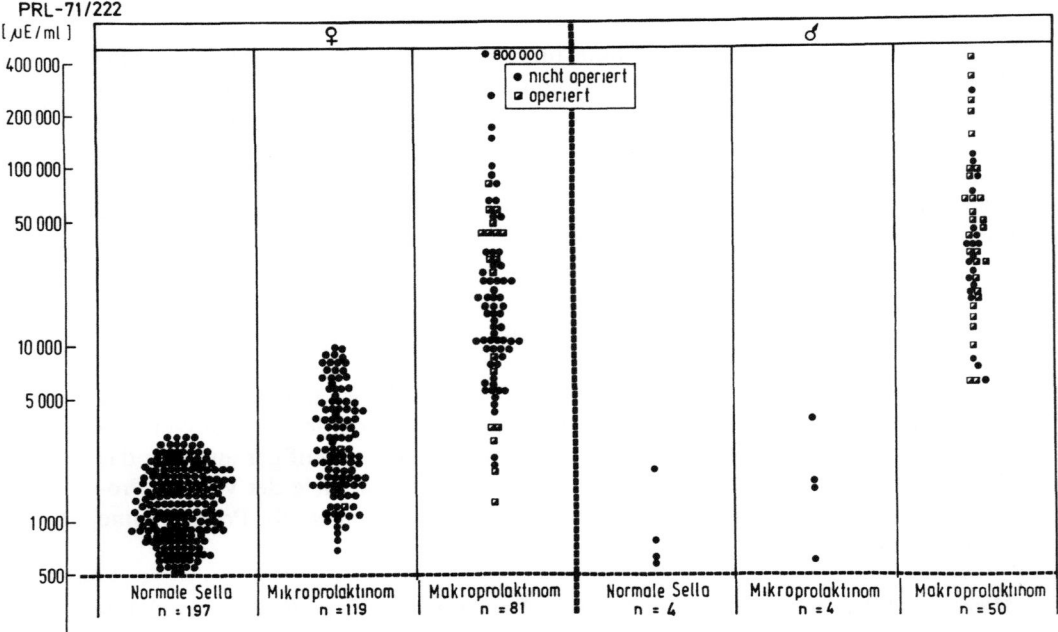

Abb. 1.7. Prolaktinspiegel und radiologische Befunde bei 455 hyperprolaktinämischen Patienten

Die Höhe der basalen Prolaktinspiegel korreliert im großen und ganzen mit der Größe des laktotrophen Adenoms. So finden sich bei Patienten mit normaler Sella turcica, die ein sehr kleines Mikroprolaktinom haben müssen, Prolaktinspiegel unter 4000 µE/ml oder 200 ng/ml (Abb. 1.7). Patienten mit radiologischen Hinweisen auf ein Mikroadenom in der konventionellen Schädelaufnahme, also schon größere Läsionen, erreichen Prolaktinspiegel bis zu 10000 µE bzw. 500 ng/ml, wogegen Patienten mit Makroprolaktinomen z. T. extrem hohe Prolaktinspiegel aufweisen können (Abb. 1.7).

Maligne Prolaktinome. Maligne primäre Hypophysentumoren, die invasiv wachsen und zu Absiedlungen im Zentralnervensystem führen, treten extrem selten auf (v. Werder u. Scriba 1987). Bilden sich bei einem Hypophysentumor zentralnervöse Metastasen, so handelt es sich dann allerdings meist um ein malignes Prolaktinom. So sind in den letzten Jahren mehrere Patienten mit gut dokumentierten malignen Prolaktinomen beschrieben worden (Landgraf et al. 1985). Die malignen Prolaktinome weisen sehr hohe Prolaktinspiegel auf, die sich typischerweise durch Dopaminagonisten, im Gegensatz zu benignen Makroprolaktinomen, wenig beeinflussen lassen. Letzteres wird auf den Verlust der dopaminergen Rezeptoren der laktotrophen Tumorzelle im Verlauf der Entdifferenzierung zurückgeführt (Landgraf et al. 1985).

Prolaktinome und Schwangerschaft. Unter dem Einfluß plazentarer Östrogene kommt es während der Schwangerschaft zu einer Volumenzunahme der gesunden Hypophyse um 70%, die ausschließlich auf die Hyperplasie der laktotrophen Zellen zurückzuführen ist (Flückiger et al. 1982). Genauso wie die laktotrophen Zellen der normalen Hypophyse können auch die laktotrophen Adenomzellen proliferieren und zu einer Vergrößerung des Prolaktinoms führen. Diese Tatsache gewinnt zunehmend an Bedeutung, da durch die Behandlung mit Dopaminagonisten auch Patienten mit Makroprolaktinomen, die schon über die Sellaeingangsebene hinausragen, schwanger werden können. Bei solchen Patienten kann die zunehmende Raumforderung zu Gesichtsfeldeinschränkung, Augenmuskelparesen bzw. Kopfschmerzen führen (Gemzell u. Wang 1979). Auch sind Einblutungen in den Tumor mit Hypophysenapoplexie beobachtet worden. In Einzelfällen wird dabei nur das laktotrophe Gewebe zerstört, was klinisch unbemerkt bleibt und sich nur anhand des plötzlichen Abfalls der im Ansteigen begriffenen Prolaktinspiegel dokumentiert (Rjosk et al. 1982b). Bei ungefähr 6% der hyperprolaktinämischen Patienten finden sich deshalb postpartal niedrigere Prolaktinspiegel als vor Beginn der medikamentösen Therapie, die die Schwangerschaft ermöglicht hatte (Rjosk et al. 1982). *Im Gegensatz zu den Makroprolaktinomen ist bei Mikroprolaktinomen mit einer klinisch relevanten Tumorvergrößerung während der Schwangerschaft nicht zu rechnen* (v. Werder 1985). Auch liegen die Prolaktinspiegel während einer durch Dopaminagonistentherapie ermöglichten Schwangerschaft bei Mikroprolaktinompatienten im gleichen Bereich wie bei nichthyperprolaktinämischen Schwangeren (Rjosk et al. 1982a). Die Proliferation des Prolaktinoms in der Schwangerschaft ist abhängig von der *Präsenz* plazentarer Östrogene. So kommt es nach der Entbindung wieder zu einer Normalisierung der Gesichtsfelder, was durch die Schrumpfung des während der Schwangerschaft vergrößerten Tumors bedingt ist (Rjosk et al. 1982a; v. Werder 1985). Daß die plazentaren Östrogene zu keiner persistierenden Prolaktinomvergrößerung führen, wird auch dadurch dokumentiert, daß die Prolaktinspiegel sowohl bei Mikro- als auch bei Makroprolaktinompatienten 3 Monate postpartal im gleichen Bereich liegen wie vor Beginn der medikamentösen Behandlung (Abb. 1.8).

Spontane Entwicklung der Prolaktinome. Hier unterscheiden sich Mikro- und Makroprolaktinome eindeutig. Patienten mit Hyperprolaktinämie und einer radiologisch normalen Sella turcica oder diskreten Hinweisen für eine intraselläre Raumforderung haben in der Regel über Jahre mehr oder weniger konstante Prolaktinspiegel. Ein Anstieg des Prolaktinspiegels bzw. das Auftreten einer initial nicht nachweisbaren radiologischen Veränderung im Sellabereich stellt die Ausnahme dar (Rjosk et al. 1982). Gelegentlich wird auch eine spontane Normalisierung der Prolaktinsekretion mit Verschwinden der klinischen Symptomatik bei Patientinnen beobachtet, bei denen radiologische Veränderungen im Sinne eines Mikroadenoms nachgewiesen worden waren. Bei Makroprolaktinomen kann auf eine rasche Proliferation geschlossen werden. So läßt sich bei zahlreichen Patienten mit großen invasiv wachsenden Makroprolaktinomen nur eine kurze Anamnese bezüglich sekundärer Amenorrhö oder Libido- und Potenzstörungen erheben (v. Werder 1985), was darauf schließen läßt, daß die Hyperprolaktinämie ebenfalls nicht lange bestanden haben kann.

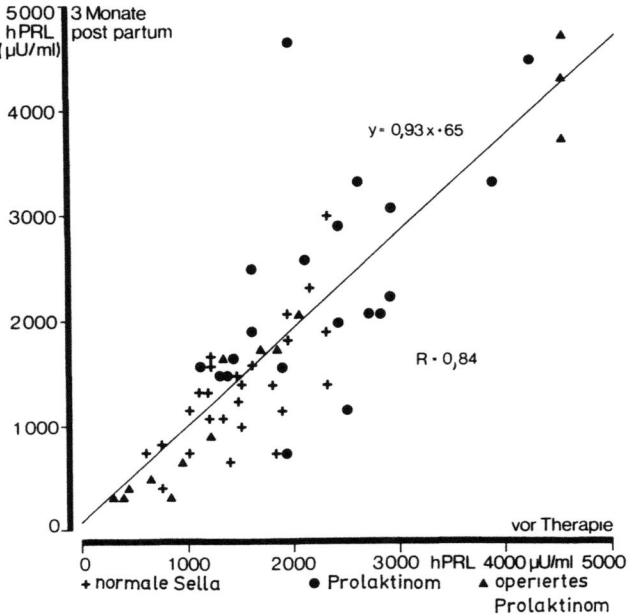

Abb. 1.8. Vergleich der prätherapeutischen Prolaktinspiegel mit den Prolaktinspiegeln 3 Monate nach der Entbindung bei 60 hyperprolaktinämischen Patientinnen. (Aus Rjosk et al. 1982a, mit freundlicher Erlaubnis des Autors)

Epidemiologie und Entstehung der Prolaktinome. Aufgrund der Epidemiologie der Prolaktinome kann der Schluß gezogen werden, daß es sich bei den Mikro- und Makroprolaktinomen um 2 verschiedene Krankheitsbilder handelt (Tabelle 1.1). Erstere treten vornehmlich bei Frauen auf, zeigen eine geringe Proliferationstendenz und führen nicht zu neurologischen Defiziten. Makroprolaktinome hingegen werden bei Männern und Frauen gleich häufig beobachtet, zeigen eine rasche Proliferation und führen häufig nicht nur zu endokrinen, sondern auch zu neurologischen Ausfällen, insbesondere zu einem Chiasmasyndrom mit bitemporaler Hemianopsie oder anderen Gesichtsfeldausfällen und Augenmuskelparesen. Dazu kann der Tumor in den 3. Ventrikeln wachsen, zur Foramen-Monroi-Blockade führen und damit einen akuten Hydrocephalus internus verursachen (v. Werder 1985). Auch unterscheiden sich Mikro- und Makroprolaktinome im Hinblick auf das therapeutische Ansprechen. So lassen sich Mikroprolaktinome meist erfolgreich chirurgisch entfernen, wodurch die Prolaktinsekretion normalisiert wird, was bei invasiv wachsenden Makroadenomen praktisch nie erreicht wird (Tabelle 1.1). Mit Dopaminagonisten lassen sich bei Mikro- und Makroadenomen die Prolaktinspiegel senken und in der Regel normalisieren. Eine persistierende Suppression nach Beendigung einer Langzeittherapie mit Dopaminagonisten wird häufiger bei Makroadenomen, weniger bei Mikroprolaktinomen beobachtet (Eversmann et al. 1979).

Es wird angenommen – ist allerdings keinesfalls bewiesen –, daß die höheren Östrogenspiegel der Frau in einzelnen Fällen adenomatöse Veränderungen hervorrufen, die eine geringe Proliferationsneigung zeigen und als Mikroadenome imponieren. Von histologischen Untersuchungen der Hypophyse bei Schwangeren und männlichen Patienten mit Prostatakarzinom, die hochdosiert mit Östrogenen behandelt worden waren, weiß man, daß in solchen Hypophysen sog. Schwangerschaftsadenome auftreten können (Erdheim u. Stumme 1909; Flückiger et al. 1982), die sich allerdings meist zurückbilden. Auch bei transsexuellen Männern, die über längere Zeit mit Östrogenen behandelt worden waren, wurde zwar eine Hyperprolaktinämie beobachtet, radiologisch nachweisbare Mikroprolaktinome konnten allerdings nicht nachgewiesen werden (Gooren et al. 1985). Patientinnen, die mit steroidalen Antikonzeptiva behandelt werden, haben zwar im Mittel etwas höhere Prolaktinspiegel als Frauen, die eine mechanische Kontrazeption gewählt haben, eine Hyperprolaktinämie bzw. die Entstehung radiologisch nachweisbarer

Tabelle 1.1. Klinische Aspekte der Prolaktinome

Aspekt	Kleine Adenome („Mikroadenome")	Große, invasiv wachsende Adenome („Makroadenome")
Geschlechtsverteilung	vornehmlich Frauen	Frauen und Männer
Proliferation	langsam	rasch, progredient
Prolaktinspiegel	mäßig erhöht	deutlich, z. T. extrem erhöht
Chiasmasyndrom	nicht vorhanden	häufig
Neurologische Ausfälle	keine	gelegentlich nachweisbar
Operative Therapie	60–90% erfolgreich	praktisch nie Normalisierung der PRL-Spiegel
Dopaminagonistentherapie	praktisch immer erfolgreich	in der Regel erfolgreich
Antitumoreffekt der Dopaminagonistentherapie	nicht sicher nachweisbar	50–80%

Mikroprolaktinome konnte allerdings nicht zur Pilleneinnahme korreliert werden (Flückiger et al. 1982).

Inwieweit Östrogene über eine Veränderung der Vaskularisierung zu einer Enthemmung laktotropher Zellareale führen, ist nicht klar. Weiner et al. (1985) haben in eleganten Versuchen gezeigt, daß die Arterialisierung des hypophysären Portalgefäßsystems dazu führt, daß dopaminreiches, vom Hypothalamus kommendes Portalblut durch dopaminarmes, systemisches Blut verdünnt wird. Durch diesen Mechanismus könnten ganze Zellareale der hypothalamischen dopaminergen Hemmung entkommen und nicht nur vermehrt Prolaktin sezernieren, sondern auch proliferieren (Weiner et al. 1985). Ob eine verminderte Dopaminempfindlichkeit der laktotrophen Adenomzelle im Vergleich zur normalen laktotrophen Zelle die Hyperprolaktinämie unterhält, ist nicht klar. Auch wird generell immer noch kontrovers diskutiert, ob es sich bei der Prolaktinomentstehung um einen primären zentralen Defekt der hypothalamischen Dopaminfreisetzung handelt oder um einen Zustand, der mit einer erhöhten endogenen Dopaminfreisetzung einhergeht. Viele Befunde, nicht zuletzt die überschießende TSH-Sekretion nach Dopaminantagonisten bei Prolaktinompatienten im Vergleich zu gesunden Kontrollpersonen, weist auf einen erhöhten endogenen dopaminergen Tonus hin (Scanlon et al. 1981, s. unten).

Hyperprolaktinämie bei Verminderung der hypothalamischen prolaktinhemmenden Aktivität

Es ist bekannt, daß eine Hyperprolaktinämie auch bei Hypophysentumoren beobachtet wird, die zwar zu einer Vergrößerung der Sella turcica und häufig auch zu einer suprasellären Extension geführt haben, die aber nicht selbst Prolaktin produzieren. In diesem Fall ist die Hyperprolaktinämie (sog. *Begleithyperprolaktinämie*) Folge der Störung der portalen Zirkulation im Hypophysenstiel oder in der Hypophyse, die zu einer Verringerung des hemmenden, dopaminergen Tonus führt und damit zu einer vermehrten Freisetzung von Prolaktin (Abb. 6). *Die Differentialdiagnose zwischen einem Makroprolaktinom und einem nicht Prolaktin sezernierenden Tumor, der zur Hyperprolaktinämie führt, ist von großer klinischer Bedeutung,* da im letzteren Fall die medikamentöse Therapie im Hinblick auf das Tumorvolumen in jedem Fall versagen würde. Der Verdacht, daß es sich um eine Begleithyperprolaktinämie bei endokrin inaktiver Raumforderung im Sellabereich handelt, kann z.B. dadurch entstehen, daß Dopaminagonisten zwar zu einer Normalisierung der Prolaktinspiegel führen, der Tumor aber unbeeinflußt bleibt oder weiter an Größe zunimmt (van Seters et al. 1985). Auch sind bei der Begleithyperprolaktinämie bei endokrin inaktiven Hypophysentumoren die Prolaktinspiegel für die Größe des Tumors inadäquat niedrig (v. Werder 1985). Da allerdings auch zystische Makroprolaktinome, bei denen radiologisch ein großes Adenomvolumen vorgetäuscht wird, gelegentlich zu niedrigen Prolaktinspiegeln führen, ist die absolut sichere Diagnose nur immunhistologisch möglich (Ross et al. 1985). Dies gilt auch für andere endokrin aktive Adenome, die mit einer Hyperprolaktinämie vergesellschaftet sein können. Häufig handelt es sich um Mischadenome, insbesondere bei wachstumshormonproduzierenden Tumoren, wo sowohl Wachstumshormon als auch Prolaktin im Tumor gebildet wird. Typischerweise verhält sich bei diesen somatomammotrophen Adenomen das Prolaktin bezüglich seiner Sekretion wachstumshormonähnlich und umgekehrt Wachstumshorm prolaktinähnlich. So läßt sich Prolaktin durch das Releasinghormon für Wachstumshormon GHRH stimulieren und umgekehrt Wachstumshormon durch TRH, und beide lassen sich durch Dopamin supprimieren (Losa et al. 1985). Andere Kombinationen, z. B. daß TSH und Prolaktin oder ACTH, Wachstumshormon und Prolaktin im gleichen Tumor gebildet werden, sind beschrieben (v. Werder 1985).

Suprasélläre Raumforderungen, Kraniopharyngeome oder Dermoidzysten führen durch Zerstörung der Prolaktininhibitingfaktor (PIF = Dopamin) bildenden Zentren im Hypothalamus zu einer Enthemmung der laktotrophen Zellen und damit zur Hyperprolaktinämie. Häufig haben diese Patienten durch den mangelnden Einfluß stimulierender hypothalamischer Faktoren auch eine Hypophysenvorderlappeninsuffizienz bzw. einen Diabetes insipidus (v. Werder u. Scriba 1987).

Prozesse an der Schädelbasis, z. B. granulomatöse Erkrankungen wie die Sarkoidose oder der M. Hodgkin, können ebenso wie die früher häufiger durchgeführte Hypophysenstieldurchtrennung den PIF-Transport zu den laktotrophen Zellen des HVL stören und damit eine Hyperprolaktinämie verursachen (v. Werder u. Scriba 1987).

Eine der häufigsten Ursachen ist die *medikamentös induzierte Hyperprolaktinämie,* wobei es sich in der Regel um dopaminantagonistische Substanzen handelt, die mit dem Dopamin der tuberoinfundibulären Neurone an der laktotrophen Zelle kompetieren. Hier sind besonders Benzamide wie Metoclopramid und Sulpirid sowie Phenothiazine und die Neuroleptika, insbesondere Haloperidol zu nennen. Auch Substanzen, die zu einer zentralen Katecholaminverarmung führen wie Rauwolfiaalkaloide oder α-Methyl-Dopa können eine Hyperprolaktinämie hervorrufen:

Indikationsgebiet der Medikamente	Medikamententyp
Psychopharmaka, Neuroleptika, Antidepressiva	Phenothiazine, Thioxanthene, Butyrophenone (Haloperidol, Pimozid), Benzamide (Sulpirid), Amitriptylin, Imipramin
Antiemetica	Benzamide (Metoclopramid, Domperidon), Phenothiazine (Thiäthylperazin)
Antihypertensiva	Reserpin, α-Methyl-Dopa
Hormone	Östrogene (hohe Dosierung), TRH
Antihistaminika H_1, H_2	Cimetidin, Meclizine, Tripelenamine

Es gibt noch eine Reihe anderer Pharmaka, die zwar kurzfristig zu einer Hyperprolaktinämie führen (z. B. Cimetidin), die aber, wenn sie längere Zeit gegeben werden, keine persistierende Prolaktinerhöhung verursachen. Auch führt eine langdauernde Neuroleptikatherapie, wahrscheinlich über die Desensitisierung des Dopaminrezeptors, im Verlauf zu einem Abfall der Prolaktinspiegel, ja sogar zu einer Normalisierung der Prolaktinsekretion (v. Werder 1985).

Inwieweit *die bei Niereninsuffizienz erhöhten Prolaktinspiegel* durch eine Störung der dopaminergen Hemmung bedingt sind, ist unklar. Ebenso ist nicht sicher, ob die Hyperprolaktinämie die Hauptursache des Hypogonadismus der niereninsuffizienten Patienten darstellt. So ist bei Niereninsuffizienten eine reduzierte PRL-Bioaktivität der erhöhten zirkulierenden Prolaktinspiegel beobachtet worden (Mooradian et al. 1985).

Vermehrte hypothalamische Stimulation der Prolaktinsekretion

Selten wird eine Hyperprolaktinämie durch eine die inhibierende Kontrolle überwiegende, vermehrte hypothalamische Stimulation hervorgerufen. Dies ist bei der primären Hypothyreose der Fall, bei der gelegentlich Amenorrhö und Galaktorrhö beobachtet werden (Flückiger et al. 1982). Die erniedrigten peripheren Schilddrüsenhormone führen zu einem vermehrten Anfall von TRH im Portalblut, was in Einzelfällen zu einer persistierenden Hyperprolaktinämie führen kann, die sich auf Gabe von Schilddrüsenhormonen zurückbildet. In der Regel liegen die Prolaktinspiegel auch bei Patienten mit primärer Hypothyreose im Normbereich, bei denen die basalen TSH-Spiegel deutlich erhöht sind. Allerdings findet sich im Vergleich zum Normalkollektiv und insbesondere im Vergleich zu Patienten mit Hyperthyreose, die auch normale basale Prolaktinspiegel aufweisen, eine überschießende Stimulierbarkeit der Prolaktinsekretion durch TRH (v. Werder 1985).

Klinische Symptomatik der Hyperprolaktinämie (s. auch Kap. 4 und 5)

Frauen mit Hyperprolaktinämie haben meist eine primäre oder sekundäre Amenorrhö, eine Oligomenorrhö, anovulatorische Zyklen oder eine Lutealinsuffizienz. Die Hyperprolaktinämie ist eine häufige Ursache der sekundären Amenorrhö. Im eigenen Krankengut fand sich bei 141 von 750 Patientinnen, die wegen einer sekundären Amenorrhö die Ambulanz der Universitätsfrauenklinik aufsuchten, eine Hyperprolaktinämie (Abb. 1.9). Je nach Zentrum wird die Häufigkeit der Hyperprolaktinämie als Ursache einer sekundären Amenorrhö mit 10-40% angegeben (v. Werder 1985). Deshalb ist auch die Prolaktinbestimmung die erste hormonanalytische Maßnahme bei anovulatorischen Zyklusstörungen bzw. Amenorrhö. Bei primärer Amenorrhö wird seltener als bei der sekundären eine Hyperprolaktinämie als Ursache der Zyklusstörungen gefunden (Flückiger et al. 1982). Bei 30-80% der hyperprolaktinämischen Patientinnen findet sich eine Galaktorrhö, die häufig nur auf Provokation nachweisbar ist (v. Werder 1985). Die Galaktorrhö, die in der Regel nach den Zyklusstörungen einsetzt, ist allerdings kein Marker für die Hyperprolaktinämie. So fanden sich bei 86% der Frauen mit Galaktorrhö normale Prolaktinspiegel (Kleinberg et al. 1977). Diese Patientinnen hatten entsprechend auch keine Zyklusstörungen, wohingegen die hyperprolaktinämische Galaktorrhö eben immer von mehr oder weniger ausgeprägten Zyklusstörungen begleitet ist (Flückiger et al. 1982). Die z. T. profuse normoprolaktinämische Galaktorrhö auf der einen und die Hyperprolaktinämie ohne Milchsekretion auf der anderen Seite lassen sich auf östrogeninduzierte Veränderungen der Prolaktinrezeptoren an der Brustdrüse zurückführen.

Darüber hinaus leiden hyperprolaktinämische Frauen nicht selten an Hirsutismus und Seborrhö. Die gesteigerte Androgenwirkung wird auf die Mehrsekretion adrenaler Androgenpräkursoren, insbesondere Dehydroepiandrosteronsulfat,

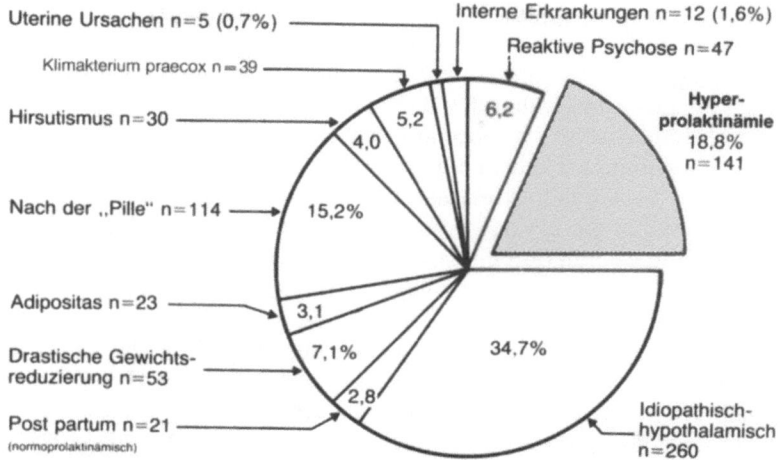

Abb. 1.9. Ursachen der sekundären Amenorrhö bei 750 Patientinnen. (Aus Rjosk 1983)

zurückgeführt (Evans et al. 1982, Flückiger et al. 1982). Bei hyperprolaktinämischen Männern kommt es zu Libido- und Potenzverlust und einer Rückbildung der sekundären Geschlechtsmerkmale. Eine Galaktorrhö ist bei Männern seltener (v. Werder 1985). Ist die Ursache der Hyperprolaktinämie ein raumforderndes Prolaktinom, so können durch die lokalen Einwirkungen des Hypophysenadenoms neben weiteren Partialausfällen des Hypophysenvorderlappens (Kompression durch intraselläre Raumforderung) Gesichtsfelddefekte durch supraselläres Tumorwachstum und neurologische Ausfälle mit Kopfschmerzen auftreten. Insbesondere bei Männern führen häufig erst diese Symptome zur Diagnose des Prolaktinoms. Die klinische Symptomatik der Hyperprolaktinämie wird in folgender Übersicht dargestellt:

Frauen		Männer
Amenorrhö	Galaktorrhö	Libidostörungen
Oligomenorrhö	Libidostörungen	Potenzstörungen
Corpus-luteum-Insuffizienz	Hirsutismus	Hypogonadismus mit und ohne
Anovulation	Seborrhö	Gynäkomastie
		Galaktorrhö (selten)
	Zeichen eines Hypophysentumors:	
	Hypophysenvorderlappeninsuffizienz	
	Gesichtsfeldeinschränkung	
	Augenmuskelparesen	
	Kopfschmerzen	
	Zerebrale Störungen (Foramen-Monroi-Blockade)	

Hyperprolaktinämischer Hypogonadismus (vgl. Kap. 4, S. 100). Ursache der Amenorrhö bzw. der anovulatorischen Zyklusstörungen und der Libido- und Potenzstörungen bzw. Devirilisierung des Mannes ist ein hypothalamischer Hypogonadismus (Evans et al. 1982). Im Tierversuch wurde gezeigt, daß Prolaktin den Dopaminumsatz in den TIDA-Neuronen stimuliert und auf diese Weise seine eigene Freisetzung hemmt. Darüber hinaus konnte gezeigt werden, daß bei hyperprolaktinämischen Ratten die Aktivität von β-Endorphin im Hypophysenstielblut deutlich höher ist als bei normoprolaktinämischen Kontrolltieren (Sarkar u. Yen 1985). Dopamin hat einen inhibierenden Einfluß auf die GnRH-Neurone und damit auf die Gonadotropinsekretion (Evans et al. 1982). Von β-Endorphin ist bekannt, daß es die LH-Sekretion hemmt. Der hyperprolaktinämische Hypogonadismus könnte somit durch den vermehrten Dopaminumsatz der tuberoinfundibulären Neurone, die die GnRH-Neurone direkt beeinflussen (Abb. 1.10) und durch die vermehrte Freisetzung von β-Endorphin in das Portalblut erklärt werden. Dies würde die Suppression und Aufhebung der Pulsatilität der LH-Sekretion bewirken, ein typischer Befund beim hyperprolaktinämischen Hypogonadismus (Evans et al. 1982). Nach Normalisierung der erhöhten Prolaktinspiegel wird entsprechend dem Konzept vom funktionellen hyperprolaktinämischen Hypogonadismus eine reguläre Pulsatilität der LH-Sekretion beobachtet. Das fehlende positive Östrogenfeedback auf die LH-Sekretion bei hyperprolaktinämischen Frauen kann ebenfalls als Hinweis für den zentralen Angriffspunkt des Prolaktin auf die Hypothalamus-Hypophysen-Gonaden-Achse gewertet werden. Das Fehlen der endogenen GnRH-Pulsatilität über Jahre kann zu einer sekundären Atrophie der gonadotrophen Zellen führen, was sich in einer zunehmenden Verminderung der Stimulierbarkeit von LH durch exogenes GnRH dokumentiert (Rjosk 1983). Übereinstimmend mit der postulierten Pathophysiologie konnte ferner von einigen Autoren gezeigt werden, daß sowohl die TSH- als auch die LH-Sekretion nach Antagonisierung des Dopamineffektes stimuliert wird (Evans et al. 1982; Scanlon et al. 1981). Auch führt die Gabe des Opiatantagonisten Naloxon beim hyperprolaktinämischen Hypogonadismus zu einer Restitution der pulsatilen LH-Sekretion (Evans et al. 1982). Daß in der Tat das Fehlen der endogenen GnRH-Pulsatilität der entscheidende Faktor beim hyperprolaktinämischen Hypogonadismus ist, wird dadurch dokumentiert, daß unter einer pulsatilen Substitutionstherapie mit GnRH trotz persistierender Hyperprolaktinämie eine völlig normale Follikelreifung und Ovulation beobachtet wird (Berg et al. 1983).

Darüber hinaus gibt es auch Prolaktinrezeptoren am Ovar und am Hoden. Hier

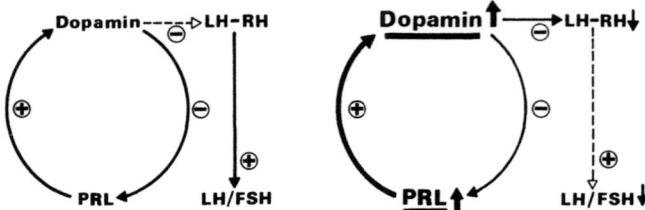

Abb. 1.10. Interaktion zwischen Prolaktin- und Gonadotropinsekretion. *Links:* normale Verhältnisse; *rechts:* hyperprolaktinämischer Hypogonadismus. Der prolaktininduzierte gesteigerte hypothalamische Dopaminumsatz führt, ohne die autonome PRL-Sekretion beeinflussen zu können, zu einer Hemmung der pulsatilen GnRH-(LH-RH)-Freisetzung und damit zum hypothalamischen Hypogonadismus. (Aus v. Werder u. Scriba 1987)

scheint Prolaktin über die Modulation der Gonadotropinrezeptoren zu einer Störung der Steroidbiosynthese zu führen. Dies scheint besonders nach langdauernder Hyperprolaktinämie beim Menschen zum Tragen zu kommen (Rjosk et al. 1983). So führt die Applikation von Choriongonadotropin beim Mann zu einem unzureichenden Testosteronanstieg, und bei der Frau läßt sich nicht in jedem Fall eine reguläre Follikelreifung durch exogene Gonadotropinapplikation erreichen (Rjosk 1983).

Auch postpartal führt die Hyperprolaktinämie zu einer physiologischen Ruhe der Ovarialfunktion, die durch die Suppression und Aufhebung der Gonadotropinpulsatilität bedingt ist. Inwieweit letztere ebenfalls auf einen erhöhten endogenen hypothalamischen dopaminergen Tonus zurückzuführen ist, ist fraglich. So gibt es Befunde, die dafür sprechen, daß die postpartale Hyperprolaktinämie auf einen verminderten zentralen dopaminergen Einfluß zurückzuführen ist (Rodriguez-Arnao et al. 1982), wobei letzteres aber nicht unumstritten ist.

Literatur

Berg D, Rjosk HK, Jänicke F, Werder K von (1983) Behandlung der hyperprolaktinämischen Amenorrhö durch pulsatile Gabe von Gonadotropin-Releasing-Hormon. Geburtshilfe Frauenheilkd 43: 686–688

Bohnet HG (1981) Prolaktin und seine Bedeutung für die Frau. In: Schirren C, Semm K (Hrsg) Fortschritt der Fertilitätsforschung, Bd 9. Grosse, Berlin

Clemens JA, Shaar CJ, Smalstig EB (1980) Dopamine, PIF, and other regulators of prolactin secretion. Fed Proc 39: 2907–2911

Erdheim J, Stumme D (1909) Über die Schwangerschaftsveränderung in der Hypophyse. Beit Pathol Anat Allgem Pathol 46: 1–132

Evans WS, Cronin MJ, Thorner MO (1982) Hypogonadism in hyperprolactinemia: Proposed mechanisms. In: Ganong WF, Martini L (Hrsg) Frontiers in neuroendocrinology. Raven, New York

Eversmann T, Fahlbusch R, Rjosk HK, Werder K von (1979) Persisting suppression of prolactin secretion after longterm treatment with bromocriptine in patients with prolactinomas. Acta Endocrinol (Copenh) 92: 413–427

Flückiger F, del Pozo E, Werder K von (1982) Prolactin. Physiology, pharmacology and clinical findings. Springer, Berlin Heidelberg New York (Monographs on Endocrinology, vol 23)

Friesen H, Guyda H, Hardy I (1970) Biosynthesis of human growth hormone and prolactin. J Clin Endocrinol 61: 611

Friesen H, Tolis G, Shiu R, Hwang P, Hardy J (1973) Studies on human prolactin: Chemistry, radioreceptor assay and clinical significance. In: Pasteels JL, Robyn C (eds) Human prolactin. Excerpta Medica, Amsterdam, pp 11–23

Gay VL (1972) The hypothalamus: physiology and clinical use of releasing factors. Fertil Steril 23: 50–63

Gemzell C, Wang CF (1979) Outcome of pregnancy in women with pituitary adenoma. Fertil Steril 31: 363–372

Gooren LJG, Harmsen-Louman W, van Kessel H (1985) Follow-up of prolactin levels in longterm oestrogen-treated male-to-female transsexuals with regard to prolactinoma induction. Clin Endocrinol (Oxf) 22: 201–207

Hwang P, Guyda H, Friesen H (1971) A radioimmunoassay for human prolactin. Proc Natl Acad Sci USA 68: 1902

Kleinberg DL, Noel GL, Frantz AG (1977) Galactorrhea: Study of 235 cases including 48 with pituitary tumors. N Engl J Med 296: 589–600

Landgraf R, Landgraf-Leurs MMC, Weissmann A, Hörl R, Werder K von, Scriba PC (1977) Prolactin: A diabetogenic hormone. Diabetologia 13: 1

Landgraf R, Rieder G, Schmiedek P, Clados D, Bise K, Werder K von (1985) Hormone-active intradural spinal metastasis of a prolactinoma – a case report. Klin Wochenschr 63: 379–384

Losa M, Schopohl J, Müller OA, Werder K von (1985) Growth hormone releasing factor induces prolactin secretion in acromegalic patients but not in normal subjects. Acta Endocrinol (Copenh) 109: 467–473

McNatty KP, Hunter WM, McNelly AS, Sawers RS (1975) Changes in the concentration of pituitary and steroid hormones in the follicular fluid of human Graafian follicles throughout the menstrual cycle. J Endocrinol 64: 555

Mooradian AD, Morley JE, Korchik WP, Ma KW, Hartfel MA, Parsons JA (1985) Comparison between bioactivity and immunoreactivity of serum prolactin in uraemia. Clin Endocrinol 22: 241–247

Niall HD, Hogan ML, Sauer R, Rosenblum IY, Greenwood FC (1971) Sequences of pituitary and placental lactogenic and growth hormones: Evolution from a primordial peptide by gene reduplication. Proc Natl Acad Sci USA 68: 866

Nicoll CS (1980) Ontogeny and evolution of prolactin's functions. Fed Proc 39: 2563–2566

Peters F (1986) Prolaktin und Erkrankungen der Brust. Urban & Schwarzenberg, München Wien Baltimore

Riddle O, Bates RW, Dykshorn SW (1933) The preparation, identification and assay of prolactin. A hormone of the anterior pituitary. Am J Physiol 105: 191

Rjosk HK, Fahlbusch R, Werder K von (1982) Spontaneous development of hyperprolactinemia. Acta Endocrinol (Copenh) 100: 333–336

Rjosk HK, Fahlbusch R, Werder K von (1982) Influence of pregnancies on prolactinomas. Acta Endocrinol 100: 337–346

Rjosk HK (1983) Sterilität durch Hyperprolaktinämie. Urban & Schwarzenberg, München Wien Baltimore

Rodriguez-Arnao MD, Weightman DR, Hall R, Scanlon MF, Camporro JM, Gomez-Pan A (1982) Reduced dopaminergic inhibition of thyrotrophin release in states of physiological hyperprolactinaemia. Clin Endocrinol (Oxf) 17: 15–19

Ross RJM, Grossman A, Bouloux P, Rees LH, Doniach I, Besser GM (1985) The relationship between serum prolactin and immunocytochemical staining for prolactin in patients with pituitary macroadenomas. Clin Endocrinol 23: 227–235

Sarkar DK, Yen SC (1985) Hyperprolactinamia decreases the luteinizing hormone-releasing hormone concentration in pituitary portal plasma: a possible role for β-endorphin as a mediator. Endocrinology 116: 2080–2084

Scanlon MF, Rodriguez-Arnao MD, McGregor AM, Weightman D, Lewis M, Cook DB, Gomez-Pan A, Hall R (1981) Altered dopaminergic regulation of thyrotropin release in patients with prolactinomas: Comparison with other tests of hypothalamic-pituitary function. Clin Endocrinol (Oxf) 14: 133–143

Seo H (1985) Growth hormone and prolactin: Chemistry, gene organization, biosynthesis, and regulation of gene expression. In: Imura H (ed) The pituitary gland. Raven, New York, pp 57–82

Seters AP van, Bots GTAM, Dulken H van, Luyendijk W, Vielvoye CJ (1985) Metastasis of an occult gastric carcinoma suggesting growth of a prolactinoma during bromocriptine therapy: a case report with a review of the literature. Neurosurgery 16: 813–817

Shome B, Parlow AF (1979) Human pituitary prolactin (hPRL): The entire linear amino acid sequence. J Clin Endocrinol 45: 1112–1115

Stricker P, Grüter F (1928) Action du lobe antérieur de l'hypophyse sur la montée laitause. C R Soc Biol 99: 1978–1980

Werder K von (1975) Wachstumshormon und Prolactinsekretion des Menschen. Physiologie und Pathophysiologie. Urban & Schwarzenberg, München

Werder K von (1985) Recent advances in the diagnosis and treatment of hyperprolactinemia. In: Imura H (ed) The pituitary gland. Raven, New York, pp 405–439

Werder K von, Scriba PC (1987) Hypothalamus und Hypophyse. In: Siegenthaler W (Hrsg) Klinische Pathophysiologie, 6. Aufl. Thieme, Stuttgart

Weiner RI, Elias AK, Monnet F (1985) The role of vascular changes in the etiology of prolactin secreting anterior pituitary tumors. In: MacLeod RM, Thorner MO, Scapagnini U (Hrsg) Prolactin, basic and clinical correlates. Fidia Research Series, Bd I. Liviana, Padua, pp 641–653

White A, Catchpole HR, Long CNH (1937) Crystalline protein with high lactogenic activity. Science 86: 82–83

2 Normale und pathologische Morphologie des Prolaktinzellsystems

W. Saeger

2.1 Normale Prolaktinzellen

Die Prolaktinzellen gehören zum Komplex der *azidophilen Zellen* des Hypophysenvorderlappens, d.h. ihre Granula zeigen aufgrund freier Aminogruppen des Hormons eine Affinität zu sauren Farbstoffen. Die Zahl der Prolaktinzellen ist variabel und abhängig vom Lebensalter. Sie ist exogenen und endogenen Einflüssen unterworfen. Bei Anwendung histologischer Färbeverfahren - die Granula färben sich mit Eosin, Azokarmin, Orange G, Carmoisin und Erythrosin - ist eine verläßliche Unterscheidung von den ebenfalls azidophilen STH-Zellen nicht sicher möglich. Nur die Reaktionen nach Herlant (1960) und Brookes (1968) ermöglichen durch ihre Erythrosinophilie bzw. Carminophilie bei guter Technik evtl. eine Differenzierung. Dann ergibt sich ein Anteil von etwa 3% an den adenohypophysären Parenchymzellen (Fowler u. Mac Keel 1979). Bei Einsatz der viel sicheren Immunhistologie zur Identifizierung der Prolaktinzellen (Abb. 2.1) wurde ein Anteil von 15-25% ermittelt (Kovacs et al. 1981). Da diese Methode aufgrund

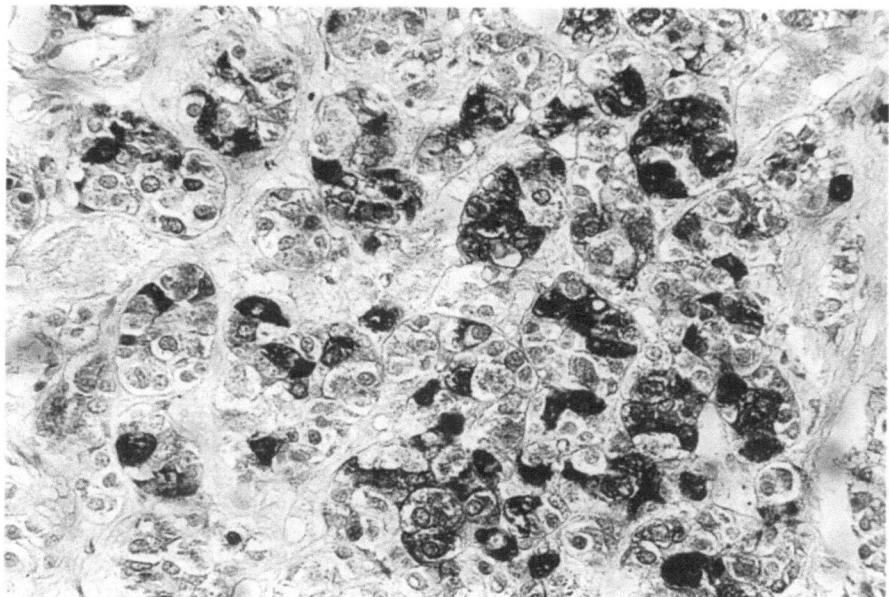

Abb. 2.1. Prolaktinzellen des normalen Hypophysenvorderlappens: Immunhistologisch markierte Prolaktinzellen *(schwarz)* mit etwas unterschiedlich dichter Granulierung. Antiprolaktin-PAP-Hämatoxylin, Vergr. 280:1

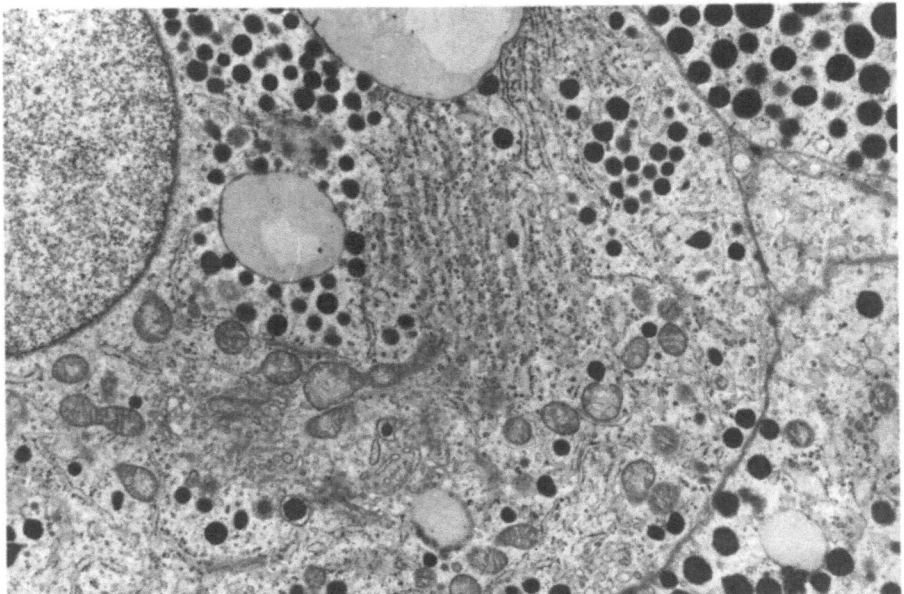

Abb. 2.2. Prolaktinzelle des normalen Vorderlappens: runder Kern, reichlich rauhes endoplasmatisches Retikulum, herdförmig gehäufte mittelgroße Sekretgranula, große Lipidkörper, *oben rechts* STH-Zelle. Uranylacetat-Bleicitrat, Vergr. 8700:1

ihrer hohen Spezifität den Färbeverfahren weit überlegen ist, sollten heute Aussagen zur Prolaktinzellzahl wie auch zum Prolaktingehalt in Tumoren (s. unten) von der Anwendung der Immunhistochemie abhängig gemacht werden.

Die Prolaktinzellen sind nicht gleichförmig über den Vorderlappen verteilt, da sie sich nahe der Grenze zum Hinterlappen etwas häufen (Kovacs et al. 1981).

Prolaktinzellen kommen in zumindest 2 verschiedenen Strukturformen vor. Voll granulierte Zellen sind große, vielgezackte oder längliche Zellen. Ihre Kerne sind mäßig exzentrisch lokalisiert und mit deutlichen Nukleolen ausgestattet. Elektronenmikroskopisch (Landolt 1975; Saeger 1977) zeigen diese Prolaktinzellen ein mittelgradig entwickeltes, peripher angeordnetes rauhes endoplasmatisches Retikulum (RER), runde oder hufeisenförmige Golgi-Felder und reichliche runde elektronendichte 500-800 nm große Sekretgranula.

Die andere Strukturform der Prolaktinzelle – Übergangsformen sind nicht selten – ist mittelgroß, eckig oder länglich. Vielfach werden lange Zytoplasmafortsätze beobachtet. Ihre Granulierung ist deutlich geringer. Die Ultrastruktur (Abb. 2.2) wird beherrscht von einem stark entwickelten RER mit langen parallel angeordneten ribosomenreichen Membranen, wobei auch sog. Nebenkernformationen auftreten können. Die Golgi-Felder sind deutlich größer. Die Sekretgranula stellen sich pleomorph in ihren Umrissen dar und sind deutlich kleiner, nämlich nur 150-350 nm im Durchmesser groß.

Immunelektronenmikroskopische Untersuchungen zeigen, daß Prolaktin in den Sekretgranula lokalisiert ist (Pelletier et al. 1978; Kovacs et al. 1981).

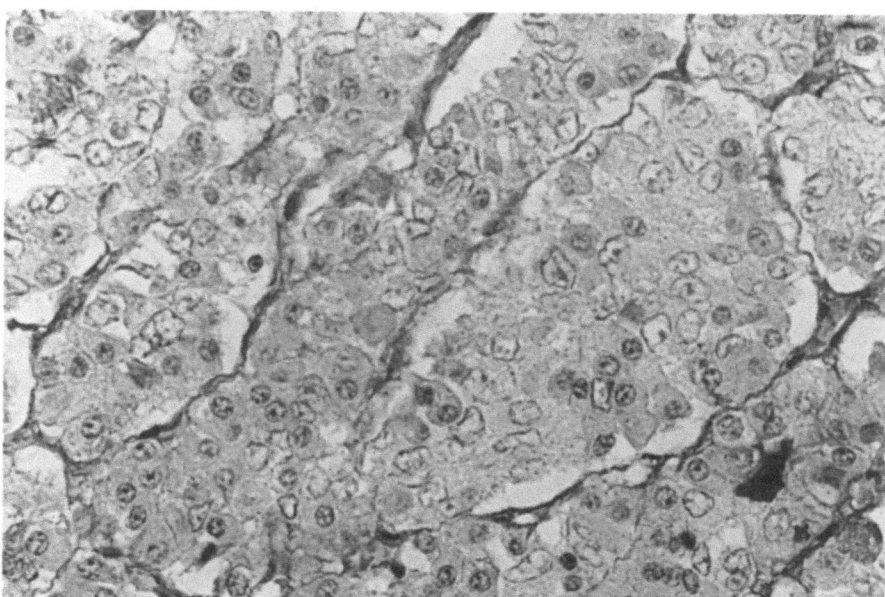

Abb. 2.3. Prolaktinzellhyperplasie des Vorderlappens bei Gravidität: erhaltene alveoläre Grundstruktur, deutlich vermehrte und vergrößerte sehr granulaarme Prolaktinzellen. Alcianblau-PAS-Orange G, Vergr. 450:1

In der späten Fetalzeit und im Neugeborenenalter sind zahlreiche Prolaktinzellen in der Hypophyse nachweisbar (Baker u. Yu 1977), was vermutlich auf den Stimulationseffekt der mütterlichen Östrogene zurückzuführen ist. Nach dem Neugeborenenalter reduziert sich die Prolaktinzellzahl rasch.

Ein signifikanter Unterschied in Zahl und Struktur der Prolaktinzellen zwischen männlicher und weiblicher Hypophyse ist nicht offensichtlich. Eine Abnahme der Zellzahl im höheren Lebensalter fällt nicht ins Gewicht (Kovacs et al. 1977).

Während der Schwangerschaft und in der Stillzeit kommt es zu einer erheblichen Vermehrung der Prolaktinzellen (vgl. S. 12, 66 f.), also einer physiologischen Hyperplasie (Halmi et al. 1975), die etwa 50% der hypophysären Zellmasse einnimmt (Abb. 2.3). Viele der vermehrten Zellen sind deutlich vergrößert (sog. Schwangerschaftszellen; Abb. 2.3). Wie aus Tierexperimenten zu schließen ist, werden während der Stillzeit beim eigentlichen Saugakt Sekretgranula laufend aus den Zellen ausgeschleust. Unmittelbar nach dem Saugakt wird die Ausschleusung gehemmt. Die Sekretgranula werden dann mit Hilfe des lysosomalen Apparates zu residualen Körpern transformiert (Smith u. Farquhar 1966).

Die aktivierten und hypertrophierten Prolaktinzellen der Schwangerschafts- und der Laktationsperiode entsprechen dem beschriebenen granulaärmeren Typ.

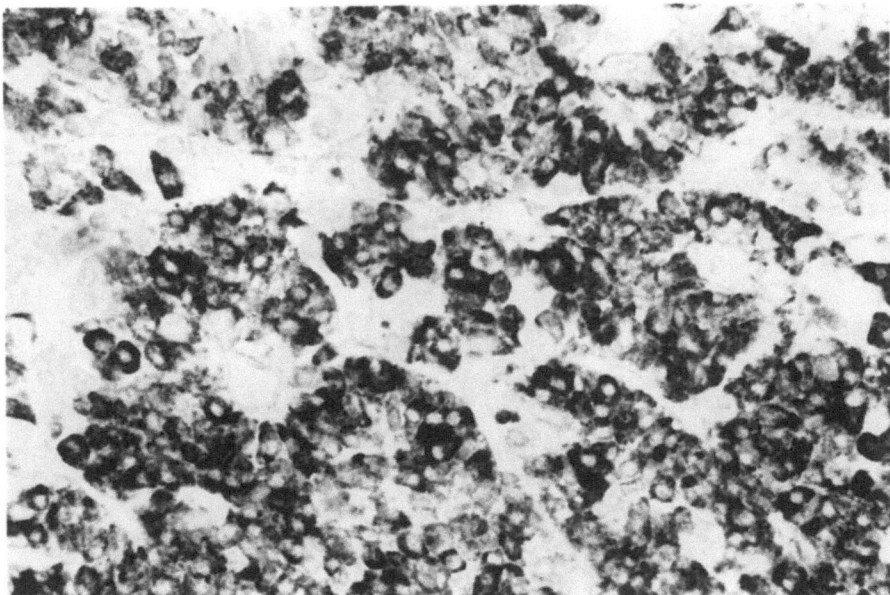

Abb. 2.4. Prolaktinzellhyperplasie des Vorderlappens bei pluriglandulärer Insuffizienz: dicht gelagerte, unterschiedlich dicht granulierte Prolaktinzellen *(schwarz)*. Antiprolaktin-PAP, Vergr. 210:1

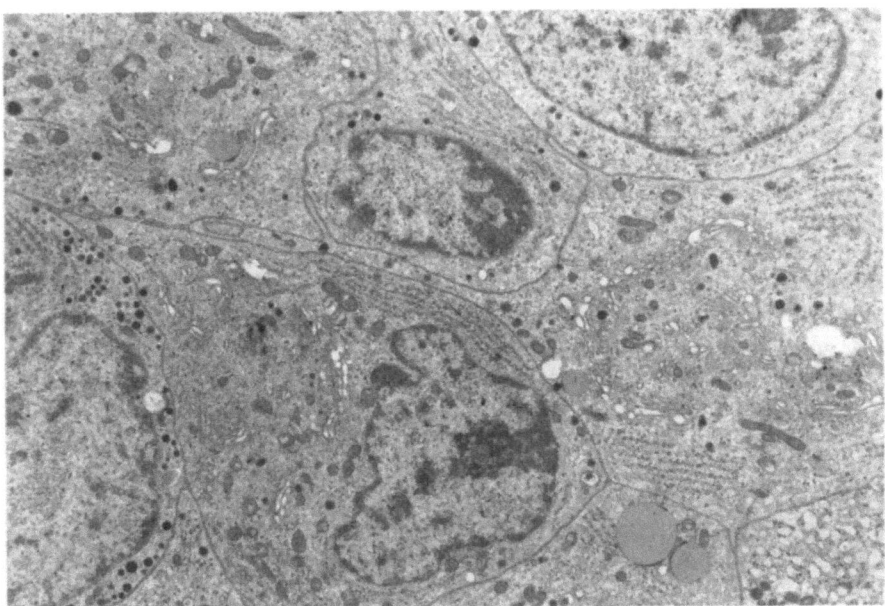

Abb. 2.5. Prolaktinzellhyperplasien des Vorderlappens: etwas vergrößerte, granulaarme, dicht gelagerte Prolaktinzellen mit etwas gelappten Kernen, vermehrtem rauhem endoplasmatischem Retikulum und vergrößerten Golgi-Feldern. Uranylacetat-Bleicitrat, Vergr. 6920:1

2.2 Hypoplasie und Hyperplasie

Eine Hypoplasie der Prolaktinzellen wurde bislang morphologisch nicht diagnostiziert, was wahrscheinlich dadurch bedingt ist, daß in Frage kommende Fälle nicht mit den nötigen aufwendigen immunhistologischen Methoden untersucht wurden. Aktivitätssteigerungen des Prolaktininhibitingfaktors (PIF) bzw. des Dopamin führen zu einer verminderten Prolaktinsekretion aus der Hypophyse (vgl. Kap. 1, S. 10). Medikamente können als Dopaminagonisten direkt oder über körpereigenes Dopamin indirekt hemmend wirken (s. S. 21, 91). Nach den Grundsätzen der allgemeinen endokrinologischen Morphologie ist eine Reduktion der Prolaktinzellzahl, also eine Hypoplasie, bei allen Formen der spekulativen Unterfunktion des Prolaktinzellsystems zu erwarten.

Eine angeborene isolierte Prolaktinzellaplasie ist bislang nicht bekannt geworden.
Bei einer chronischen eingeschränkten Hemmung bzw. bei einer gesteigerten Stimulation des Prolaktinzellsystems ist eine Zunahme der Zellzahl, also eine Hyperplasie, in der Adenohypophyse zu erwarten. In Hypophysektomiepräparaten von Patienten mit Prostatakarzinomen, die mit Östrogen behandelt worden waren (Abb. 2.4), konnte eine deutliche Vermehrung von Prolaktinzellen mit Auftreten sog. Schwangerschaftszellen nachgewiesen werden (Hachmeister 1972).

Prolaktinzellhyperplasien (Abb. 2.5) treten gehäuft im paraadenomatösen Vorderlappen bei Prolaktinzelltumoren (s. unten) und bei Fällen mit sog. Begleithyperprolaktinämie bei nichtprolaktinbildenden Tumoren der Hypophyse und der Sellaregion auf (s. S. 20 und S. 45 f.).

2.3 Hyperprolaktinämie und Tumoren der Hypophyse sowie der Sellaregion

Bei isolierter Hyperprolaktinämie, d.h. bei normalen oder evtl. erniedrigten Werten anderer hypophysärer Hormone, unterscheidet man 2 pathogenetisch differente Formen: eine primäre Hyperprolaktinämie liegt vor, wenn das Hormon durch einen Hypophysentumor gebildet und an das Blut abgegeben wird. Diese prolaktinbildenden Tumoren werden deshalb auch als Prolaktinome bezeichnet. Bei der sekundären Form können die Bildungsstätte oder der Transportweg des Prolaktininhibitingfaktors (PIF) vom Hypothalamus zur Adenohypophyse durch raumfordernde Prozesse unterbrochen sein (Lundberg et al. 1981; Horvath u. Kovacs 1982), so daß durch den Fortfall der hemmenden Einflüsse die stimulierenden Faktoren überwiegen und die adenohypophysären Prolaktinzellen das Hormon vermehrt bilden. Diese sekundäre Form der Hyperprolaktinämie wird auch als Begleithyperprolaktinämie bezeichnet (s. S. 45 f.).

2.4 Prolaktinbildende Tumoren („Prolaktinome")

Ausgiebige immunhistologische Untersuchungen zeigten, daß prinzipiell jeder hypophysäre Adenomtyp Prolaktin bilden kann, bei vielen Adenomtypen jedoch nur in Verbindung mit anderen Hormonen und dann auch meistens nur in weni-

Tabelle 2.1. Histologische Klassifikation prolaktinbildender Hypophysenadenome (isolierte Hyperprolaktinämie, immunhistologischer Prolaktinnachweis)

Adenomklasse	n	[%]
Hochdifferenzierte azidophile Prolaktinzelladenome	6	4,7
Undifferenzierte azidophile Adenome	8	6,3
Großzellige chromophobe Adenome	62	48,8
Kleinzellige chromophobe Adenome	44	34,7
Onkozytäre Adenome	7	5,5
Gesamt	127	100

gen Zellen. Werden nur Adenome berücksichtigt, die klinisch isoliert Prolaktin bilden und immunhistologisch Prolaktin enthalten, so kommen nur wenige Adenomtypen in Frage (Tabelle 2.1).

Die klinischerseits betonte Klassifikation in Mikro- und Makroprolaktinome hat kein histologisches Korrelat. Unterschiedliche Differenzierungen sind nicht zu erfassen.

Zum Verständnis der morphologischen Einteilung soll zunächst die allgemeine Klassifikation der Hypophysenadenome kurz dargelegt werden. Trotz einer Empfehlung der Weltgesundheitsorganisation (Williams et al. 1980), die eine Vereinheitlichung der Klassifikation hypophysärer Adenome versucht hat, werden auch heute noch in den verschiedenen besonders mit der Hypophysenmorphologie befaßten Zentren unterschiedliche Einteilungen verwendet. Jede Klassifikation ist von der angewandten Methode abhängig. Wird nur eine konventionelle einfache Paraffinschnittlichtmikroskopie zur Analyse und Klassifikation durchgeführt, so ist auch heute noch kaum eine andere als die seit Jahrzehnten übliche Einteilung in azidophile, mukoide (bzw. basophile) und chromophobe Adenome möglich. Moderne Klassifikationen benötigen daher, wenn sie für die postoperative Therapie und Prognosestellung dem behandelnden Arzt eine wirkliche Hilfe sein sollen, eine aufwendigere Methode, die Rückschlüsse auf die vermutliche Ursprungszelle des Adenoms und die Art des sezernierten Hormons erlaubt. Hierzu dienen insbesondere die Immunhistologie, aber auch die lichtmikroskopische Analyse an Kunststoffschnitten und die Elektronenmikroskopie.

Eine überregionale Bedeutung hat die Klassifikation von Kovacs u. Horvath (1986) gewonnen, die auf immunhistologischen und elektronenmikroskopischen Untersuchungen basiert und klinische Daten einbezieht:

STH-Zelladenome:
- dicht granuliert,
- schwach granuliert;

Prolaktinzelladenome:
- dicht granuliert,
- schwach granuliert;

ACTH-Zelladenome:
- aktive,
- inaktive;

TSH-Zelladenome;
Gonadotropinzelladenome;
plurihormonale Adenome:
- gemischte STH-Prolaktinzelladenome,
- azidophile Stammzelladenome,
- Mammosomatotrophzelladenome,
- unklassifizierbare Adenome;

„Nullzell"adenome:
- nicht onkozytär,
- onkozytär.

Die eigene Klassifikation (Saeger 1981), durchgeführt an mehr als 1000 operierten Hypophysenadenomen, geht bei der Differenzierung von der Ähnlichkeit zur normalen adenohypophysären Parenchymzelle aus, d.h. Tumoren mit deutlicher Ähnlichkeit zu adenohypophysären Zellen werden als hochdifferenziert, die ohne Ähnlichkeit zu normalen Zellen als undifferenziert bezeichnet. Diese Klassifikation gründet sich auf lichtmikroskopische Charakteristika, die Semidünnschnitte erfordern, und benötigt erst in zweiter Linie die Immunhistologie sowie nötigenfalls auch die Elektronenmikroskopie:

azidophile Adenome:
- hochdifferenzierte STH-Zelladenome,
- hochdifferenzierte Prolaktinzelladenome,
- undifferenzierte azidophile Adenome;

mukoidzellige Adenome:
- hochdifferenzierte ACTH-Zelladenome,
- hochdifferenzierte TSH-Zelladenome,
- hochdifferenzierte Gonadotropinzelladenome,
- undifferenzierte mukoidzellige Adenome;

chromophobe Adenome:
- großzellige chromophobe Adenome,
- kleinzellige chromophobe Adenome,
- onkozytäre Adenome.

Diese Klassifikation soll auch im folgenden bei der Besprechung prolaktinbildender Tumoren (Tabelle 2.1) Anwendung finden.

2.5 Hochdifferenzierte azidophile Prolaktinzelladenome

Die azidophilen Prolaktinzelladenome zeigen einen soliden oder medullären Gewebsverband (Abb. 2.6), in dem nur wenige Fibrosierungen oder retikuläres Bindegewebe entwickelt sind. Der Kapillargehalt ist vergleichsweise hoch. Nekrosen finden sich nur spärlich. Verkalkungen vom Psammomkörpertyp können unterschiedlich zahlreich nachweisbar sein. Die Tumorzellen sind relativ groß, oft spindelig und z.T. mehrkernig. Die Kerne sind groß, überwiegend kreisrund und

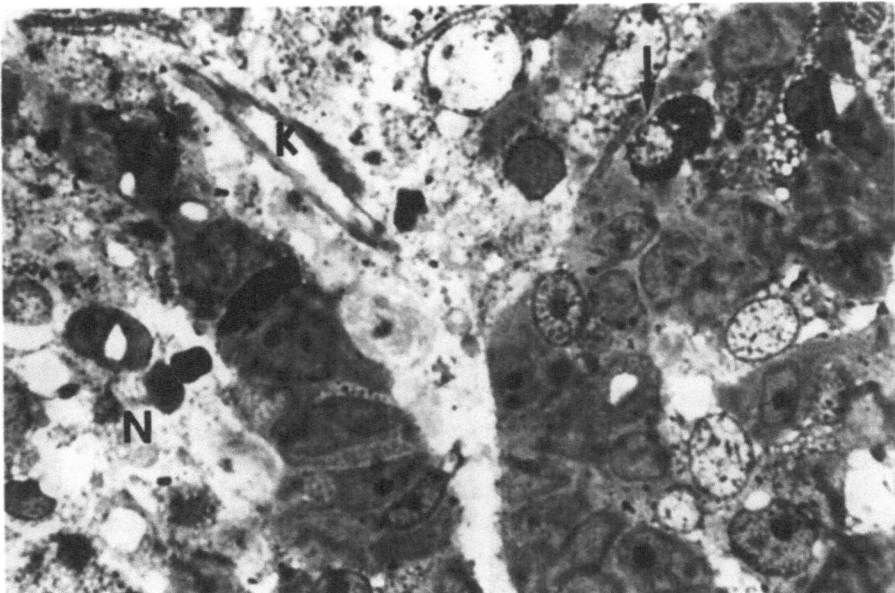

Abb. 2.6. Hochdifferenziertes Prolaktinzelladenom: solide Nester großer, unterschiedlich dicht granulierter Zellen mit großen ovalen Kernen und deutlichen Nukleolen. Wenige dicht granulierte Zellen (↓), Blutkapillare (*K*), Nekrosen in den gefäßfernen Abschnitten (*N*). Semidünnschnitt, Toluidinblau, Vergr. 880:1

chromatinarm. Nukleolen treten sehr deutlich hervor. Im Zytoplasma findet sich eine feine basophile Streifung. Kleine PAS-positive Körperchen, die Lysosomen entsprechen, können auffalen. Die lichtmikroskopisch faßbare Granulierung ist meist nur gering, wenn auch in einzelnen Zellen etwas reichlicher, was sich besonders bei der Kunststoffschnittechnik herausstellt. Diese Granulierung ist für die Klassifikation Voraussetzung. Adenome ohne mittelgradig oder dichter granulierte Zellen, aber mit allen anderen histologischen und elektronenmikroskopischen Charakteristika dieses Typs sind als großzellige chromophobe Adenome zu klassifizieren.

Immunhistologische Untersuchungen (Zimmerman et al. 1974; Kovacs et al. 1977, 1981; Kovacs u. Horvath 1979, 1980, 1986; Horvath u. Kovacs 1982, Leicht et al. 1983; Saeger et al. 1986) ließen generell Prolaktin nachweisen. Das eigene Kollektiv enthält nicht *einen* prolaktinnegativen Tumor dieser Struktur. Kombinationen mit anderen Hormonen betreffen 53% dieser Adenome. Während sich das Prolaktin meistens in deutlich mehr als 50% der Tumorzellen darstellen läßt, sind die anderen Hormone größtenteils nur in wenigen Zellen nachweisbar.

Elektronenmikroskopisch (Landolt 1975; Robert u. Hardy 1975; Trouillas et al. 1976; Kovacs et al. 1975, 1977; Saeger 1977, 1981; Mac Comb u. Kovacs 1978; Kovacs u. Horvath 1979, 1980, 1986) stellen sich teilweise gelappte Kerne mit mäßigem bis mittlerem Chromatingehalt dar (Abb. 2.7). Die Nukleolen sind vergrößert. Das Zytoplasma wird von einem sehr stark entwickelten, z.T. wirbelig angeordneten RER beherrscht, das teilweise sog. Nebenkerne einschließt. Freie

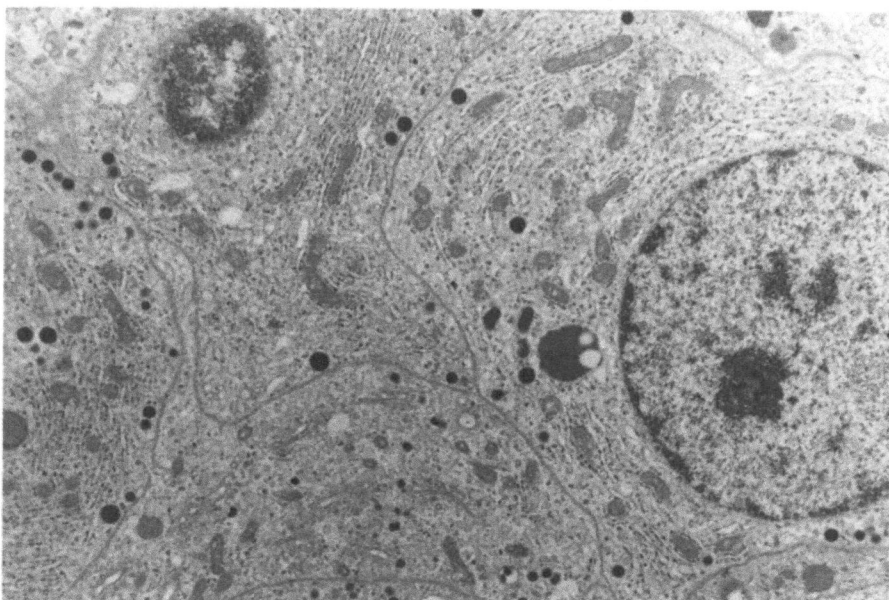

Abb. 2.7. Hochdifferenziertes Prolaktinzelladenom: runder chromatinarmer Kern, sehr reichliches paralleles endoplasmatisches Retikulum, mittelgroßes Golgi-Feld, vorwiegend geringe Granulierung durch etwas unterschiedlich große, z. T. pleomorphe Sekretgranula. Uranylacetat-Bleicitrat, Vergr. 7600:1

Ribosomen sind reichlich vertreten. Die Golgi-Felder erscheinen groß. Die Sekretgranula sind zwischen 200 und 300 nm im Durchmesser groß und stellenweise etwas gehäuft. Filamentkomplexe finden sich nur vereinzelt. Die Mitochondrien erscheinen oval und sind locker angeordnet. Die Zellmembranen verlaufen geschlängelt und weisen an den Zwickeln viele Mikrovilli auf. Im Interzellularraum können Amyloidablagerungen und ausgeschleuste Sekretgranula vorhanden sein.

Die Ultrastruktur dieses Adenomtyps ist den großzelligen chromophoben Adenomen und den normalen Prolaktinzellen, insbesondere den sog. Schwangerschaftszellen, sehr ähnlich. Mac Comb u. Kovacs (1978) betonten aber die Unterschiede in der Größe, Anordnung und Zahl der Sekretgranula, die in den normalen Zellen deutlich größer sind.

2.6 Undifferenzierte azidophile Adenome

Undifferenzierte azidophile Adenome sind nur selten Ursache einer isolierten Hyperprolaktinämie (Tabelle 2.1).

Histologisch zeigen sie meistens eine medulläre Architektur, wobei ausgedehnte Nekrosen in Form von Verflüssigungen vorkommen können, die zu Zysten aber auch zu pseudopapillären Mustern führen können. Der Kapillargehalt variiert. Die Zellen sind überwiegend groß, deutlich pleomorph und häufig mit Ausläufern versehen. Ihre unregelmäßigen Kerne zeigen ein gesprenkeltes oder deutlich verdichtetes Chromatin mit prominenten Nukleolen. Gedoppelte Kerne oder Riesenkerne sind zahlreich vertreten, Mitosefiguren aber nur selten zu beobachten. Im unterschiedlich breiten, meistens relativ ausgedehnten Zytoplasma finden sich häufig nur in Semidünnschnitten sicher identifizierbare Granula. In 35% der Adenome dieses Typs sind neben zahlreichen schwach granulierten nur 5-20% mittelgradig oder voll granulierte Zellen zu verzeichnen, während die übrigen Adenome zu einem größeren Teil aus mittelgradig oder voll granulierten Zellen bestehen. Die Granula sind vorwiegend in der Peripherie angeordnet.

Immunhistologisch ist neben dem Prolaktin oft STH nachweisbar, das sich aber bei Fällen mit isolierter Hyperprolaktinämie nur in wenigen Zellen findet. Ansonsten ist LH mit 36% häufig zu verzeichnen, während ACTH, TSH und FSH mit 10% oder weniger in diesem Tumortyp nur vergleichsweise selten vertreten sind.

Die Ultrastruktur (Kinnman 1973; Saeger 1977, 1981) (Abb. 2.8) bietet ein anisomorphes Kern- und Zytoplasmabild, das einen Vergleich mit normalen Hypophysenzellen nicht zuläßt. Die Organellen sind wechselnd entwickelt und die Membranen des rauhen endoplasmatischen Retikulums häufig fragmentiert. Freie Ribosomen sind reichlich nachweisbar. Die Golgi-Felder sind zumeist klein. Die Granula sind in Zahl, Größe und Struktur uneinheitlich. Ihre Durchmesserwerte liegen zwischen 120 und 800 nm. Die Mitochondrien sind meistens relativ spärlich, aber deutlich pleomorph. Lysosomale Komplexe mit Lipid oder Pigment sind relativ spärlich und klein. Mikrotubuli und Zytofilamente finden sich reich-

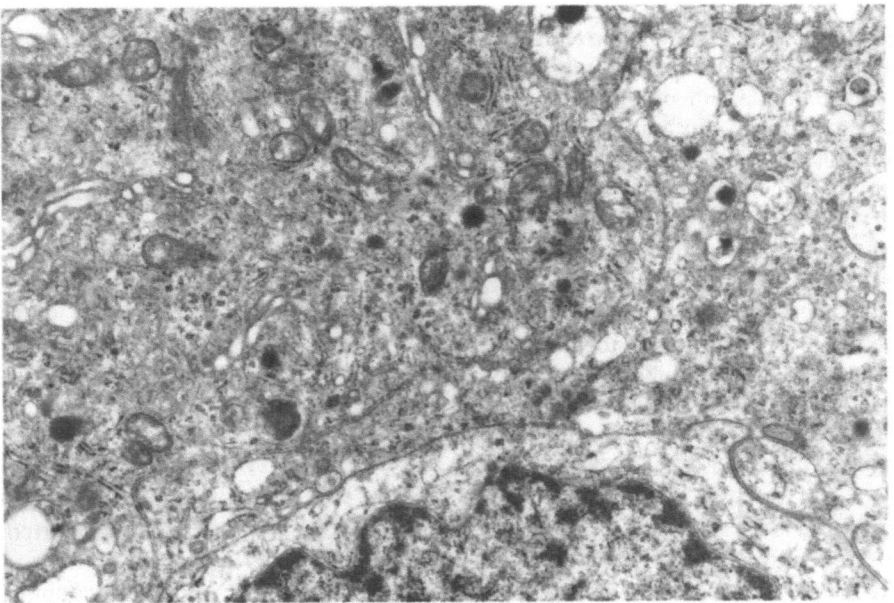

Abb. 2.8. Undifferenziertes azidophiles Adenom: gelappter Kern, fragmentiertes rauhes endoplasmatisches Retikulum, großes Golgi-Feld, spärliche Granulierung, vermehrte Zytofilamente. Uranylacetat-Bleicitrat; Vergr. 12400:1

Normale und pathologische Morphologie des Prolaktinzellsystems 37

lich und können dichte knotenartige Ansammlungen ergeben („dense bodies"; Kovacs u. Horvath 1986).

Abgesehen von den wenigen Fällen mit isolierter Hyperprolaktinämie, geht dieser Tumor klinisch mit einer *Akromegalie* einher. Er stellt deren häufigste Ursache dar (Riedel et al. 1985b). Diese Adenome sind dann nahezu ausnahmslos immunhistologisch STH-positiv.

2.7 Großzellige chromophobe Adenome

Ein Adenom gilt als chromophob, wenn mittelgradig oder dicht granulierte Zellen nicht enthalten sind. Eine sehr geringe, nur mit Spezialfärbungen oder elektronenmikroskopisch nachweisbare Granulierung einzelner oder auch zahlreicher Tumorzellen ist dagegen mit diesem Typ vereinbar (Saeger et al. 1976). Die Chromophobie drückt nur die mangelhafte Anfärbbarkeit in der Lichtmikroskopie aus. Wirklich völlig granulafreie Hypophysenadenome scheinen nicht zu existieren.

Großzellige chromophobe Adenome sind die häufigste Ursache einer isolierten Hyperprolaktinämie (Tabelle 2.1). Sie zeigen meistens (Abb. 2.9) eine stromaarme medulläre Architektur. Nekrosen und Verflüssigungen stehen selten im Vordergrund. Fibrosierungen können reichlich vorkommen. Der Kapillargehalt ist mittelgradig. Kugelige Verkalkungen vom Psammomkörpertyp (Landolt u. Rotenbühler 1977) kommen nicht selten vor. Amyloidablagerungen finden sich in 34% (Bilbao

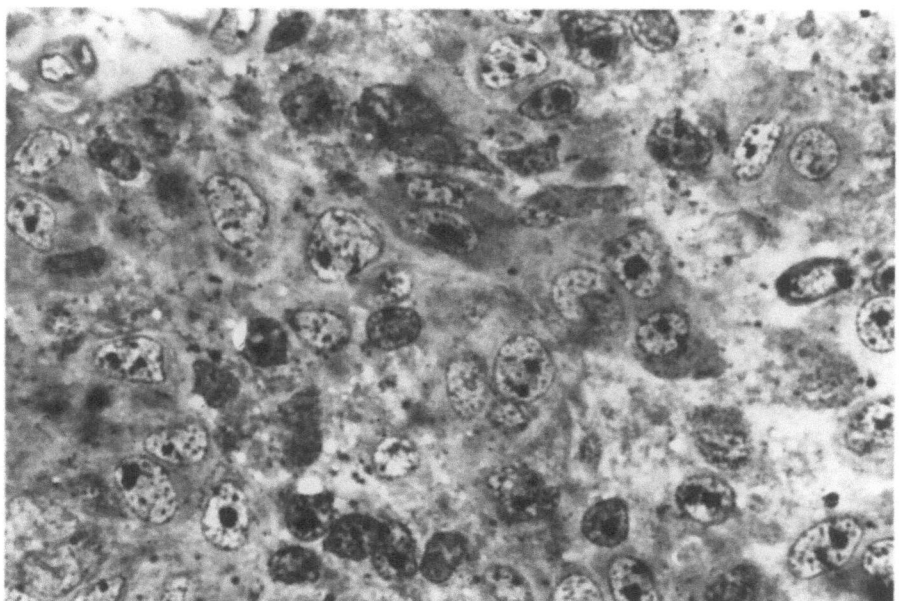

Abb. 2.9. Großzelliges chromophobes Adenom: große mittelgradig pleomorphe Zellen mit großen Kernen, deutlichen Nukleolen, z.T. verdichtetem Zytoplasma und sehr lockerer Granulierung, keine dicht granulierten Zellen, einige geschrumpfte (nekrobiotisch veränderte) Zellen. Semidünnschnitt, Toluidinblau; Vergr. 1400:1

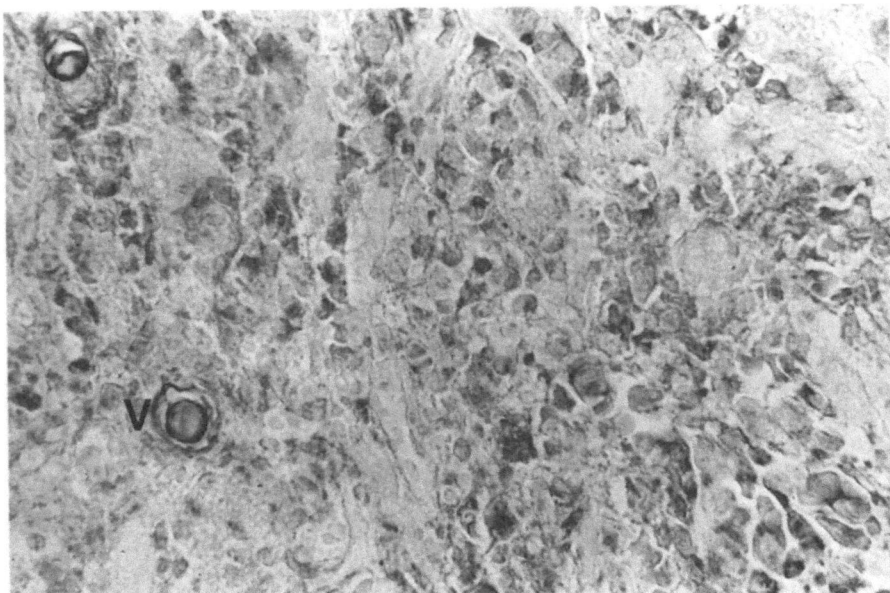

Abb.2.10. Großzelliges chromophobes Adenom: solide bis medulläre Komplexe mittelgroßer bis großer Zellen mit Prolaktinnachweis in mehr als 50% der Zellen (schwarz-grau), z.T. paranukleäre Konzentration der Markierung (an den Golgi-Feldern), 2 Verkalkungsherde (*V*). Antiprolaktin-PAP-Hämatoxylin; Vergr. 440:1

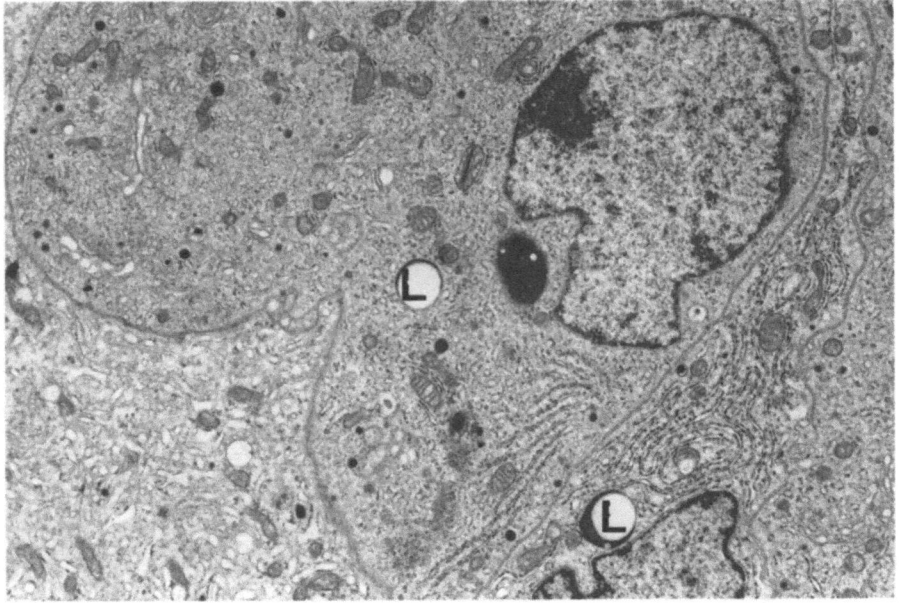

Abb.2.11. Großzelliges chromophobes Adenom: leicht gelappte Kerne, reichlich rauhes endoplasmatisches Retikulum, mittelgroße Golgi-Felder, spärliche Granulierung, wenige Lysosomen (*L*). Uranylacetat-Bleicitrat; Vergr. 7840:1

et al. 1975; Saeger et al. 1983). Die mittelgroßen bis etwas größeren Zellen zeigen polygonale Konturen und ovale oder leicht unregelmäßige Kerne (Lewis u. van Noorden 1974; Robert u. Hardy 1975; Saeger et al. 1976; Abb. 9). Nekrobiotische Veränderungen mit Schrumpfungen können bis zu 20% der Zellen erfassen. Mitosen sind nur spärlich nachweisbar. Das Zytoplasma weist oft eine angedeutete basophile Streifung ohne PAS-Positivität auf, die durch die Ergastoplasmaschläuche bedingt sind. Granula sind definitionsgemäß nur in Semidünnschnitten an in Kunststoff eingebettetem Material in geringer Zahl feststellbar. Das Zytoplasma ist leicht azidophil anfärbbar, die Zellgrenzen sind häufig undeutlich.

Immunhistologische Untersuchungen führen in den weitaus meisten Fällen zum Prolaktinnachweis (Abb. 2.10; Kovacs u. Horvath 1979; Kovacs et al. 1981; Saeger u. Lüdecke 1983a; Kovacs u. Horvath 1986). In ca. 20% der Fälle finden sich zusätzlich STH und LH, die anderen Hormone nur selten und auch nur in wenigen Zellen, während sich beim Prolaktinnachweis meistens mehr als 50% der Zellen positiv darstellen. Die Reaktionen, die an das Hormon gebunden sind, fanden sich nach einer Untersuchung nicht nur an den Granula selbst, sondern auch an anderen Zytoplasmakompartimenten (Kornfeld et al. 1981).

Elektronenmikroskopische Untersuchungen (Lewis u. van Noorden 1974; Trouillas et al. 1974; Kovacs et al. 1975, 1977; Kovacs u. Horvath 1979, 1986; Landolt 1975; Mac Comb u. Kovacs 1978; Robert u. Hardy 1975; Saeger et al. 1976; Saeger 1977, 1981) zeigen elongierte Zellen mit zentralen, z.T. gelappten Kernen, welche ein mittleres Chromatin und deutliche prominente Nukleolen besitzen (Abb. 2.11). Die Zellmembranen verlaufen zumeist ausgeprägt geschlängelt. Das RER ist sehr kräftig entwickelt und besteht aus langen, dicht gelagerten parallelen ribosomenreichen Doppelmembranen. Sogenannte Nebenkerne sind häufig ausgebildet. Freie Ribosomen finden sich reichlich. Die Golgi-Felder sind groß

Tabelle 2.2. Differentialdiagnose der Hypophysenadenome mit häufiger Prolaktinbildung[a]

Kriterium	Hochdifferenzierte azidophile Prolaktinzelladenome	Undifferenzierte azidophile Adenome	Großzellige chromophobe Adenome	Kleinzellige chromophobe Adenome
Lichtmikroskopie				
Granulierung	+-++	+-+++	(+)	(+)
Nukleolen	groß	groß	groß	klein
Verkalkungen	+	−	+	(+)
Amyloidablagerungen	75%	56%	34%	33%
Immunhistologie				
Prolaktinnachweis	100%	68%[a]	94%[a]	39%[a]
Elektronenmikroskopie				
Granulierung	+-+++	++-+++	(+)-+	(+)-+
Rauhes endoplasmatisches Retikulum	+++	++-+++	++-+++	(+)-+
Golgi-Felder	+++	++	++-+++	+
Zellmembranen	geschlängelt	geschlängelt	geschlängelt	gestreckt
Exozytosen	+-++	+	+	−

(+) = sehr gering, + = gering, ++ = mittelgradig, +++ = zahlreich/reichlich entwickelt.
[a] Berücksichtigung aller Adenome dieses Typs, also auch von Fällen ohne Hyperprolaktinämie.

und ringförmig entwickelt. Ihre Vesikel sind oft dilatiert. Prosekretgranula sind unterschiedlich reichlich darstellbar. Sekretgranula finden sich nur spärlich und sind zwischen 100 und 600 nm groß. Die Mitochondrien sind locker angeordnet und oval. Sehr mitochondrienreiche Zellen, die eine onkozytäre Transformation ausdrücken, fehlen. Im Interzellularraum finden sich Sekretgranula, auch an den von den Kapillaren abgewandten Stellen, was Kovacs u. Horvath (1979) zu der Bezeichnung „misplaced exocytosis" veranlaßte.

Auf die strukturelle Ähnlichkeit mit den hochdifferenzierten azidophilen Prolaktinzelladenomen wurde bereits hingewiesen (Tabelle 2.2).

2.8 Kleinzellige chromophobe Adenome

Kleinzellige chromophobe Adenome sind in 35% der Fälle Ursache einer Hyperprolaktinämie (Tabelle 2.1).

Histologisch (Abb. 2.12) zeigen sie einen soliden bis medullären Aufbau. Strangförmige Erweichungen und Verflüssigungen können reichlich entwickelt sein und dem Tumor ein pseudopapilläres Bild verleihen. Selten sind aber mehr als 20% der Tumorzellen nekrobiotisch alteriert. Fibrosierungen mit Hyalinisierungen, aber auch Amyloidablagerungen können vorkommen. Die einzelnen Zellen sind klein bis mittelgroß und mit runden, mittelgradig chromatindichten Kernen ausgestattet. Die Nukleolen sind klein. Mehrkernige Tumorzellen finden sich nur sehr selten. Mitosen können äußerst selten zu beobachten sein. Das Zytoplasma erscheint gleichförmig, mäßig breit und färbt sich schwach azidophil. Die Zellmembranen sind deutlich erkennbar. In Semidünnschnitten von in Kunststoff eingebettetem Material können einzelne, z. T. große Lysosomen und wenige Sekretgranula auszumachen sein. Dicht granulierte Zellen fehlen definitionsgemäß. Mitochondrienreiche Zellen können an ihrer feingranulär-wolkigen Zytoplasmastruktur erkannt werden und sind in einzelnen Adenomen reichlich vertreten. Sie drücken die onkozytäre Transformation aus. Liegt ihr Anteil bei über 50% der Zellen, so sprechen wir von einem onkozytären Adenom (Saeger 1977, 1981).

Immunhistologische Untersuchungen (Saeger u. Lüdecke 1983a; Saeger et al. 1986) weisen außer Prolaktin in 18% der Fälle Gonadotropine nach; TSH ist in 33%, ACTH in 5% der Fälle vertreten. Mehrere Hormone fanden sich in 35% der Adenome. Auch in Fällen ohne klinisch nachgewiesene Hyperprolaktinämie können diese Adenome Prolaktin enthalten, dann allerdings mit einer zumeist nur geringen Zahl prolaktinpositiver Adenomzellen. Ebenso sind in Fällen mit Hyperprolaktinämie die anderen Hormone, wenn überhaupt, nur in locker angeordneten Zellen immunhistologisch vertreten.

Die Elektronenmikroskopie (Kovacs et al. 1977; Saeger 1977, 1981; Abb. 2.13) verdeutlicht runde oder leicht gelappte Kerne mit mittlerem Chromatin. Die Nukleolen sind meistens nur klein. Im Zytoplasma findet man eine vergleichsweise spärliche Entwicklung des RER, dessen Membranen nur kurz sind. Freie Ribosomen können zahlreich vertreten sein. Die Golgi-Felder sind klein. Die sehr spärlichen Sekretgranula sind zwischen 80 und 200 nm im Durchmesser groß und sehr locker angeordnet. Lysosomen können in manchen Zellen reichlicher, z. T. in Form großer Komplexe zu verzeichnen sein.

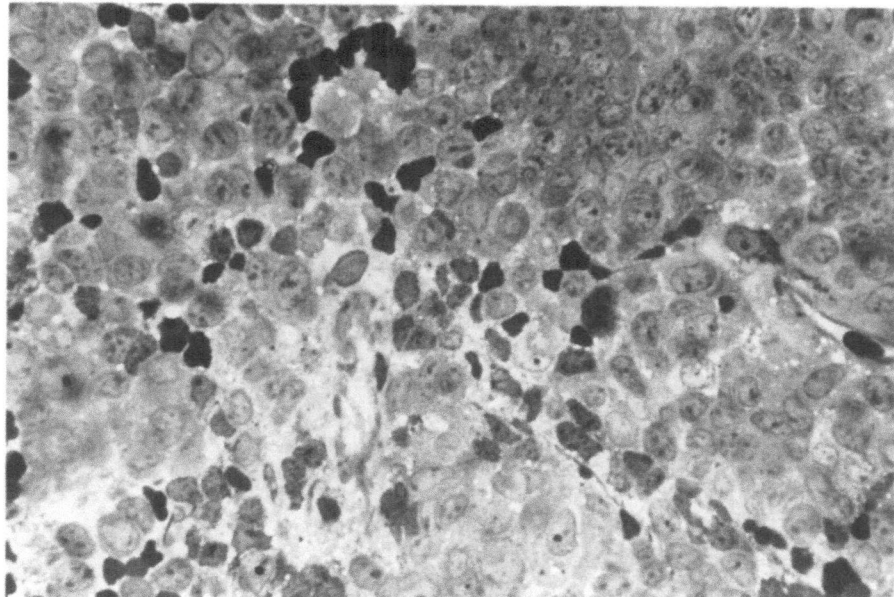

Abb. 2.12. Kleinzelliges chromophobes Adenom: solide bis medulläre Komplexe kleiner mäßig pleomorpher Zellen mit schmalem, z. T. verdichtetem Zytoplasma, Erythrozyten im Interzellularraum (schwarz). Semidünnschnitt; Toluidinblau; Vergr. 560:1

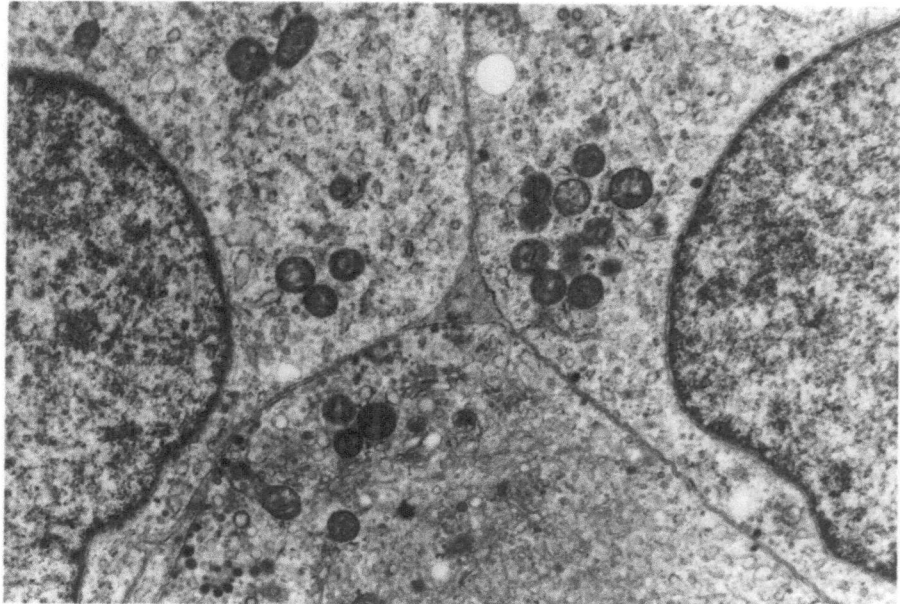

Abb. 2.13. Kleinzelliges chromophobes Adenom: schmales Zytoplasma, wenig fragmentiertes rauhes endoplasmatisches Retikulum, kleines Golgi-Feld, wenige kleine Sekretgranula, herdförmig etwas gehäufte Mitochondrien. Uranylacetat-Bleicitrat; Vergr. 9550:1

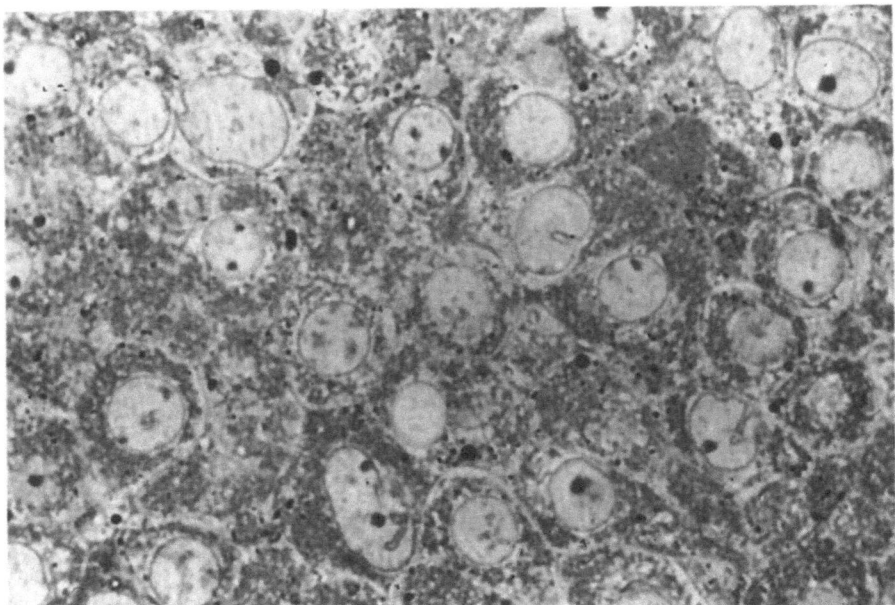

Abb. 2.14. Onkozytäres Adenom: große Zellen mit gleichförmigen Kernen, kleinen Nukleolen und breitem granulär erscheinendem Zytoplasma durch dicht gelagerte Mitochondrien sowie wenigen Sekretgranula *(schwarz)*. Semidünnschnitt; Toluidinblau; Vergr. 1400:1

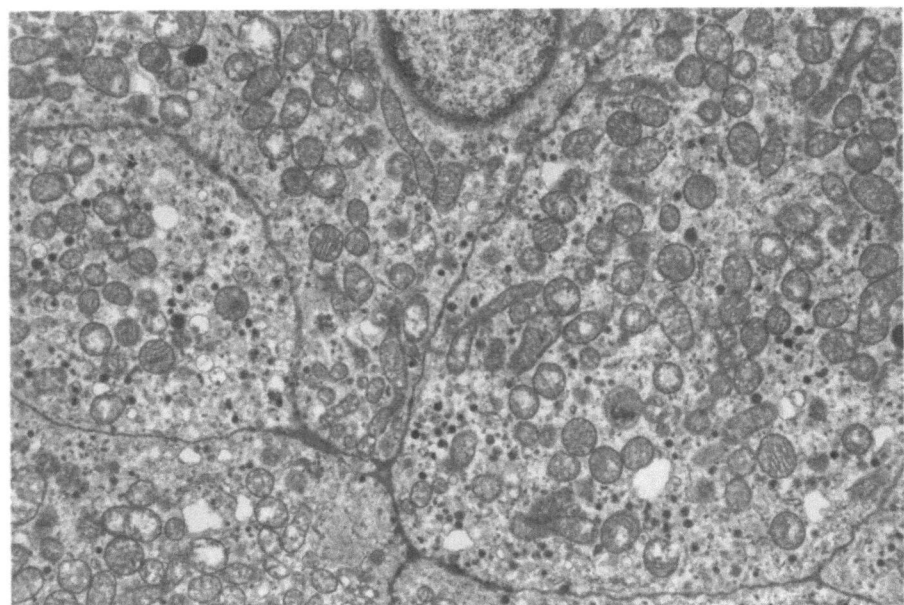

Abb. 2.15. Onkozytäres Adenom: große Zellen, runder Kern, reichlich dicht gelagerte, mäßig pleomorphe, z. T. elongierte Mitochondrien, kaum endoplasmatisches Retikulum, lockere, vorwiegend sehr kleine Sekretgranula. Uranylacetat-Bleicitrat; Vergr. 8520:1

2.9 Onkozytäre Adenome

Sie sind die seltenste Ursache einer primären Hyperprolaktinämie (Tabelle 2.1). Mit Ausnahme eines Falles waren im eigenen Material die Prolaktinwerte auch nur gering erhöht. Onkozytäre Adenome gelten als generell inaktive Adenome. Die Arbeitsgruppe um Kovacs (Kovacs u. Horvath 1986) nennt daher ein Adenom auch dann nicht onkozytär, wenn es die strukturellen Charakteristika bietet, aber mit einem endokrinen Überfunktionssystem einhergeht.

Onkozytäre Adenome (Abb. 2.14 und 2.15) sind aus soliden Formationen mit oft septierenden zarten Strängen retikulären Fasergewebes aufgebaut. Einzelzellnekrosen und bandförmige Nekrosen können reichlich zu verzeichnen sein. Die Zellen sind definitionsgemäß groß und z. T. kubisch oder zylindrisch. Die Kerne sind gleichmäßig oval aber etwas chromatinverdichtet. Das Zytoplasma ist breit und angedeutet granulär strukturiert. Besonders Kunststoffschnitte verdeutlichen, daß es sich dabei nicht um Sekretgranula handelt, sondern daß eine feine verschwommene wolkige Zytoplasmazeichnung durch nicht gelagerte Mitochondrien zugrunde liegt.

Immunhistologisch waren bei unseren Fällen mit Hyperprolaktinämie meistens weniger als 20 % der Zellen prolaktinpositiv. Bei 20 % der Fälle ohne klinische Überfunktion ist ebenfalls Prolaktin immunhistologisch darstellbar, wenn auch meist in noch weniger Zellen. Lediglich die Gonadotropine, einschließlich der α-Subunit, können häufiger immunhistologisch erfaßbar sein.

2.10 Therapieeffekte in prolaktinbildenden Adenomen

Die heute übliche Therapie prolaktinbildender Adenome mit Dopaminagonisten führt zu verschiedenen, wenn auch nicht spezifischen Veränderungen am Tumorgewebe. Adenome bei anderen Überfunktionszuständen, insbesondere der Akromegalie, können ebenfalls auf Dopaminagonisten reagieren. Möglicherweise sind unter diesen solche Adenome therapieempfindlich, die immunhistologisch prolaktinbildende Zellen enthalten (Lüdecke et al. 1983).

Die klinisch-radiologisch nachweisbare Schrumpfung prolaktinbildender Adenome unter Dopaminagonistentherapie kommt hauptsächlich durch eine Volumenabnahme der Zellen bei Schrumpfung des Zytoplasmas zustande. Im Gruppenvergleich behandelter und unbehandelter Adenome konnte dies bereits lichtmikroskopisch nachgewiesen werden und am eigenen Material morphometrisch-statistisch bestätigt werden (Hamester et al. 1987).

Auf elektronenmikroskopischer Ebene zeigte sich, daß das Zytoplasma und die Kerne unregelmäßiger werden. Das Volumen des RER nimmt ab. Die Granuladurchmesser reduzieren sich. Die Sekretgranula nehmen zahlenmäßig zu. Die Lysosomen werden größer und zahlreicher (Schottke et al. 1986; Abb. 2.16 und 2.17). Die Ausprägung der Veränderungen, besonders die Anreicherung der Sekretgranula, ist von der Behandlungsdauer abhängig (Landolt et al. 1979; Larraza et al. 1980). Unter Umständen, besonders nach kurzer Behandlungsdauer, sind die Veränderungen in vollem Umfange reversibel, so daß die Zellen wieder größer werden und auch der gesamte Tumor an Volumen wieder zunimmt.

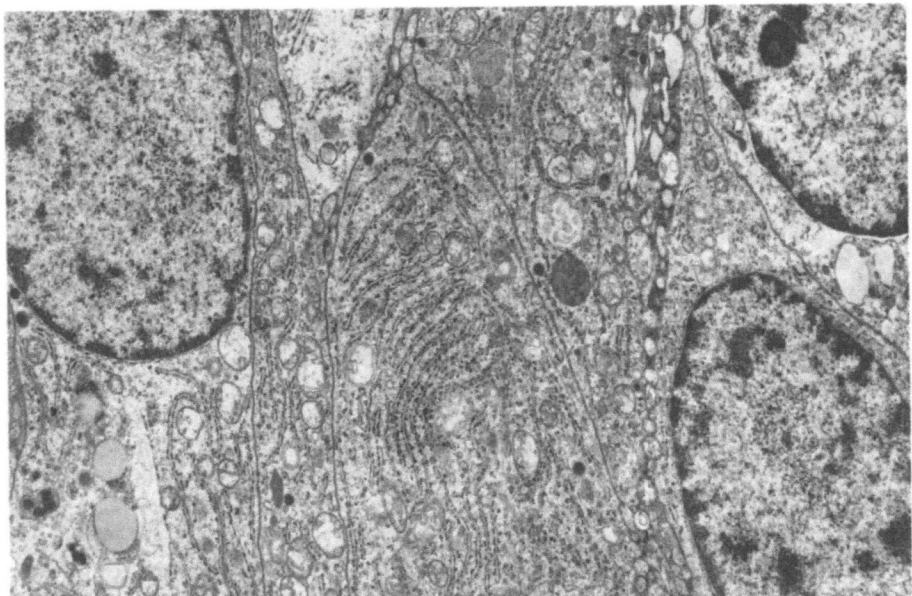

Abb. 2.16. Großzelliges chromophobes Adenom (unbehandelte Hyperprolaktinämie): große ovale Kerne, sehr reichlich rauhes endoplasmatisches Retikulum, spärliche Sekretgranula, einzelne Lysosomen, zahlreiche Mikrovilli an den Membranen. Uranylacetat-Bleicitrat; Vergr. 8070:1

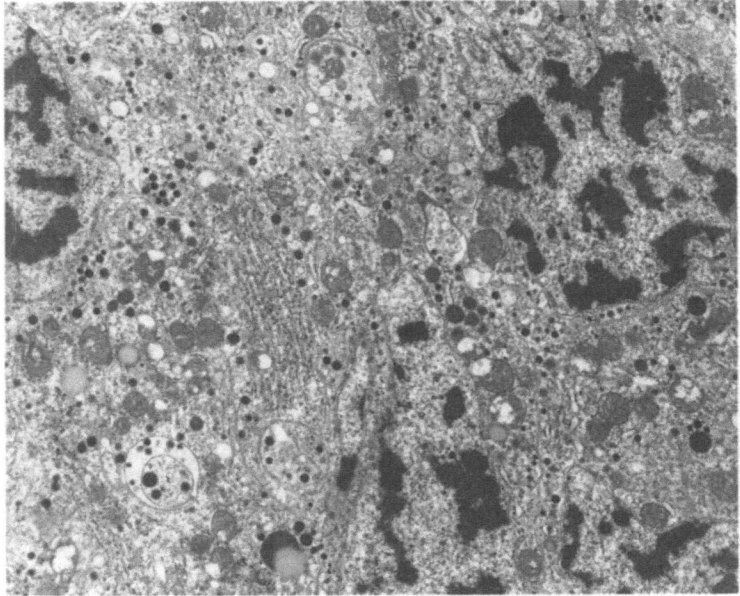

Abb. 2.17. Kleinzelliges chromophobes Adenom (mit Dopaminagonisten behandelte Hyperprolaktinämie): geschrumpfte, etwas gelappte Kerne, geschrumpftes verdichtetes Zytoplasma mit mittelgradig entwickeltem rauhem endoplasmatischem Retikulum, vermehrten Sekretgranula und mäßig vermehrten Lysosomen. Uranylacetat-Bleicitrat; Vergr. 6450:1

Durch das Kleinerwerden der Zellen unter der Behandlung wandeln sich viele großzellige chromophobe Adenome in kleinzellige chromophobe Adenome, ohne daß sich am immunhistologischen Nachweis von Prolaktin im Zytoplasma etwas ändert. Unsere oben dargelegte Klassifikation (Tabelle 2.1) berücksichtigte die präoperative Behandlung nicht. Wäre sie in die Einteilung einbezogen worden, so wäre der Anteil kleinzelliger chromophober Adenome in der Gruppe der prolaktinpositiven Adenome erheblich geringer. Wir müssen daraus folgern, daß bei einer Klassifikation auch medikamentöse Vorbehandlungen zu berücksichtigen sind, um Fehlinterpretationen zu vermeiden.

Weitere mögliche Wirkungsprinzipien der Dopaminagonistentherapie sind noch umstritten: *die Fibrosierungen und die Zunahme der Nekrosen* unter der Behandlung. Mori et al. (1985) betonten eine Vermehrung und Fibrosierung des Stromas und eine Zunahme von Zellnekrosen durch einen zytotoxischen Effekt der Behandlung. Ähnliche Veränderungen wurden von Nissim et al. (1982) und Gen et al. (1984) beschrieben, während viele andere Arbeitsgruppen (Rengachary et al. 1982; Barrow et al. 1984; Kovacs u. Horvath 1986) der Meinung sind, daß die Nekroserate unter der Therapie nicht erhöht ist.

Unter Zuhilfenahme der lichtmikroskopischen Morphometrie konnten Hallenga et al. (1988) nun nachweisen, daß unter Dopaminagonistentherapie die Nekroserate im Gruppenvergleich behandelter und unbehandelter Adenome statistisch signifikant zunimmt. Ob dieses auch durch Blutungsstörungen innerhalb des Tumors oder auf einem zytotoxischen Effekt der Dopaminagonisten beruht, ist nicht sicher zu sagen. Im allgemeinen muß davon ausgegangen werden, daß eine chronische Minderstimulation bzw. Suppression zu vermehrten regressiven Veränderungen des betroffenen Organes führt.

Im Kurzzeit-in-vitro-Versuch an Zellsuspensionen mit morphometrischer Auswertung der elektronenmikroskopischen Befunde zeigten sich unter Dopaminagonisteneinwirkung eine Dilatation des Ergastoplasma, eine Abnahme der Exozytosen und eine Streckung der Zellmembranen bereits nach 60- bis 90minütiger Behandlung mit Bromocriptin (Saeger et al. 1985). Diese Resultate sind gleichartig zu interpretieren wie die Ergebnisse nach Langzeitbehandlung in vivo: die Abnahme der Exozytosen gilt als Ausdruck der Sekretionshemmung und die Dilatation der Ergastoplasmas als beginnende Regression.

Unter Strahlentherapie entstehen innerhalb der Tumoren ausgedehnte Fibrosen, ohne daß wie bei anderen Adenomarten die Gefäßwände hyalinisiert werden (Anniko u. Wersäll 1982).

2.11 Tumoren und Läsionen bei Begleithyperprolaktinämie

Prinzipiell können alle Prozesse, die in den Regelkreis zwischen dem Hypothalamus mit seinem Prolaktininhibitingfaktor und dem Prolaktinzellsystem der Hypophyse eingreifen, eine Hyperprolaktinämie induzieren (vgl. auch S. 20f.).

Findet sich bei einer Hyperprolaktinämie ein Hypophysenadenom, so ist für die Entscheidung, ob es sich um eine primäre Hyperprolaktinämie bei Prolaktinom oder um eine sog. Begleithyperprolaktinämie bei Störung des Prolaktininhibitingfaktors handelt, zweierlei von wesentlicher Bedeutung: der immunhistologische

Tabelle 2.3. Tumoren und tumorähnliche Läsionen bei Begleithyperprolaktinämie

Tumor/tumorähnliche Läsionen	Eigenes Kollektiv	
	n	[%]
Hypophysenadenome (prolaktinnegativ):	59	77,6
- undifferenzierte azidophile Adenome	1	
- undifferenzierte mukoidzellige Adenome	2	
- großzellige chromophobe Adenome	7	
- kleinzellige chromophobe Adenome	29	
- onkozytäre Adenome	20	
Kraniopharyngeome	10	13,2
Zysten	4	5,3
Empty-sella-Syndrom	1	1,3
Kein morphologischer Befund	2	2,6
Gesamt	76	100

Prolaktinnachweis im Tumor und die Höhe des Prolaktinspiegels. *Der Nachweis mehr als nur vereinzelter prolaktinpositiver Adenomzellen im Tumor beweist, daß ein Prolaktinom vorliegt.* Übersteigt der präoperative Prolaktinspiegel im Blut den Wert von 130 µg/l, so ist von einem Prolaktinom und nicht von einer Begleithyperprolaktinämie auszugehen (Riedel et al. 1985a). Liegen dagegen die Serumprolaktinwerte unter 130 µg/l, so sind 76% der Adenome dieser Fälle prolaktinnegativ und haben somit zu einer Begleithyperprolaktinämie geführt, während die übrigen 24% immunhistologisch prolaktinpositiv sind und somit wohl auch unmittelbar für die Hyperprolaktinämie verantwortlich sind (Riedel et al. 1985a; Tabelle 2.3).

Finden sich andere tumoröse Läsionen der Hypophyse oder des suprasellären Raumes wie Kraniopharyngeome (Abb. 2.18), Metastasen, oder eine Histiozytosis X, so ist ausnahmslos von einer Begleithyperprolaktinämie auszugehen, da diese Tumoren das Prolaktin niemals selbst bilden können:

- lokale Sarkoidose,
- Histiozytosis X,
- Durchtrennung des Hypophysenstiels,
- Kompression des suprasellären Raumes durch:
  Tumoren,
  Blutungen,
  traumatisches Ödem,
  Enzephalitis,
- Hyophysitis.

Eine Durchtrennung des Hypophysenstiels führt durch Ausfall des Prolaktininhibitingfaktors zur Hyperprolaktinämie. Ferner können Kompressionen des suprasellären Raumes durch Tumoren, Blutungen, ein Hirnödem bei Trauma oder Enzephalitis durch gleichartige Prinzipien eine Begleithyperprolaktinämie ergeben (Flückiger et al. 1982; Horvath u. Kovacs 1982).

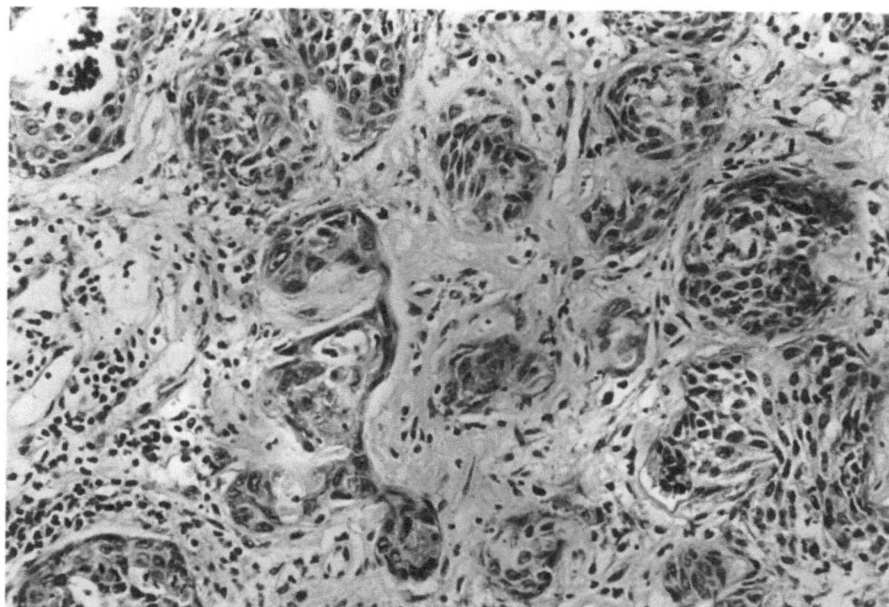

Abb. 2.18. Kraniopharnygeom vom spinozellulären Typ: solide Nester tumorösen Plattenepithels, größtenteils vom Stachelzelltyp, etwas fibröses Stroma mit lockeren lymphozytären Infiltraten. Hämatoxylin-Eosin; Vergr. 270:1

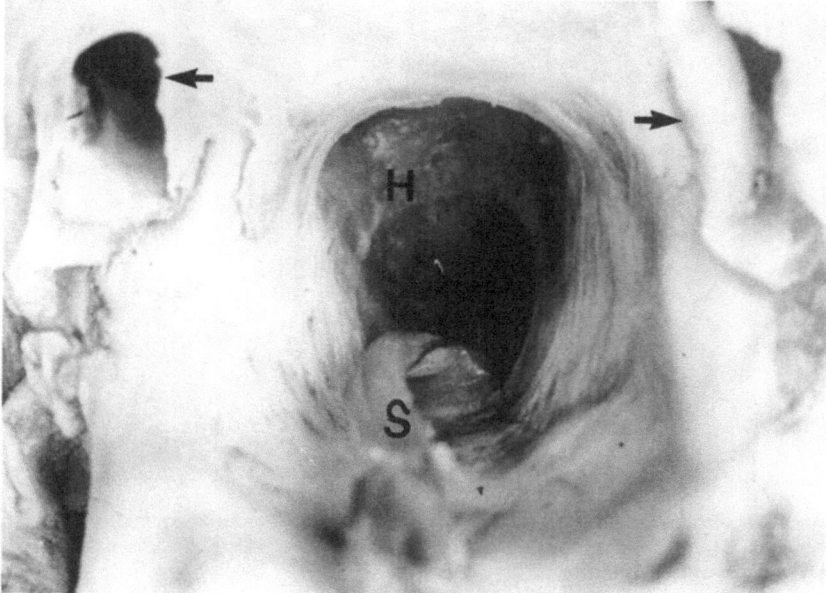

Abb. 2.19. „Empty sella": tiefe Ausbuchtung des Subarachnoidalraumes in die Sella hinein bei nur rudimentär angelegtem Diaphragma sellae (*D*), abgeplattete verdrängte Hypophyse (*H*), verlängerter Hypophysenstiel (*S*), seitlich Anschnitte der Aa. carotis interna (↓), Aufblick auf die Sella nach Entnahme des Gehirns; endokrinologisch unauffälliger Sektionsfall; Vergr. 2,5:1

Ein sog. Empty-sella-Syndrom (s. 7.2.3, S. 176) kann mit einer Hyperprolaktinämie einhergehen (Brismar u. Efendic 1981; Tabelle 2.3). Unter einem *Empty-sella-Syndrom* (Abb. 2.19) verstehen wir eine hernienartige Aussackung des Subarachnoidalraumes in die Sella hinein. Da die knöcherne Sella unverändert bleibt, wird die Hypophyse, besonders deren Vorderlappen, schalenartig umgestaltet und in die basalen Sellaanteile verdrängt. Die Ausbuchtung ist mit Liquor gefüllt. Ursache ist eine fehlende oder rudimentäre Ausbildung des Diaphragma sellae, was in geringer Ausprägung sehr häufig ist und als Normvariante gilt. Eine „empty sella" erklärt als solche noch nicht das Auftreten einer Hyperprolaktinämie, es sei denn, daß in besonders schweren Fällen der verlängerte Hypophysenstiel innerhalb der liquorgefüllten Ausbuchtung alteriert wird (Abb. 2.19). Im übrigen wird angenommen, daß bei Fällen mit „empty sella" Hypophysenadenome gehäuft auftreten (Odell 1984). Insofern kann durchaus vermutet werden, daß eine Hyperprolaktinämie bei „empty sella" durch ein winziges, klinisch nicht faßbares und auch intraoperativ nur schwer nachweisbares Adenom bedingt ist.

Die tumorfreie Hypophyse zeigt in vielen Fällen mit sog. Begleithyperprolaktinämie Prolaktinzellhyperplasien (Abb. 2.20), die sich wohl durch den Fortfall der Suppression sukzessive entwickelt haben.

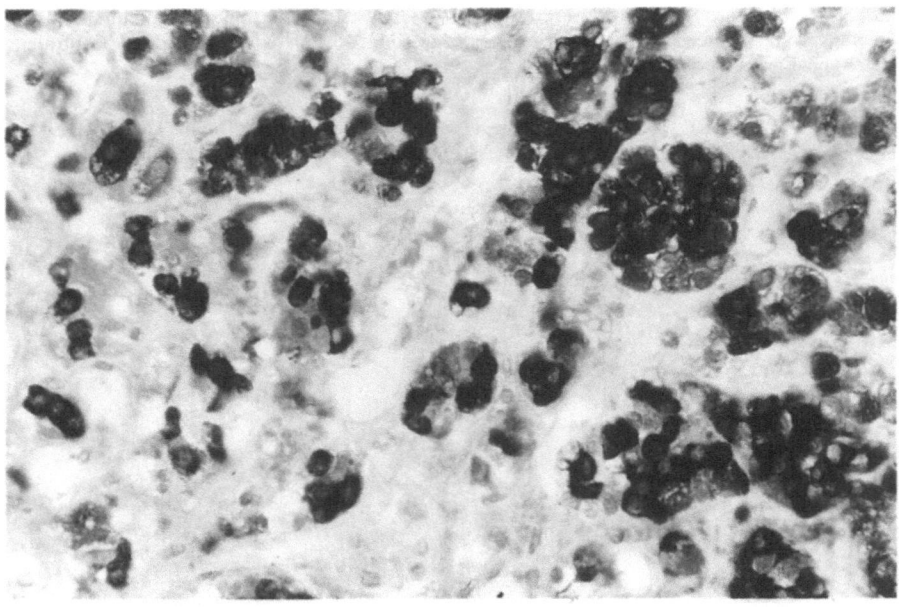

Abb. 2.20. Prolaktinzellhyperplasien des paratumorösen Vorderlappens (Begleithyperprolaktinämie bei Kraniopharyngeom): vermehrte Prolaktinzellen, die z.T. Drüsenalveolen vollständig erfassen *(schwarz)*. Antiprolaktin-PAP-Hämatoxylin; Vergr. 440:1

2.12 Morphologie der paraadenomatösen Adenohypophyse

Der tumorfreie Vorderlappen bei prolaktinbildenden Adenomen zeigt in manchen Fällen Veränderungen in der numerischen Zusammensetzung der Parenchymzellen. Ansonsten sind meistens die üblichen Kompressionserscheinungen durch die intraselläre Raumforderung des Adenoms festzustellen, welche sich in einer trabekulären Umgestaltung des Parenchyms und einer mäßigen Fibrosierung des Interstitiums zu erkennen geben.

Eigene immunhistologische Untersuchungen (Saeger u. Lüdecke 1983b), wie auch anderer Autoren (Kovacs et al. 1978; Kovacs u. Horvath 1979), ergaben uneinheitliche Befunde (Tabelle 2.4). Hypoplasien, die bei einem prolaktinbildenden Tumor regulativ als Suppressionsfolge zu erklären wären, scheinen nicht vorzukommen. Die paraadenomatöse Hypophyse ist somit wohl nicht supprimiert. Prolaktinzellhyperplasien kommen in 19% der Fälle vor. Sie sind aber nicht unbedingt als Zeichen einer hyperplasiogenen Adenomentstehung wie im Tierexperiment zu interpretieren, da sie häufig auch in der normalen Hypophyse oder neben nichtprolaktinaktiven Adenomen zu beobachten sind.

Von hohem klinischen Interesse scheint es zu sein, ob diese paraadenomatösen Prolaktinzellhyperplasien eine pathophysiologische Bedeutung besitzen. Wenn sie eine Hyperprolaktinämie verursachen, müßten postoperativ erhöhte Prolaktinspiegel zu messen sein, da vermutlich bei selektiver Adenomexstirpation noch hyperplastische Zellinseln in situ verbleiben. Am eigenen Material (Saeger u. Lüdecke 1983b; Tabelle 2.5) mußten wir nun feststellen, daß sowohl bei Fällen mit erniedrigten als auch bei Fällen mit leicht erhöhten postoperativen Prolaktinspiegeln Prolaktinzellhyperplasien nachweisbar sein können. Wenn man annimmt, daß die im Operationspräparat nachgewiesenen Hyperplasien repräsentativ für die verbliebene Resthypophyse sind und also noch weitere hyperplastische Herde existieren, so muß man rückschließen, daß sie keine oder nur eine geringe Bedeutung besitzen. Postoperativ deutlich erhöhte Prolaktinspiegel dürfen somit nicht Prolaktinzellhyperplasien, sondern i. allg. verbliebenen Tumorresten angelastet werden.

Tabelle 2.4. Hyperplasien und Hypoplasien in der paraadenomatösen Adenohypophyse

	Normale Zahl		Hyperplasie		Hypoplasie	
	n	[%]	n	[%]	n	[%]
Bei prolaktinbildenden Adenomen:						
Prolaktinzellen	26	81	6	19	–	–
STH-Zellen	19	61	2	6	10	32
ACTH-Zellen	5	72	1	14	1	14
TSH-Zellen	3	33	2	22	4	45
Bei endokrin inaktiven Adenomen:						
Prolaktinzellen	7	78	2	22	–	–
STH-Zellen	2	22	–	–	7	78
ACTH-Zellen	3	50	3	50	–	–
TSH-Zellen	4	100	–	–	–	–

Tabelle 2.5. Paraadenomatöse Prolaktinzellen bei Hyperprolaktinämie und Vergleich mit postoperativen Prolaktinwerten. (Nach Saeger u. Lüdecke 1983)

Postoperativer Prolaktinspiegel	n	Prolaktinzellzahl			
		Hypoplasie [%]	Normal [%]	Geringe Hyperplasie [%]	Ausgeprägte Hyperplasie [%]
Deutlich erniedrigt	7	14	43	29	14
Leicht erniedrigt	4	-	25	50	25
Normal	1	-	100	-	-
Leicht erhöht	6	17	17	50	17
Stark erhöht		Nicht verwertbar wegen offensichtlichen Tumorrestgewebes			

Anders ist die Situation bei Fällen mit sog. Begleithyperprolaktinämie, da bei diesen Patienten das Prolaktin nicht im Tumor selbst, sondern im erhaltenen Vorderlappen gebildet wird. Ihr Nachweis, der oft von der Menge des zur Verfügung stehenden Materials abhängt, gibt in solchen Fällen eine verläßliche Erklärung der Hyperprolaktinämieursache ab (s. oben, Abb. 2.20).

2.13 Auswirkungen der Hyperprolaktinämie

Es sollen hier nur die morphologischen Auswirkungen an den Zielorganen des Prolaktins kurz abgehandelt werden, da die extrahypophysären funktionellen Auswirkungen einer Hyperprolaktinämie in anderen Kapiteln dargestellt werden.

Beim Mann (vgl. Kap. 4) findet der Hypogonadismus im Spermiogramm keinen eigentlichen Niederschlag. Die Spermienzahl kann normal, erniedrigt oder sogar erhöht sein (Flückiger et al. 1982). Eine Gynäkomastie besteht in 28% der Fälle (Eversmann et al. 1981). Histologisch gleicht der Befund den hyperprolaktinämisch bedingten Strukturen der weiblichen Brustdrüse (Bässler 1978).

Bei der Frau hat die hyperprolaktinämische Amenorrhö unseres Wissens kein spezielles morphologisches Substrat an den Ovarien oder am Uterus. Die Brustdrüsen sind durch eine lobuläre Hyperplasie gekennzeichnet, wobei deren Ausmaß zumeist nicht den Zustand während der physiologischen Laktationsperiode erreicht (Bässler 1978). Oft sind nur einige Läppchen betroffen. Die Azini vergrößern sich. Ihre Epithelien werden zylindrisch. Eine apokrine Sekretion kann deutlich sein. Sekretretentionen in den Azini und Gängen führen zur zystischen Dilatation peripherer Gänge (Abb. 2.21). Bei Galaktostase kann es innerhalb der Zysten zu Spiegelbildungen kommen, die ihre Ursache in einer Abtrennung der spezifisch schweren eiweißhaltigen Bestandteile vom tropfigen Milchfett hat. Bei längerer Retention wandern Makrophagen ein, und das Gangepithel desquamiert. Zytologisch sind im Ausstrichpräparat keine Unterschiede von der transitorischen oder reifen Milch feststellbar (Kreuzer u. Boquoi 1981). Die Veränderungen bilden sich nach erfolgreicher Beseitigung der Hyperprolaktinämieursache zurück.

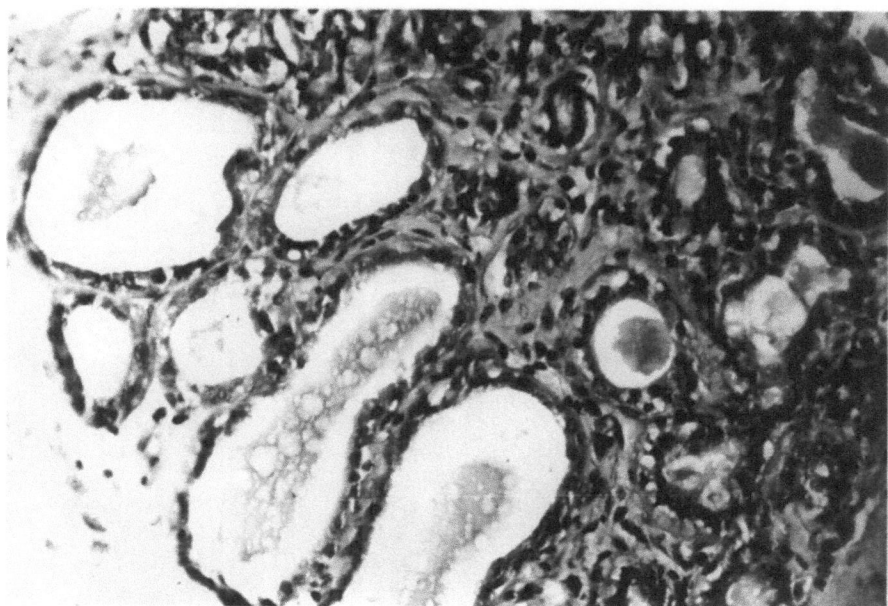

Abb. 2.21. Weibliche Brustdrüse bei Hyperprolaktinämie: vergrößerte, dicht gelagerte Azini mit apokriner Sekretion, Dilatation peripherer Gänge mit Galaktostase. Hämatoxylin-Eosin; Vergr. 270:1

2.14 Tierexperimentelle Prolaktinzelladenome

Daß durch langdauernde hochdosierte Östrogenbehandlungen bei der Ratte Prolaktinzelladenome (Abb. 2.22) induziert werden können, ist seit langem bekannt (Clifton u. Meyer 1956). Sie bilden sich nach Absetzen der Medikamente zurück (Kotscher u. Voelkel 1957), woraus berechtigte Zweifel gezogen wurden, ob es sich bei diesen Tumoren wirklich um autonome Geschwülste handelt. Kurzfristige Östrogengaben führen bei der Ratte zu einer Aktivierung der Prolaktinzellen, erkenntlich an der Zunahme des hormonbildenden Organellenapparates (Saeger 1977).

Längere Applikationen induzieren eine diffuse Prolaktinzellhyperplasie. Die Übergänge in Prolaktinzelladenome sind fließend und erkenntlich an der Strukturzerstörung der Hypophyse (Clifton u. Meyer 1956; Lundin u. Schelin 1962; El Etreby u. Günzel 1973; Saeger 1977). Morphologisch sind sie weitgehend identisch mit den schwach granulierten Prolaktinzelladenomen oder den großzelligen chromophoben Adenomen des Menschen (Lundin u. Schelin 1962; Schelin u. Lundin 1971; Saeger 1977).

Nach Transplantationen können einige dieser Tumoren sich funktionell und strukturell wandeln und kein Prolaktin, sondern nur noch STH bilden (Furth u. Clifton 1966; Hollander u. Hollander 1971).

Normales Hypophysengewebe kann nach Homöotransplantation an beliebige Körperregionen bei Mäusen Prolaktinzelladenome entstehen lassen (Gardner

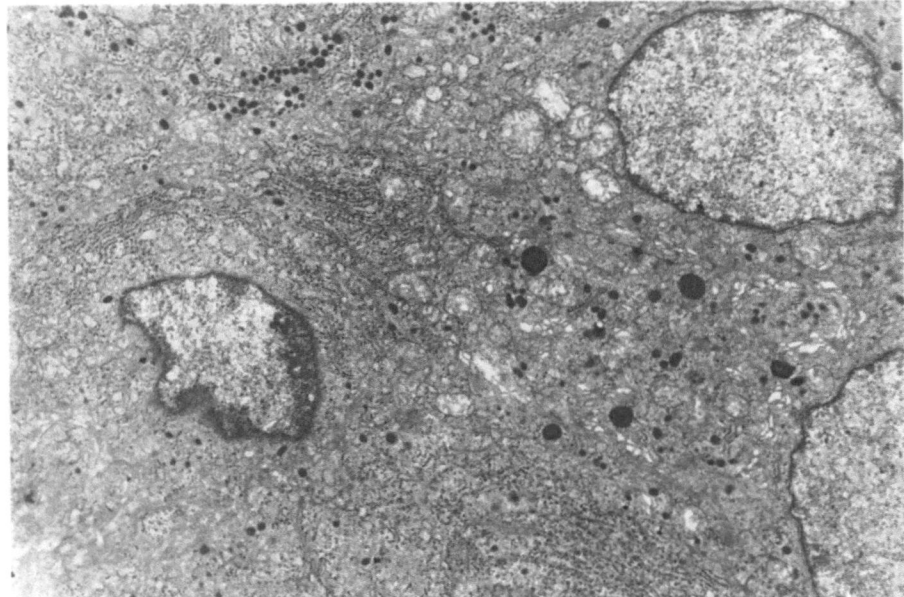

Abb. 2.22. Tierexperimentelles Prolaktinzelladenom der Ratte (nach Östrogenbehandlung): etwas gelappte Kerne, breites Zytoplasma mit sehr reichlichem rauhem endoplasmatischem Retikulum, mittelgroßen bis großen Golgi-Feldern und lockerer Granulierung durch vorwiegend kleine Sekretgranula. Uranylacetat-Bleicitrat; Vergr. 5300:1

1960). Ihre Entstehungsursache ist wohl in dem Fortfall der direkten PIF-Wirkung zu suchen. Bei Ratten entwickeln sich Tumoren in transplantierten Hypophysen nur bei zusätzlicher Stimulation, wie z. B. durch Östrogene (Welsch et al. 1971).

Ein spontanes Auftreten von Hypophysenadenomen ist bei Ratten wie auch bei anderen Tieren keineswegs sehr selten. Die Inzidenz ist vom Alter, vom Geschlecht und vom Stamm unabhängig. Die Rate betrug bei bestimmten Wistar-Ratten nach 10 Monaten bereits 38% und nach 32 Monaten 69% (Trouillas et al. 1982). Die weitaus meisten dieser Adenome stellten sich als typische Prolaktinzelladenome heraus. Lediglich ein kleiner Teil entsprach endokrin inaktiven Adenomen mit fehlendem immunhistologischem Prolaktinnachweis (Trouillas et al. 1982).

Literatur

Anniko M, Wersäll J (1982) Morphological effects in pituitary tumours following radiotherapy. Virchows Arch [Pathol Anat] 395: 45–58

Bässler R (1978) Pathologie der Brustdrüse. In: Doerr W, Seifert G, Uehlinger E (Hrsg) Spezielle Anatomie, Bd 11, S 1–1134. Springer, Berlin Heidelberg New York

Baker BL, Yu YY (1977) An immunocytochemical study of human pituitary mammotropes from fetal life to old age. Am J Anat 148: 217–239

Barrow DL, Tindall GT, Kovacs K, Thorner MO, Horvath E, Hoffmann JC (1984) Clinical and pathological effects of bromocriptine on prolactin secreting and other pituitary tumours. J Neurosurg 60: 1–7

Bilbao JM, Horvath E, Hudson AR, Kovacs K (1975) Pituitary adenoma producing amyloid-like substance. Arch Pathol 99: 411–415

Brismar K, Efendic S (1981) Pituitary functionin the empty sella syndrome. Neuroendocrinology 32: 70–77

Brookes LD (1968) A stain for differentiating two types of acidophil cells in the rat pituitary. Stain Technol 43: 41–42

Clifton KH, Meyer RK (1956) Mechanism of anterior pituitary tumor induction by estrogen. Anat Rec 125: 65–81

El Etreby MF, Günzel P (1973) Prolactinzell-Tumoren im Tierexperiment und beim Menschen. Arzneimittelforschung 23: 1768–1790

Eversmann T, Eichinger R, Fahlbusch T, Rjosk HK, Werder K von (1981) Hyperprolactinemia in the male patient: clinical findings and therapy. Schweiz Med Wochenschr 111: 1782–1789

Fowler MR, Mc Keel DW (1979) Human adenohypophyseal quantitative histochemical cell classification. 2. Evaluation of the effects of 2 fixatives and postmortem intervals. Arch Pathol 103: 621–623

Flückiger E, Del Pozo E, Werder K von (1982) Prolactin. Physiology, pharmacology and clinical findings. Monographs on Endocrinology, vol 23. Springer, Berlin Heidelberg New York

Furth J, Clifton KH (1966) Experimental pituitary tumors. In: Harries GW, Donovan BT (eds) The pituitary gland, vol 2. University of California Press, Berkeley Los Angeles, pp 460–497

Gardner WU (1960) Tumors in transplanted pituitary glands in mice. Proc Am An Cancer Res 3: 113

Gen M, Uozumi T, Ito A, Kajuwara H, Mori S (1984) Necrotic changes in prolactinomas after long term administration of bromocriptine. J Clin Endocrinol Metab 59: 463–470

Hachmeister U (1972) Hyperplasie von Prolactinzellen nach Oestrogentherapie beim Prostatacarcinom. Verh Dtsch Ges Pathol 56: 535–539

Hallenga B, Saeger W, Lüdecke DK (in press) Necroses of Prolactin secreting pituitary adenomas under treatment with dopamine agonists: light microscopical and morphometric studies. Exp Clin Endocrinol (erscheint 1988)

Halmi NS, Parsons JA, Erlandson SL, Duello T (1975) Prolactin and growth hormone cells in the human hyperphysis: a study with immunoenzyme histochemistry and differential staining. Cell Tissue Res 158: 497–507

Hamester U, Saeger W, Lüdecke DK (1987) Light microscopical morphometry of prolactin secreting adenomas under treatment with dopamine agonists. Histol Histopathol 2: 135–142

Herlant M (1960) Etude critique de deux techniques nouvelles destinées a metre en évidence les différentes catégories cellulaires présentes dans la glande pituitaire. Bull Micr Appl 10: 37–44

Hollander N, Hollander UP (1971) Development of a somatotropic variant of the mammosomatotropic tumor MtT/W5. Prac Soc Exper Biol Med 137: 1157–1162

Horvath E, Kovacs K (1982) Morphologic differentiation of sellar lesions associated with hyperprolactinemia. In: Levy E (ed) Advances in athology (anatomic and clinical), vol 2: Anatomic pathology, cytopathology, forensic pathology and toxicology. Pergamon, Oxford New York Toronto Sydney Paris Frankfurt

Kinnman J (1973) Acromegaly. Norstedt & Söner, Stockholm

Kornfeld M, Buckmann MT, Mc Clellan G (1981) Morphometric analysis of secretory granules and prolactin levels in chromophobe pituitary adenomas. Acta Neuropathol (Berlin) 53: 1–5

Kotscher E, Voelkel O (1957) Die Wirkung von Oestrogenen und Röntgenbestrahlung der Hypophyse auf die Regenerationsfähigkeit der Hoden und Samenblasen bei Ratten. Wien Klin Wochenschr 69: 376–379

Kovacs K, Horvath E (1979) Pituitary adenomas pathologic aspects. In: Tolis G, Labrie F, Martin JB, Naftolin F (eds) Clinical neuroendocrinology. A pathophysiological approach. Raven, New York, p 367–384

Kovacs K, Horvath E (1980) Pituitary adenomas associated with hyperprolactinemia: morphological and immunocytological aspects. In: Faglia G, Giovanelli MA, Mc Leod RM (eds) Pituitary microadenomas. Proceedings of the Serono symposia, vol 29, S 123–135. Academic Press, London New York Sidney Toronto San Francisco

Kovacs K, Horvath E (1986) Tumors of the pituitary gland. Atlas of tumor pathology. Sec Ser, Fasc 21: 1–269 (Armed Forces Institute of Pathology, Washington D.C.)

Kovacs K, Horvath E, Corenblum B, Sirek ATM, Penz G, Ezrin C (1975) Pituitary chromophobe adenomas consisting of prolactin cells. A histologic, immunocytological and electron microscopic study. Virchows Arch [Pathol Anat] 366: 113-123

Kovacs K, Horvath E, Ryan N (1981) Immunocytochemistry of the human pituitary. In: de Lellis RA (ed) Diagnostic immunohistochemistry. Masson, New York Paris Barcelona Milano Mexico City Rio de Janeiro, p 17-35

Kovacs K, Ryan N, Horvath E, Ezrin C, Penz G (1977) Prolactin cells of the human pituitary gland in old age. J Gerontol 32: 534-540

Kovacs K, Ryan N, Horvath E, Ezrin C, Penz G (1978) Prolactin cell adenomas of the human pituitary. Morphological features of prolactin cells in the nontumorous portions of the anterior lobe. Horm Metab Res 10: 409-412

Kreuzer G, Boquoi E (1981) Zytologie der weiblichen Brustdrüse. Grundriß und Atlas. Thieme, Stuttgart New York

Landolt AM (1975) Ultrastructure of human sella tumors. Correlation of clinical findings and morphology. Acta Neurochir [Suppl] (Wien) 22: 1-167

Landolt AM, Rothenbühler V (1977) Pituitary adenoma calcification. Arch Pathol Lab Med 101: 22-27

Landolt AM, Wüthrich R, Fellman H (1979) Regression of pituitary prolactinoma after treatment with bromocriptine. Lancet I: 1082-1083

Larraza O, Fanghanel SG, Morales-Sanchez S, Velasco F, Rosales LM, Ruiz-J A, Valverde-R C (1980) Morphofunctional studies in bromocriptine-treated prolactinomas. Rev Invest Clin 32: 165-171

Leicht R, Schröder O, Stracke H, Grote E, Schatz H (1983) Immunhistochemischer Hormonnachweis im Tumorgewebe bei 37 Patienten mit Hypophysenadenomen. Therapiewoche 33: 6094-6100

Lewis PD, Noorden S van (1974) „Non-functioning" pituitary tumors. Arch Path 97: 178-182

Lüdecke DK, Herrmann HD, Hörmann C, Desaga U, Saeger W (1983) Comparison of dopamine agonists and microsurgery in GH- and PRL-secretin adenomas. In: Calne BB et al. (eds) Lisuride and other dopamine agonists. Raven, New York, p 271-289

Lundberg PO, Ostermann PO, Wide L (1981) Serum prolactin in patients with hypothalamus and pituitary disorders. J Neurosurg 55: 194-199

Lundin PM, Schelin U (1962) Light and electron microscopical studies on the pituitary in stilbol-treated rats. Acta Pathol Scand 54: 66-74

Mac Comb DJ, Kovacs K (1978) Ultrastructural morphometry of sparsely granulated prolactin cell adenomas of the human pituitary. Acta Endocrinol (Copenh) 89: 521-529

Mori H, Mori S, Saitoh Y, Arita N, Aono T, Uozumi T, Mogami H, Matsumoto K (1985) Effects of bromocriptine on prolactin-secreting pituitary adenomas: mechanism of reduction in tumor size evaluated by light and electron microscopic, immunohistochemical, and morphometric analysis. Cancer 56: 230-238

Nissim M, Ambrosi B, Bernasconi V et al (1982) Bromocriptine treatment of macroprolactinomas: studies on the time course of tumor shrinkage and morpholgy. J Endocrinol Invest 5: 409-416

Odell WD (1984) The empty sella syndrome. In: Odell WD, Nelson DH (eds) Pituitary tumors. Futura, Mount Kisco, p 253-262

Pelletier G, Robert F, Hardy J (1978) Identification of human anterior pituitary cells by immunoelectronmicroscopy. J Clin Endocrinol Metab 46: 534-542

Rengachary SS, Tomita T, Jefferies BF, Watanabe J (1982) Structural changes in human pituitary tumor after bromocriptine treatment therapy. Neurosurgery 10: 242-251

Riedel M, Noldus J, Saeger W, Lüdecke DK (1985a) Die Galaktorrhoe als Merkmal hypophysärer Erkrankungen. Verh Dtsch Ges Pathol 69: 397-400

Riedel M, Saeger W, Lüdecke DK (1985b) Grading of pituitary adenomas in acromegaly. Comparison of light microscopical, immunocytochemical and clinical data. Virchows Arch [Pathol Anat] 407: 83-95

Robert F, Hardy J (1975) Prolactin-secreting adenomas. A light and electron microscopical study. Arch Pathol 99: 625-633

Saeger W (1977) Die Hypophysentumoren. Cytologische und ultrastrukturelle Klassifikation, Pathogenese, endokrine Funktionen und Tierexperiment. In: Büngeler W, Eder M, Lennert K, Peters G, Sandritter W, Seifert G (Hrsg) Veröffentlichung aus der Pathologie, Bd 107. Fischer, Stuttgart, p 1-240

Saeger W (1981) Hypophyse. In: Doerr W, Seifert G, Uehlinger E (Hrsg) Spezielle pathologische Anatomie. Ein Lehr- und Nachschlagewerk, Bd 14: Endokrine Organe, Teil 1. Springer, Berlin Heidelberg New York Tokyo

Saeger W, Lüdecke DK (1983a) Immunhistological findings in a collection of 319 pituitary adenomas. 27. Symposium der Deutschen Gesellschaft für Endokrinologie. Acta Endocrinol [Suppl] (Copenh) 102/253: 104–106

Saeger W, Lüdecke DK (1983b) Pituitary hyperplasia. Definition, light and electron microscopical structures, significance in surgical specimens. Virchows Arch [Pathol Anat] 399: 277–287

Saeger W, Breuer H, Lüdecke DK (1976) Zur Definition und Differentialdiagnose chromophober Hypophysenadenome. Licht- und elektronenmikroskopische Untersuchungen. Beitr Pathol 157: 367–390

Saeger W, Gerigk C, Missmahl H-P, Lüdecke DK (1983) Amyloidablagerungen in Hypophysenadenomen. Polarisationsoptische, immunhistologische und elektronenmikroskopische Untersuchungen. Pathologe 4: 183–189

Saeger W, Schulze C, Lüdecke DK (1986) Immunhistologie der Hypophysenadenome – Bedeutung für Klassifikation und Klinik. Verh Dtsch Ges Pathol 70: 347–351

Saeger W, Thiel M, Caselitz J, Lüdecke DK (1985) In-vitro effects of bromocriptine on isolated pituitary adenoma cells. Ultrastructural and morphometrical studies. Pathol Res Pract 180: 697–704

Schelin U, Lundin PM (1971) An electron microscopy study of normal and neoplastic acidophil cells of the rat pituitary. Acta endocrinol (Copenh) 67: 29–39

Schottke H, Saeger W, Lüdecke DK, Caselitz J (1986) Ultrastructural morphometry of prolactin-secreting adenomas treated with dopamine agonists. Pathology Res Pract 181: 280–290

Smith RE, Farquhar MG (1966) Lysosome function in the regulation of the secretory process in cells of the anterior pituitary gland. J Cell Biol 31: 319–347

Trouillas J, Cure M, Lheritier M, Girod C, Pallo D, Tourniaire J (1976) Les adenomas hypophysaires avec amenorrhee-galactorrhee ou galactorrhee isolee. De la cellule à prolactine normale à la cellule à prolactine adenomateuse; étude microscopique photonique et ultrastructural avec correlations anatomocliniques dans 11 observations personelles. Lyon med 236: 359–375

Trouillas J, Cure M, Lheritier M, Guichard Y, Girod C (1974) Essai de classification cytofunctionelle de 19 adénomes hypophysaires d'après des données histologique, immunocytochimique, biométriques et ultrastructurales. Oto Neuro Ophth 47: 223–236

Trouillas J, Girod C, Claustrat B, Curé M, Dubois MP (1982) An animal model of human prolactin adenoma. Am J Pathol 109: 57–70

Welsch CW, Jenkins T, Amenomori Y, Meites J (1971) Tumorous development of in situ and grafted anterior pituitaries in female rats treated with diethylstilbestrol. Experientia 27: 1350–1351

Williams ED, Siebenmann RE, Sobin LH (1980) Histological typing of endocrine tumours. International histological classification of tumours, No 23. WHO, Genf

Zimmerman EA, Defendini R, Frantz AG (1974) Prolactin and growth hormone in patients with pituitary adenomas; a correlative study of hormone in tumor and plasma by immunoperoxidase technic and radioimmunoassay. J Clin Endocrinol 38: 579–585

Teil 2. Klinik

3 Diagnose der Hyperprolaktinämie
Basiswerte und Funktionstests unter physiologischen und pathologischen Bedingungen

J. S. E. Dericks-Tan

3.1 Einführung

Die Diagnose einer Hyperprolaktinämie wird gestellt mit Hilfe einer Prolaktinbestimmung im Serum und der richtigen Interpretation des Meßergebnisses, das gegenüber dem Normbereich einen erhöhten Wert zeigt.

Die Sekretion des Serumprolaktins ist besonders labil, so daß die Beurteilung der gemessenen Werte recht problematisch ist. Da bei einer Hyperprolaktinämie ein Prolaktinom vorliegen kann, wird das Serumprolaktin auch als Tumormarker eingestuft. Während der Schwangerschaft und der Laktationsperiode ist der Serumprolaktinspiegel höher als bei nichtschwangeren Frauen. Auch aufgrund der Einnahme verschiedener Pharmaka (Neuroleptika, Magen-Darm-Mittel) kann der Serumprolaktinspiegel erhöht sein. Ferner können Streß, Schlaf und die Aufnahme von Nahrungsmitteln eine Erhöhung der Prolaktinspiegel bewirken. Dies erschwert die Angabe des Normbereichs und somit die Beurteilung eines pathologischen Wertes. Die Abhängigkeit der Prolaktinsekretion vom Geschlecht, dem Alter, der Zyklusphase und der zirkadianen Rhythmik sollten ebenfalls berücksichtigt werden.

Ein Hypophysenadenom oder ein ektopes Prolaktinom können nicht allein durch Prolaktinbestimmung diagnostiziert werden, sondern erfordern die Bestätigung durch eine radiologische Untersuchung (s. S. 174 f.). Wenn die radiologische Untersuchung trotz konstant erhöhter Prolaktinsekretion negativ ausfällt, sollte die Suche nach einem Mikroadenom mit empfindlichen radiologischen Geräten sowie durch Provokations- und Inhibitionstests fortgesetzt werden. Schließlich kann eine idiopathische Hyperprolaktinämie oder Pseudohyperprolaktinämie vorliegen, die evtl. von der Bestimmungsmethode abhängig sein könnte.

Aus Platzgründen mußte das Literaturverzeichnis stark gekürzt werden. Die komplette Literatur ist bei der Verfasserin erhältlich.

3.2 Bestimmung von Prolaktin

Eine Zusammenfassung der verschiedenen Methoden zur Bestimmung von Prolaktin und die entsprechenden Sensitivitäten sind in Abb. 3.1 aufgeführt.

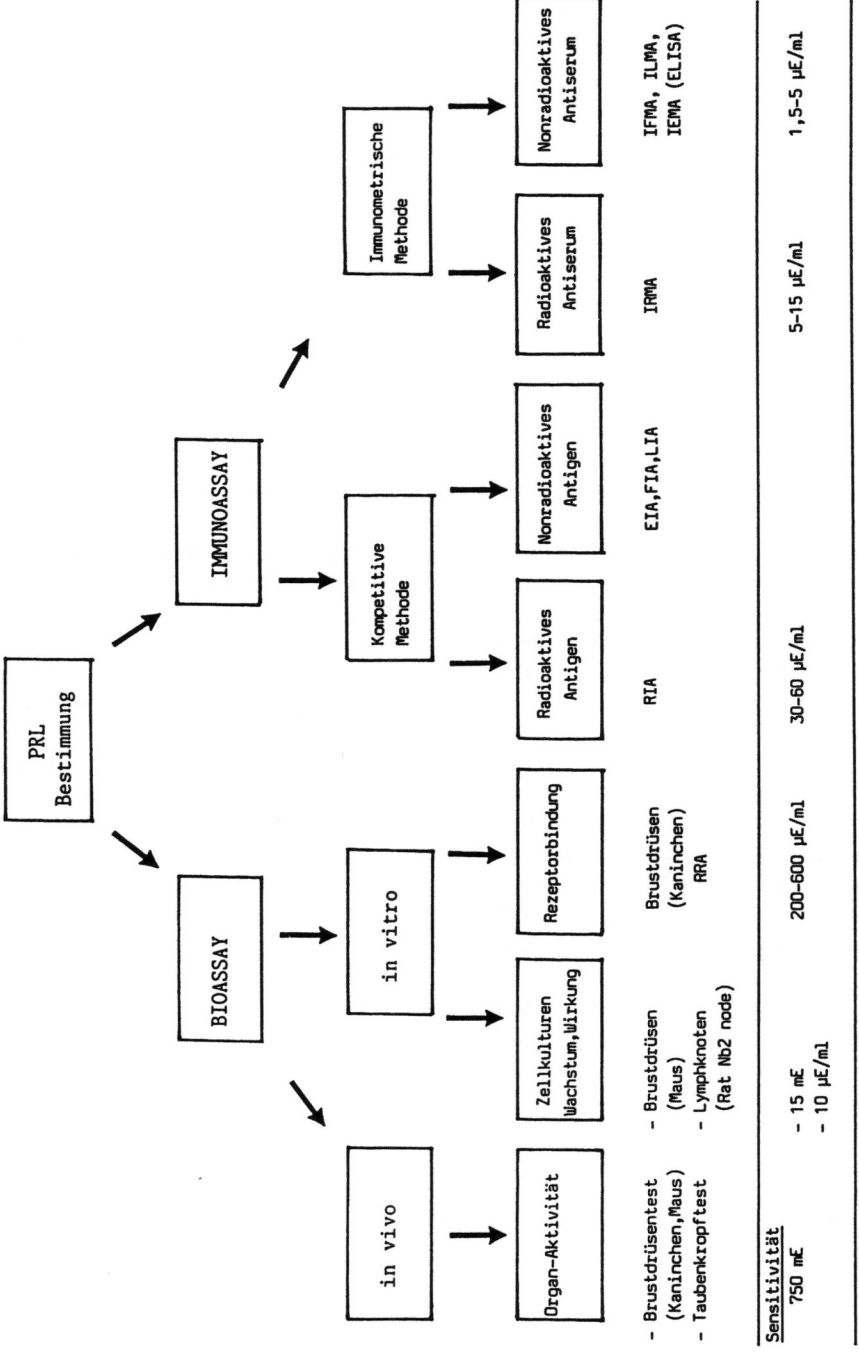

Abb. 3.1. Möglichkeiten der Prolaktinbestimmung

3.2.1 Biologische Bestimmung (vgl. 1.2)

In-vivo-Bioassay

Die erste Nachweismethode von Prolaktin beruhte auf dem Nachweis der biologischen Aktivität des Prolaktins, welches bei verschiedenen Tieren stimulierend auf folgende Organe wirkt:

- die Mukosa des Kropfes bei Tauben (Taubenkropftest),
- die Brustdrüsen bei Ratten, Mäusen und Kaninchen,
- das Corpus luteum bei Ratten und Mäusen.

Die zu bestimmende Probe wird bei diesen In-vivo-Testsystemen systemisch verabreicht. Die Beurteilung der Wirkung des Brustdrüsentests am Kaninchen (Chadwick 1963) ist recht subjektiv, die Spezifität und Sensitivität ist gering (Abb. 3.1). Allerdings konnten Canfield u. Bates (1965) die PRL-Aktivität in Plasmaextrakten mit Hilfe dieser Methode nachweisen. Eine Verbesserung hinsichtlich der Auswertung wurde von Nicoll (1967) berichtet. Durch Messen des Trockengewichtes der Mukosaepithelien einer definierten Größe des Kropfes bekam man eine objektive und quantitative Auswertung. Die Sensitivität dieses Tests ist jedoch gering, sie liegt bei etwa 750 mE ($\triangleq$ 750000 μE).

In-vitro-Bioassay

Bei verschiedenen Tieren ist die Wirkung des Prolaktins großen Schwankungen unterworfen (Saison, Spezies, Umwelteinflüsse etc.) und nicht spezifisch für Prolaktin. Mit Hilfe von In-vitro-Methoden können der Einfluß von Saisonschwankungen und Umwelteinflüsse reduziert werden.

Brustdrüsenkulturtest. Das Prolaktin beeinflußt die Oberfläche von Brustdrüsenepithelzellen bei Mäusen und induziert dadurch die Synthese von Kasein, Laktosesynthetase und anderen Sekretionsprodukten der Milch (Kleinberg u. Frantz 1971). Die Sensitivität dieser Methode ist größer als die des Taubenkropftests. Konzentrationen ab 15 mE ($\triangleq$ 15000 μE) können mit dieser Methode nachgewiesen werden.

Die Empfindlichkeit und Präzision kann durch die Bestimmung von Milchproteinen (Kasein bzw. Acetyllaktosaminsynthetase) wesentlich gesteigert werden (Turkington 1971). Proben mit einer Konzentration ab 0,1 mE/ml ($\triangleq$ 100 μE/ml) können somit bestimmt werden (Abb. 3.1).

Lymphknotenkulturtest („Nb 2 rat lymphoma cell bioassay"). Das Wachstum von Lymphknotenzellen östrogenbehandelter männlicher Ratten vom Noble-Stamm wird durch Prolaktin stimuliert, und zwar abhängig von dessen Konzentration (Tanaka et al. 1980). Die Sensitivität ist vergleichbar mit der einer immunologischen Nachweismethode und liegt unter 1 μE. Dieses Testsystem hat gegenüber der immunologischen Bestimmung den Vorteil, daß Prolaktin verschiedener Spezies und die biologische Aktivität erfaßt werden können.

Höhere PRL-Werte in der Zyklusmitte und der Lutealphase im Vergleich zu den Werten in der Follikelphase sind nicht bei allen ovulatorischen Zyklen zu erkennen. Eine mögliche Erklärung hierfür könnte in der unterschiedlichen biologischen und immunologischen Aktivität des Prolaktins liegen. Bei der asymptomatischen Hyperprolaktinämie während des menstruellen Zyklus war die biologische PRL-Aktivität in der Zyklusmitte am niedrigsten (Blank u. Dufau 1985). Andererseits korreliert die immunologische mit der biologischen Aktivität (nach dieser Methode) im Serum von gesunden und hyperprolaktinämischen Patienten sowohl vor als auch nach Stimulation (TRH, Metoclopramid, Domperidon).

Die Zusammensetzung des Prolaktins im Serum gesunder Personen und von Patienten mit Prolaktinomen ist nicht einheitlich. Es besteht bei Gesunden hauptsächlich aus „little" Prolaktin (80%) mit einem Molgewicht von 24000 sowie aus „big" (18%) mit einem Molgewicht von 54000 und „big-big" Prolaktin (2%) mit einem Molgewicht von mehr als 100000 (Whitaker et al. 1984; vgl. 1.1.2, S.4f.). „Big" und „big-big" Prolaktin haben eine geringere biologische Aktivität. Bei bestimmten Patienten, z.B. bei Vorliegen einer idiopathischen Hyperprolaktinämie, ist der Anteil von „big" bzw. „big-big" Prolaktin im Serum wesentlich größer als bei normalen Personen oder bei Patienten mit Prolaktinomen (Jackson et al. 1985). Deshalb können in bestimmten Fällen Diskrepanzen auftreten, die mit der Bestimmungsmethode zusammenhängen.

Radiorezeptorassay (Rezeptorbindungsanalyse). Dazu werden Rezeptoren aus Brustdrüsenmembranen schwangerer Kaninchen verwendet. Prolaktinhaltige Proben hemmen dosisabhängig die Bindung von ^{125}J-markiertem Prolaktin an die Rezeptoren (Shiu et al. 1973). Die Bindungsaffinität von „big" Prolaktin ist im Radiorezeptorassay (RRA) geringer als die von „little" PRL (normales PRL: 24000 Dalton). Der Anteil von „little" Prolaktin hinsichtlich der Gesamtaktivität im Radiorezeptorassay beträgt ca. 85%, der von „big" PRL ca. 9% und der von „big-big" PRL etwa 5% vom Gesamt-PRL.

Die Sensitivität dieser Methode liegt bei 5 ng/ml (ca. 150 µE/ml). Andere Peptide mit laktogener Aktivität wie hPL (humanes plazentares Laktogen) und hGH („human growth hormone": Wachstumshormon ≙ Somatotropin: STH) werden bei diesem Testsystem miterfaßt.

3.2.2 Immunologische Bestimmung

Die immunologische Bestimmung ist sehr spezifisch, sensitiv und reproduzierbar, aber leider auch speziesabhängig. Deshalb sind entsprechende Antiseren und markierte Antigene für die Bestimmung der entsprechenden Spezies notwendig. Hinsichtlich der Bestimmung von Proteohormonen bietet der monoklonale Antikörper nicht nur Vorteile. Das Gesamtmolekül des Prolaktins, das für die biologische Aktivität verantwortlich ist, könnte durch die Hyperspezifität von einem monoklonalen Antikörper evtl. nur teilweise erfaßt werden.

Kompetitiver Immunoassay

Die Prolaktinkonzentration im Serum wird seit 1971 (Hwang et al.) mit Hilfe der radioimmunologischen Methode (Radioimmunoassay: RIA) serienmäßig bestimmt und ist als kommerzieller Testsatz erhältlich. Früher wurden polyklonale Antikörper gegen Prolaktin (Kaninchen) sowie ^{125}J-markiertes Prolaktin verwendet. Inzwischen wird auch Prolaktin angewendet, das nicht radioaktiv markiert ist (Abb. 3.1).

Nach der immunologischen Reaktion muß das an den Antikörper gebundene Antigen von dem freien getrennt werden. Dies ist mit folgenden Methoden möglich:

- Doppelantikörpermethode,
- Polyäthylenglykol,
- Protein A.

Die an den Antikörper gebundene Menge des markierten Prolaktins ist umgekehrt proportional dem Anteil des zu bestimmenden PRL. Die Sensitivität dieser Methode (handelsübliche RIA-Testsätze) liegt zwischen 30–60 µE/ml.

Immunometrische Methode

Bei der neuen Generation von immunologischen Methoden werden mehrere monoklonale Antikörper verwendet, die verschiedene Epitope des Prolaktinmoleküls erfassen (kooperative oligoklonale Immunoassay). Bei der kompetitiven Methode wird eine begrenzte Menge des Antikörpers benutzt. Im Gegensatz hierzu wird bei der immunometrischen Methode ein Überschuß der verschiedenen Antikörper zugegeben, von denen einer markiert ist. Bei Anwendung von 2 Antikörpern wird dieses Prinzip auch als „Sandwich"methode bezeichnet. Dadurch kann die Spezifität und Sensitivität verbessert werden (1,5–15 µE/ml). Der Anteil des an den Antikörper gebundenen Antigens ist direkt proportional zu der Menge des Antigens. Auch nicht radioaktiv markierte Antikörper werden angewandt (Enzym, Fluorophor, Luminophor) (Abb. 3.1). Einer der Antikörper wird immobilisiert (an eine Festphase gebunden, wie z. B. an Polystyrolkugeln/Röhrchen/Mikrotiterplatten), so daß sich die Zentrifugation als Trennschritt erübrigt.

3.2.3 Umrechnungsfaktoren

Die von der WHO empfohlene internationale Einheit (IE) zur Definition der immunologischen Aktivität des Prolaktins bezieht sich auf das Standardpräparat WHO 75/504. Eine andere Einheit, die vom Nationalen Gesundheitsinstitut der USA (NIH) empfohlen wurde, wird in Masseneinheiten ausgedrückt (ng) und gegen die WHO-Präparate 71/222 (alt) und 75/504 (neu) kalibriert. Man einigte sich schließlich darauf, daß per Definition 1 Ampulle WHO 75/504 ≙ 650 mE ≙ 20 µg Prolaktin enthält. Dies bedeutet, daß der Umrechnungsfaktor von der Masse in die Einheiten lautet:

1 ng ≙ 32,5 µE WHO 75/504.

In Konzentrationen ausgedrückt bedeutet das:

1 ng/ml ≙ 32,5 µE/ml oder
1 ng/ml ≙ 32,5 mE/l oder
1 µg/ml ≙ 32,5 mE/ml.

Der Umrechnungsfaktor für kommerzielle Testsätze kann jedoch große Unterschiede aufweisen. *Der definierte Faktor von 32,5 schwankt zwischen 19 und 36 und sollte deshalb aus der jeweiligen Packungsbeilage entnommen werden* (vgl. 1.2.2).

3.3 Rhythmen und physiologische Einflüsse

Die Sekretion von Prolaktin ist großen Schwankungen unterworfen und wird von vielen Faktoren beeinflußt. Bei gesunden Personen können neben der Einnahme verschiedener Pharmaka auch alltägliche Einflüsse wie Schlaf, Streß, Bruststimulation, Kohabitation, Essen und Trinken oder Umgebungstemperatur die Prolaktinsekretion verändern. Dabei sind diese Effekte i. allg. bei Frauen stärker ausgeprägt als bei Männern.

3.3.1 Zirkadianer Rhythmus

Bei Frauen und Männern nimmt die PRL-Sekretion nachts zu und ist abhängig von der Schlafperiode (vgl. Kap. 1). Dagegen spielt die Photoperiode keine Rolle, d. h. die Veränderung der Hell-/Dunkelphasen beeinflußt die PRL-Sekretion nicht (Osterman u. Wide 1975). Vermutlich ist Serotonin am nächtlichen Anstieg der PRL-Sekretion beteiligt. Schon beim Fetus in der neonatalen Periode ist die zirkadiane Rhythmik vorhanden, wobei der höchste PRL-Wert um Mitternacht zwischen 1 und 2 Uhr beobachtet wird (Badawi et al. 1978). Die höchsten PRL-Spiegel während des Schlafes können 2- bis 5mal höher sein als während des Tages. Normalerweise ist der niedrigste Wert am Morgen zwischen 8 und 12 Uhr zu beobachten (Abb. 3.3).

Im Gegensatz hierzu zeigen Patienten mit hypophysärem Adenom keinen nächtlichen Anstieg des Serum-PRL-Spiegels. Ein gewisser nächtlicher Anstieg ist allerdings bei Patienten mit einem Mikroadenom noch feststellbar, fehlt aber völlig bei Vorliegen eines Makroadenoms (Seki et al. 1984). Nach der erfolgreichen transsphenoidalen Entfernung des Prolaktinoms kann der nächtliche PRL-Anstieg wieder beobachtet werden, nicht aber bei Patienten mit einem Rezidiv (Schlechte et al. 1986).

3.3.2 Menstrueller Zyklus

In einem normalen ovulatorischen Zyklus ist die PRL-Sekretion während der periovulatorischen und Lutealphase höher als in der Follikelphase (Abb. 3.2). Allerdings kann dies nicht in allen Zyklen nachgewiesen werden. In der periovulatorischen und Lutealphase wurden höhere PRL-Fluktuationen zwischen 14 und

Diagnose der Hyperprolaktinämie 65

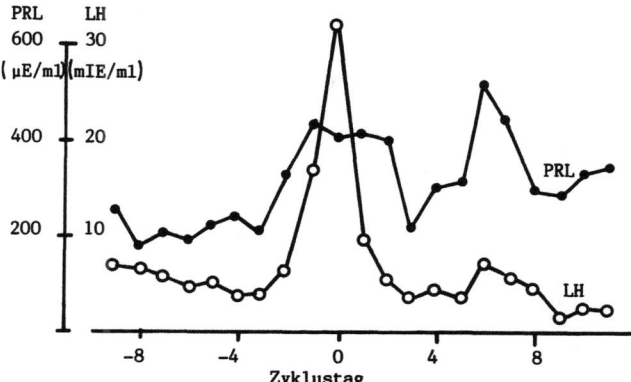

Abb. 3.2. Konzentration von Prolaktin und LH während des ovulatorischen Zyklus; höhere Prolaktinwerte sind in der periovulatorischen und der Lutealphase zu sehen. *Zyklustag 0:* Tag des präovulatorischen LH-Gipfels

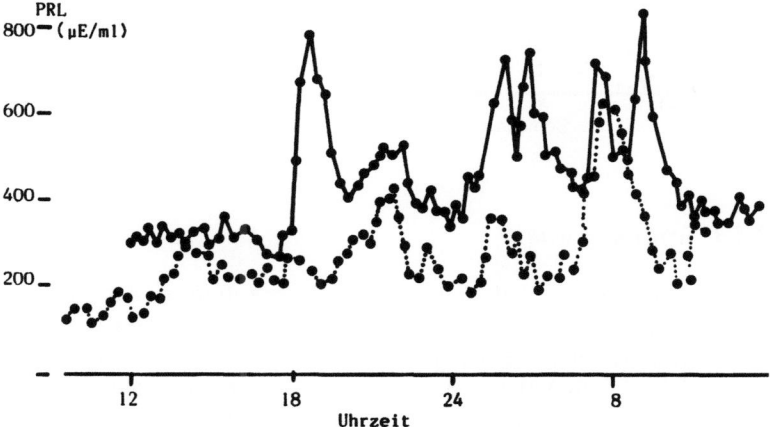

Abb. 3.3. Zirkadianer Rhythmus des Serumprolaktins in der Follikelphase (●·····●) and Lutealphase (●——●); insbesondere in der Lutealphase treten nachts höhere Prolaktinpulse auf

20 Uhr gemessen, so daß der Mittelwert in diesem Zeitraum höher ist als in der Follikelphase (Armeanu et al. 1986). Beim schlafinduzierten PRL-Anstieg zeigten sich in verschiedenen Zyklusphasen keine wesentlichen Unterschiede (Abb. 3.3).

Mittelwert (Bereich: $x \pm 2$ SEM)
Follikelphase: 200 (160–245) µE/ml WHO 75/504
Lutealphase: 360 (310–420) µE/ml WHO 75/504

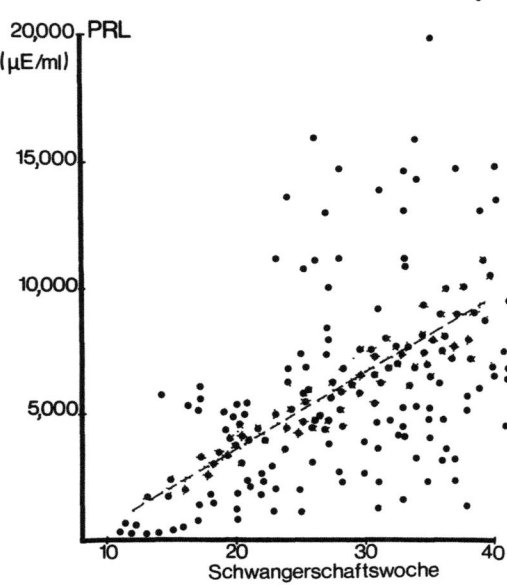

Abb. 3.4. Streubreite des Serumprolaktins während der Schwangerschaft in Abhängigkeit vom Gestationsalter; die unterbrochene Linie und die schattierte Zone stellen die Regressionsgrade bzw. den Bereich der 95%-Vertrauensgrenzen der Mittelwerte dar

3.3.3 Schwangerschaft

In der Schwangerschaft nimmt die Konzentration des Serum-PRL ab der 10. Schwangerschaftswoche (SSW) stetig zu und erreicht ein Maximum am Ende der Schwangerschaft (Hwang et al. 1971). Zu diesem Zeitpunkt werden durchschnittlich 10fach höhere Werte als zu Beginn der Schwangerschaft gemessen (Abb. 3.4). Die Streubreite ist allerdings sehr groß, so daß mit der Bestimmung eines Basalwertes während der Schwangerschaft bei Verdacht auf einem Prolaktinom kaum eine Aussage möglich ist.

3.3.4 Puerperium und Laktationsperiode

Während der Geburtsphase nimmt das Serum-PRL um etwa 50% ab (Rigg u. Yen 1977) und zeigt am ersten Tag post partum eine vorübergehende Zunahme um anschließend stetig abzunehmen (Tyson u. Friesen 1973; Abb. 3.5).
  Beim Stillen wird als Folge des Saugreizes und der Stimulation der Brustwarzen die PRL-Freisetzung verstärkt. Gleichzeitig erfolgt eine Oxytozinfreisetzung; die Arginin-Vasopressin-Sekretion (AVP) wird durch das Stillen jedoch nicht stimuliert (Weitzman et al. 1980; Finley et al. 1986). Nach der 7. Woche post partum ist der Anstieg, der durch das Stillen induziert wird, geringer als vor der 6. Woche (Abb. 3.6) (vgl. Kap. 1, Abb. 1.4 und 1.5). Bei der puerperalen Agalaktie wurden erniedrigte PRL-Werte gefunden (Kauppila et al. 1987), und die Applikation von

Diagnose der Hyperprolaktinämie 67

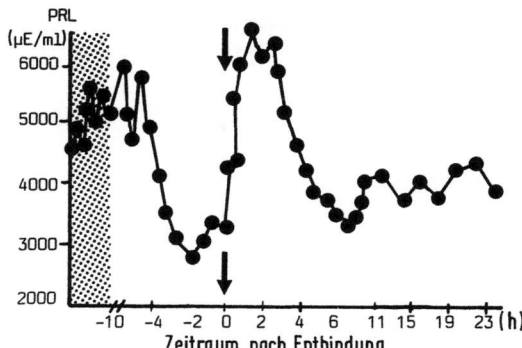

Abb. 3.5. Veränderungen des Serumprolaktins während der Geburtsphase; die schattierte Zone stellt den Verlauf der PRL-Werte während der Schwangerschaft zwischen der 34. und 38. Woche dar. (Nach Rigg u. Yen 1977)

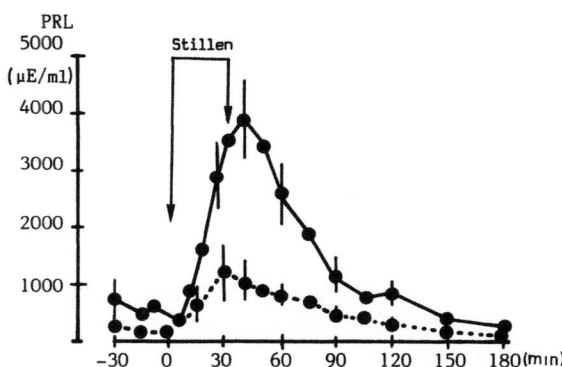

Abb. 3.6. Einfluß des Stillens auf die Prolaktinsekretion im Serum während der Laktationsperiode; die durchgezogene Kurve stellt den Mittelwert ($\pm$ SEM) für die ersten 6 postpartalen Wochen und die unterbrochene Kurve den Mittelwert ($\pm$ SEM) für die 7.–28. Woche dar. (Nach Noel et al. 1974)

Metoclopramid erhöht nicht nur den PRL-Spiegel, sondern auch die Milchsekretion. Bei der Polygalaktie kann durch Inhibition der PRL-Sekretion die Milchproduktion reduziert werden (Peters et al. 1985). Andererseits können Frauen mit Galaktorrhö auch normale PRL-Werte aufweisen. Ebenso kann durch eine chronische orale Behandlung mit TRH bei puerperalen Frauen die Milchproduktion nicht erhöht werden (Tyson et al. 1976). Wahrscheinlich spielen bei der Laktation noch andere zusätzliche Faktoren eine Rolle.

3.3.5 Kinder, Männer und Frauen nach der Menopause

Unmittelbar nach der Geburt zeigen Säuglinge hohe Werte, die innerhalb von einigen Tagen absinken. Der PRL-Spiegel scheint bis zur Pubertät kaum verändert und mit den Werten beim Erwachsenen vergleichbar zu sein (Beck u. Wuttke 1980). Auch in der Pubertät zeigen Mädchen etwas höhere Basalwerte als Jungen (Tyson u. Friesen 1973). Allerdings kann die schlafinduzierte PRL-Freisetzung bei

Mädchen und Jungen zu Beginn der Pubertät beobachtet werden. Der Basalwert des Serum-PRL ist bei fertilen Männern etwas niedriger als bei Frauen (Djursing et al. 1981).

In der Postmenopause ist der PRL-Spiegel signifikant niedriger als während der geschlechtsreifen Phase der Frau (Rutlin et al. 1977). Der Unterschied ist allerdings nicht groß, da sich die Werte weitgehend überlappen.

PRL-Normalwerte

Mittelwerte bzw. Normbereiche des Serumprolaktins:
Kinder: 100-400 µE/ml,
Männer: 160 (100-400) µE/ml,
geschlechtsreife Frauen: 310 (110-650) µE/ml,
Frauen in der Postmenopause: 220 (100-500) µE/ml.

3.3.6 Einfluß von Nahrungsmitteln

Nach einer Mahlzeit kann die Prolaktinsekretion zunehmen. Bei Männern ist dies abhängig vom Proteingehalt der Speise, während Frauen sowohl auf proteinreiche als auch auf gemischte Nahrung stärker reagieren (Carlson et al. 1983). Diese Reaktion kann jedoch nicht durch die Einnahme von Fetten, Kohlenhydraten oder Ballaststoffen hervorgerufen werden. Essen induziert eine Zunahme der PRL-Sekretion nur bei Normalpersonen und nicht bei Patienten mit Prolaktinomen (Ishizuka et al. 1983).

Ferner können Getränke wie beispielsweise Bier eine Erhöhung der Prolaktinsekretion induzieren. Diese Reaktion ist nicht auf die Wirkung des Alkohols oder der Flüssigkeitsmenge zurückzuführen. Auch Salsolinol, eine Substanz, die im Bier vorhanden ist, kann diesen Effekt nicht auslösen (Carlson et al. 1985). Eine Stunde nach der Einnahme von 800 ml Bier kann bei Frauen ein Anstieg der Serumprolaktinspiegel von durchschnittlich 150% beobachtet werden (Abb. 3.7).

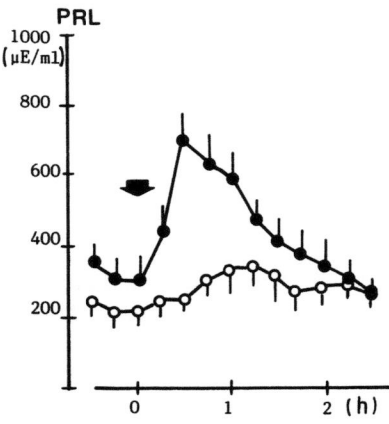

Abb. 3.7. Einfluß der Einnahme von 800 ml Bier auf die Prolaktinkonzentration im Serum (Mittelwert ±SEM) bei Frauen (●) und Männern (○). (Nach Carlson et al. 1985)

Bei Männern ist diese Reaktion geringer (ähnlich wie beim TRH-Test und nach einer Dopamininfusion). Dagegen lagen bei etwa der Hälfte der Frauen die Werte oberhalb des Normbereichs, während nur einer von 5 Männern hyperprolaktinämische Werte erreichte (Carlson et al. 1985). Nach 2 h sind die PRL-Spiegel wieder auf den Ausgangswert abgefallen. Vermutlich fördert in der Laktationsperiode auf diesem Wege die Einnahme von Bier die Laktation.

3.3.7 Einfluß der Umgebungstemperatur und -feuchtigkeit

Ein Temperaturanstieg von 27° C auf 45° C für 1 h verursacht einen Anstieg der Prolaktinspiegel um 53%, während ein Temperaturabfall von 27° C auf 13° C eine Abnahme von durchschnittlich 37% auslöst (Mills u. Robertshaw 1981). Die Prolaktinsekretion wird durch eine Feuchtigkeitsänderung nicht beeinflußt.

3.4 Provokationstests

Eine Reihe von Pharmaka (Dopaminantagonisten, TRH) können die Hemmung der hypophysären PRL-Sekretion durch das endogene Dopamin aufheben, so daß es zu einem Anstieg des PRL-Spiegels kommt (s. S. 21, 91). Andere Substanzen können die Hemmwirkung des Dopamins auf die PRL-Freisetzung verstärken (Dopaminagonisten) und eine Abnahme des PRL-Spiegels hervorrufen (s. S. 79 f.).

Es ist aber nicht korrekt, die Zunahme der PRL-Sekretion, die durch Applikation von Dopaminantagonisten induziert wird, als PRL-Stimulationstest zu bezeichnen. Für dynamische Tests, die eine Erhöhung der Prolaktinsekretion induzieren, ist die Bezeichnung *Provokationstest* besser geeignet. Denn bei den meisten Provokationstests wird die Erhöhung der PRL-Sekretion durch eine Aufhebung der Hemmwirkung des Dopamins durch Dopaminantagonisten bzw. Blockierung der Dopaminrezeptoren ausgelöst. Beim TRH-Test wird die Hypophyse vermutlich direkt zur Freisetzung von Prolaktin stimuliert. Dagegen ist der Begriff Inhibitionstest für den dynamischen Test, der eine Abnahme des Serumprolaktins induziert, als korrekt zu bezeichnen.

Die Applikation verschiedener Substanzen, die als Psychopharmaka und Magen-Darm-Mittel eingesetzt werden, kann mit einer Erhöhung der PRL-Sekretion verbunden sein. Ergotalkaloide und Antihyperkinetika (Parkinson-Mittel) bewirken dagegen eine Hemmung der PRL-Sekretion.

Aufgrund der starken Fluktuation der PRL-Sekretion kann es manchmal schwierig sein, einen Wert als normal oder erhöht zu interpretieren. Bei einer Hyperprolaktinämie muß ein hypophysärer Tumor ausgeschlossen werden. Oft kann ein Mikroadenom mit Hilfe bildgebender Verfahren nicht eindeutig bestätigt werden. Andererseits kann ein erhöhter Basalwert funktionell oder medikamentös induziert sein. Hyperprolaktinämische Patienten mit einem Hypophysenadenom reagieren bei verschiedenen Provokations- und Inhibitionstests anders als bei einer funktionellen Hyperprolaktinämie. Obwohl die dynamischen Tests nicht in der Lage sind, einen Tumor von einer nichttumorösen Hyperprolaktinämie eindeutig zu unterscheiden, werden sie vor und nach der transsphenoidalen Entfernung des Adenoms eingesetzt, um wichtige Informationen für die Differentialdiagnose zu liefern. Diese Aussage beruht auf einer Überlappung der Reaktion zwischen beiden Gruppen und ist vermutlich abhängig von der Lokalisation und Art des Tumors. Außerdem ist das Wachstum des Tumors ein dynamischer Prozeß, so daß es sicherlich problematisch ist, anhand der Reaktion der dynamischen Tests eine eindeutige Aussage zu treffen.

3.4.1 TRH-Stimulationstest

Die Verabreichung von TRH (das Tripeptid: pyroGlu-His-Pro-NH$_2$), stimuliert nicht nur die Freisetzung von TSH, sondern auch von PRL und Wachstumshormon (GH, STH). Das TRH (TRF, Thyroliberin) wird im dynamischen Test intravenös in einer Dosierung zwischen 200 und 500 µg verabreicht. Nach Gabe des TRH ist die PRL-Freisetzung bei Frauen höher als bei Männern. Das Maximum wird zwischen 15 und 25 min nach der Bolusinjektion des TRH erreicht (Abb. 3.8). Der Anstieg beträgt bei normalen Frauen etwa das 4- bis 14fache des Basalwerts, und zwar in Abhängigkeit von der TRH-Dosis.

TRH kann auch oral oder als Nasalspray appliziert werden. Die erforderliche Dosis ist allerdings weitaus höher als bei der i.v.-Applikation. Bei einer postpartalen Laktationsinsuffizienz induziert die orale Gabe von 5 mg (bis 20 mg) TRH eine Zunahme des PRL-Spiegels um ca. 100% (Tyson et al. 1976). Das Maximum der PRL-Ausschüttung tritt dabei später auf als nach der i.v.-Applikation, nämlich nach 60 min. Eine Verbesserung der Milchproduktion ist aber durch Gabe von 3mal täglich 20 mg TRH nicht möglich. Die nasale Verabreichung von TRH wird bei Kindern eingesetzt.

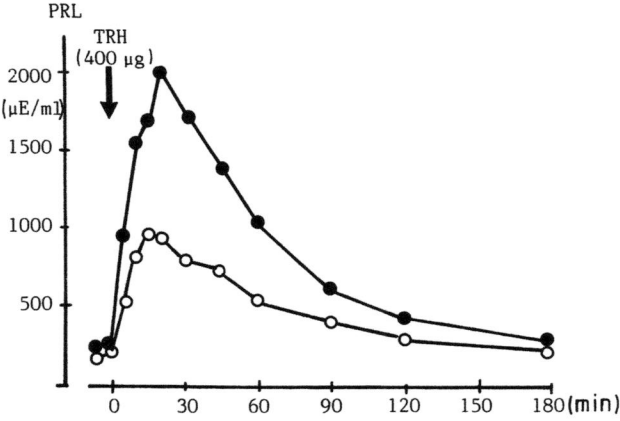

Abb. 3.8. Die Freisetzung von Prolaktin im Serum nach einer i.v.-Bolusinjektion von 400 µg TRH bei Frauen (●) und Männern (○). (Nach Jacobs et al. 1973)

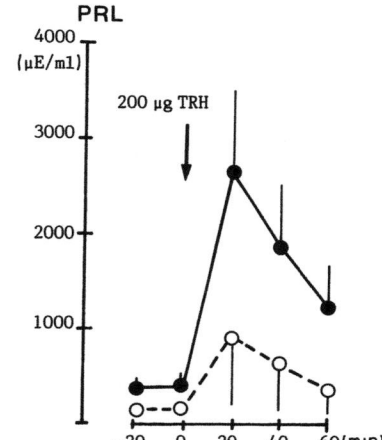

Abb. 3.9. Prolaktinausschüttung nach der Injektion von 200 µg TRH vor (●) und während Einnahme von 2,5 mg Bromocriptin (○) bei normalen Frauen

Einfluß von Medikamenten auf den TRH-Test

Die Einnahme von oralen Kontrazeptiva bei Frauen (Kombinations- und Sequenzpräparate) bewirkt nicht nur eine Erhöhung des basalen PRL-Spiegels, sondern auch eine Erhöhung der PRL-Ausschüttung nach TRH-Gabe.

Eine Behandlung mit Bromocriptin (PRL-Hemmer) vermindert nicht nur den PRL-Basalwert, sondern auch den Anstieg des Serum-PRL nach TRH-Gabe (Abb. 3.9). Bei gleichzeitiger Verabreichung von Bromocriptin und oralen Kontrazeptiva ist nicht nur der Basalwert, sondern auch das Maximum nach TRH-Gabe erniedrigt (Dericks-Tan et al. 1978).

Eine Östrogenbehandlung führt bei Frauen in der Postmenopause und bei Männern zu einer Erhöhung der PRL-Ausschüttung nach TRH-Gabe (Rutlin et al. 1977).

Bei einer durch Phenothiazin induzierten Hyperprolaktinämie ist während der Medikation und noch 3 Wochen nach Absetzen der PRL-Anstieg nach TRH-Gabe wesentlich höher als bei Normalpersonen (Lankford et al. 1981). Diese Ergebnisse könnten zusammen mit dem Metoclopramidtest (s. dort) bei Verdacht auf ein Prolaktinom von Bedeutung sein, da bei Patienten mit einem prolaktinproduzierenden Tumor diese Reaktion gering ist (Abb. 3.11, S. 77).

Clomiphen vermindert die erhöhte PRL-Ausschüttung nach TRH-Gabe bei Männern mit primärer testikulärer Insuffizienz. Bei einer durch 1,2-Dibrom-3-Chlorpropan induzierten Azoospermie ist die PRL-Freisetzung nach TRH-Gabe höher als bei fertilen Männern.

TRH-Test bei Endokrinopathien

Die PRL-Ausschüttung nach TRH-Gabe ist bei Jungen mit hypogonadotropem Hypogonadismus (z. B. Kallmann-Syndrom) niedriger als bei Jungen mit einer Wachstumsverzögerung (Spitz et al. 1983). Es scheint jedoch eine Überlappung der beiden Gruppen zu geben, so daß nur bei einer niedrigen Reaktion eine Aussage möglich ist (Moshang et al. 1985).

Bei der primären testikulären Insuffizienz ist die PRL-Freisetzung nach TRH-Gabe erhöht und wird durch eine Clomiphenbehandlung vermindert.

Bei Anorexia nervosa ist die PRL-Ausschüttung etwas geringer als bei fertilen Frauen, wobei das Maximum verzögert auftritt.

Auch Schilddrüsenhormone (T_3 und T_4) sind an der Regulation der PRL-Sekretion beteiligt. Patienten mit primärer Hypothyreose (hohes TSH, niedriges T_3 und T_4) zeigen eine überhöhte PRL-Ausschüttung nach TRH-Gabe, die jedoch durch Substitution von Schilddrüsenhormonen (täglich 30 µg T_3 + 120 µg T_4 über 3-4 Wochen) stark reduziert wird (Snyder et al. 1973). Allerdings zeigen Patienten mit Hypothyreose im Serum nicht nur qualitative, sondern auch quantitative Unterschiede in der biologischen und immunologischen Aktivität des Prolaktins.

TRH-Test bei hypophysären Tumoren (vgl. S. 116)

Der PRL-Anstieg nach TRH-Gabe ist bei hyperprolaktinämischen Patientinnen mit Amenorrhö und Galaktorrhö sowie mit gesichertem hypophysären Adenom (hoher Basalwert) gering bzw. nicht vorhanden (Abb. 3.11, S. 77).

Nach der transsphenoidalen Entfernung des Adenoms sinken die PRL-Basalwerte. Postoperativ kann bei einigen Patienten ein Anstieg der PRL-Freisetzung nach TRH-Gabe festgestellt werden. Bei Patienten, die 1-5 Jahre nach dem Eingriff noch ohne Rezidiv sind, normalisiert sich der TRH-induzierte PRL-Anstieg, während nicht geheilte Patienten bzw. solche mit einem Rezidiv keine Reaktion auf TRH zeigen (Schlechte et al. 1986).

TRH-Test bei anderen Erkrankungen (vgl. Kap. 4, S. 114f.)

Gynäkomastie und Hypogonadismus sind Symptome bei Männern mit langzeitiger chronischer Niereninsuffizienz. Bei solchen Patienten ist der PRL-Basalwert erhöht und der PRL-Anstieg nach Stimulation mit TRH gering - auch bei höherer TRH-Dosis (Czernichow et al. 1976).

Die molekulare Zusammensetzung des Prolaktins unterscheidet sich bei *chronisch urämischen Patienten* von der gesunder Personen. Sowohl vor als auch nach der Stimulation mit TRH ist der Anteil von „little" PRL wesentlich höher als bei Normalpersonen (85-95% vs. 70%) während der des „big" PRL (5-10% vs. 20%) und der des „big-big" PRL (2-5% vs. 10%) wesentlich niedriger ist (Rodriguez-Puyol et al. 1986). Die biologische Aktivität von „big" PRL ist geringer als die von „little" PRL, so daß sich aufgrund der Verschiebung dieser Anteile nach der TRH-Stimulation die biologische Aktivität von der immunologischen unterscheidet. Eine verminderte glomeruläre Filtrationsrate scheint für die Erhöhung der PRL-Spiegel verantwortlich zu sein, da nach einer Nierentransplantation eine Normalisierung der PRL-Sekretion eintritt (Lim et al. 1979).

Chronische Alkoholiker mit gesicherter Lebererkrankung sind ebenfalls hyperprolaktinämisch. Auch die Reaktion auf TRH ist höher als bei Normalpersonen.

Bei Alkoholikern in der Entzugsphase ist der PRL-Anstieg nach TRH niedriger als bei Normalpersonen (Röjdmark et al. 1984).

TRH-Test und Schilddrüsenhormone (vgl. S. 22, 95)

Anhaltspunkte für eine dopaminerge Inhibition der TSH-Freisetzung liefern die Ergebnisse der Behandlung von hyperprolaktinämischen Frauen mit Dopaminantagonisten, die eine Erhöhung von TSH zur Folge hat. Ferner wurde eine Hypothyreose bei hyperprolaktinämischen Frauen als weiterer Hinweis auf eine dopaminerge Beeinflussung des TSH gefunden (Holdaway et al. 1984).

Schließlich kann durch eine Substitution von Schilddrüsenhormonen bei Patienten mit primärer Hypothyreose die überhöhte PRL-Freisetzung nach TRH-Gabe stark vermindert werden (Snyder et al. 1973). Andererseits nimmt die TSH-Freisetzung nach TRH-Gabe bei hyperprolaktinämischen Frauen stärker zu als bei normalen Frauen (Seki u. Kato 1985). Die Beteiligung der Schilddrüsenhormone an der Regulation der PRL-Sekretion ist mit dem TRH-Test im Anschluß an einen Metoclopramidtest bei hyperthyreotischen Patienten deutlich zu erkennen, da diese eine verminderte Reaktion im Vergleich zu euthyreotischen Probanden zeigen.

3.4.2 Metoclopramidtest

Die Einnahme des Dopaminantagonisten (Dopaminrezeptorblocker) Metoclopramid, das u.a. zur Behandlung gastrointestinaler Beschwerden eingesetzt wird, bewirkt eine Erhöhung der PRL-Freisetzung über den Hypothalamus. Dagegen erfolgt die PRL-Sekretion nach TRH-Gabe direkt über die Hypophyse. Deshalb werden beide Tests durchgeführt, um Veränderungen im PRL-Regulationsmechanismus zu erkennen (vgl. Kap. 8, S. 198).

Das Metoclopramid (Paspertin) wird in einer Dosierung von 10 mg i.v. verabreicht, kann aber auch oral eingenommen werden. Das Maximum der PRL-Freisetzung nach der i.v.-Applikation tritt nach ca. 30 min auf, während es nach der oralen Einnahme später, nämlich nach 60-120 min, beobachtet wird. Der PRL-Anstieg ist nach der i.v.-Verabreichung von 10 mg Metoclopramid wesentlich höher als nach der Injektion von 200 μg TRH (Abb. 3.10). Der Anstieg von Serumprolaktin ist abhängig von der Dosierung des Metoclopramids.

Die Reaktion auf Metoclopramid bei Frauen während des Zyklus, der Schwangerschaft und der Laktation

Die PRL-Ausschüttung nach Metoclopramid ist in der Lutealphase höher als in der Follikelphase. Bei Frauen nach der Menopause ist nicht nur der PRL-Basalwert, sondern auch die Reaktion auf Metoclopramid geringer als bei fertilen Frauen (Martin et al. 1983). Während der Schwangerschaft nehmen die Basalwerte und die Provokationswerte nach Metoclopramidgabe zu.

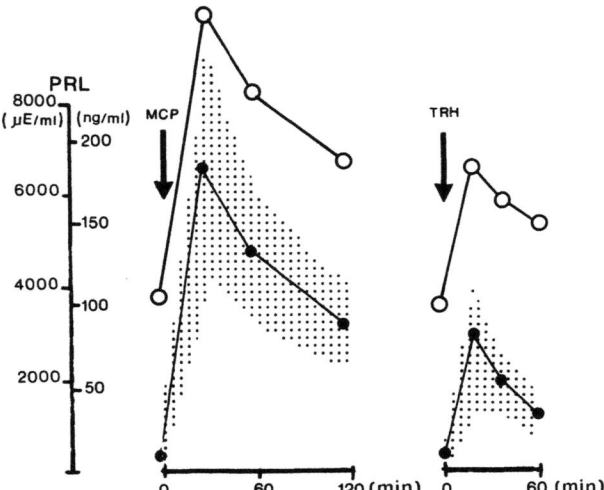

Abb. 3.10. Vergleich der PRL-Freisetzung nach i. v.-Gabe von 10 mg Metoclopramid und 200 µg TRH bei normalen (●——●) und postpartalen Frauen (○——○); die *schattierte Zone* stellt den Normbereich dar

Es ist also offensichtlich, daß Östrogene die PRL-Sekretion fördern, da die Reaktion und die Basalwerte auch bei Männern niedriger sind als bei Frauen. Außerdem verursacht eine Östrogenbehandlung einen Anstieg des PRL-Basalwerts und der Stimulierbarkeit mit TRH bzw. Metoclopramid (vgl. Kap. 1, S. 20). In der Laktationsperiode führt jedoch die Applikation von Metoclopramid zu einer erhöhten Freisetzung von Prolaktin. Ferner bewirkt auch das Stillen eine PRL-Freisetzung. Auch Puerperale – nicht aber Männer – können durch Stimulation der Brustwarzen mit einer vermehrten Prolaktinfreisetzung reagieren (Kolodny et al. 1972). Darüber hinaus kann die Kohabitation bei Frauen zu einer Zunahme der PRL-Sekretion führen (vgl. 6.4). Diese Befunde deuten darauf hin, daß außer den Östrogenen und TRH auch noch andere Faktoren einen prolaktinfreisetzenden Effekt haben bzw. die Sekretion von Prolaktin modulieren. Dazu zählen die Neurotransmitter Serotonin, γ-Hydroxybuttersäure (GABA) und die Neuropeptide β-Endorphin, sowie das vasoaktive intestinale Peptid (VIP). Wahrscheinlich bestehen geschlechtsabhängige Unterschiede hinsichtlich der Neurotransmitter und Neuropeptide.

Reaktion auf Metoclopramid bei hypophysären Tumoren

Die PRL-Freisetzung nach Metoclopramid ist wie beim TRH-Test bei Patienten mit Prolaktinomen vermindert. Nach der transsphenoidalen Entfernung des Tumors kann wieder eine Zunahme der PRL-Freisetzung im Metoclopramidtest beobachtet werden (Barbarino et al. 1978).

Bei hyperprolaktinämischer Amenorrhö kann durch die Behandlung mit Metoclopramid eine Beteiligung des Dopamins an der Regulation der TSH-, FSH- und

LH-Sekretion sichtbar gemacht werden, da bei hohen PRL-Basalwerten die metoclopramidinduzierte PRL-Freisetzung vermindert ist, während es zu einem überhöhten TSH-Anstieg und einer gleichzeitigen Zunahme von LH und FSH kommt (Seki et al. 1982). Der TSH-Anstieg nach Metoclopramid ist vermutlich abhängig von der Größe des Tumors, da in dieser Hinsicht unterschiedliche Befunde veröffentlicht wurden. Diese Reaktion ist für hyperprolaktinämische Patienten ohne nachweisbare Tumoren beschrieben worden, während bei Makroprolaktinomen TSH nicht auf eine Metoclopramidgabe reagiert (de Marinis et al. 1984). Nach Entfernung des Tumors normalisiert sich die Reaktionsfähigkeit der Hypophyse auf Metoclopramid (Anstieg von PRL und keine Reaktion des TSH).

Infertilität bei Frauen und Metoclopramidtest

Bei Frauen besteht zwischen einem erhöhten Prolaktinspiegel und einer Infertilität ein Zusammenhang. Die Hemmung der PRL-Sekretion kann bei hyperprolaktinämischen Frauen zu einer Ovulation und Konzeption führen. Andererseits kann es bei induzierter Hyperprolaktinämie aufgrund chronischer Gabe von Dopaminantagonisten (Metoclopramid, Sulpirid) zur Anovulation bzw. zur Störung der Follikelreifung bzw. Verkürzung der Lutealphase kommen.

Weil die PRL-Sekretion sehr labil und Fluktuationen unterworfen ist, ist die Interpretation des PRL-Werts (erhöht oder normal) oft schwierig. Deshalb versucht man mit Hilfe von *Provokationstests* eine Aussage über eine mögliche latente Hyperprolaktinämie zu machen. Bei normalem Basalwert zeigen infertile Frauen mit Galaktorrhö zu 60% eine überschießende PRL-Sekretion nach Metoclopramidgabe (Bohnet et al. 1984). Auch Frauen mit Lutealphaseninsuffizienz können mit einer verstärkten PRL-Ausschüttung auf Metoclopramid reagieren. Ein 8facher Anstieg des Serum-PRL wurde bei Patientinnen mit polyzystischen Ovarien (PCO, Stein-Leventhal-Syndrom) gefunden, den man im Vergleich zu normalen Frauen (4facher Anstieg) als erhöht interpretierte (Barnes et al. 1986).

Im Gegensatz dazu stehen die Befunde von Alger et al. (1980) und Andersen et al. (1984), die eine verminderte PRL-Freisetzung sowohl bei Patientinnen mit polyzystischen Ovarien als auch mit Lutealphaseninsuffizienz fanden. Auch amenorrhoische Frauen mit Normo- oder Hyperprolaktinämie zeigen eine verminderte PRL-Freisetzung im Metoclopramidtest (Seki et al.1982).

Es ist ziemlich schwierig, beim Metoclopramidtest eine erhöhte PRL-Ausschüttung zu erkennen, da der Normbereich für Frauen mit ovulatorischen Zyklen (Follikel- und Lutealphase) sehr breit ist und bis auf das 12fache ansteigen kann. Im Hinblick auf die Diagnose eines Prolaktinoms (hohes Basal-PRL), die als Ursache einer Infertilität in Frage kommen, dürfte somit eine verminderte Reaktionsfähigkeit der Hypophyse hinsichtlich der Freisetzung von Prolaktin nach Gabe eines Dopaminantagonisten von besonderer Bedeutung sein.

Infertilität bei Männern und Metoclopramid

Ein Kausalzusammenhang zwischen erhöhtem Prolaktin und Infertilität ist bei Männern nicht eindeutig gegeben, obwohl die Hemmung der Prolaktinsekretion bei einem hyperprolaktinämischen Mann zu einer Vaterschaft geführt hat. Bei Männern mit Oligospermie wurde selten eine Hyperprolaktinämie festgestellt, sondern es werden sogar erniedrigte Werte gefunden (Pierrepont et al. 1978). Bei einer induzierten Hyperprolaktinämie können sich die Spermienparameter verschlechtern. Auch zwischen der Impotenz und einer Hyperprolaktinämie läßt sich keine Beziehung herstellen, da nur 1,7% dieser Männer eine Hyperprolaktinämie aufweisen (Maatman u. Montague 1986). Andererseits wurde über Impotenz bei hyperprolaktinämischen Männern berichtet (vgl. 9.2).

Auch der PRL-Provokationstest bringt bei infertilen Männern mit primärer testikulärer Insuffizienz recht widersprüchliche Ergebnisse. Eine erhöhte PRL-Ausschüttung nach Metoclopramid oder TRH wurde bei Männern mit primärer testikulärer Insuffizienz bzw. idiopathischer Oligospermie und Azoospermie gefunden (Baranowska et al. 1983), während bei Männern mit Azoospermie eine erniedrigte PRL-Freisetzung nach TRH-Gabe beobachtet wurde (Goldhaber et al. 1977). Ein gesicherter Normbereich, der aus einem großen Kollektiv von Probanden mit klar definierten Kriterien erstellt wird, dürfte für die richtige Beurteilung von Provokationstesten unerläßlich sein.

Unterschiedliche Reaktion auf TRH und Metoclopramid

Bei der phenothiazininduzierten Hyperprolaktinämie ähneln die Symptome oft denen bei Patientinnen mit einem Prolaktinom (Anovulation, Galaktorrhö, Hyperprolaktinämie). In beiden Fällen ist die Reaktion auf Metoclopramid vermindert. Dagegen scheint eine unterschiedliche Reaktion bei den beiden Gruppen beim TRH-Test aufzutreten. Patienten mit einem Prolaktinom zeigen einen verminderten bzw. einen sehr geringen Anstieg der PRL-Sekretion nach TRH-Gabe, während bei der phenothiazininduzierten Hyperprolaktinämie die Reaktion höher ist (Abb.3.11). Auch nach Absetzen von Phenothiazin ist die erhöhte Reaktion noch feststellbar (Lankford et al. 1981). Wenn der TRH-Test bei der phenothiazininduzierten Hyperprolaktinämie erniedrigt ist, sollte man an die Existenz eines Prolaktinoms denken.

3.4.3 Sulpiridstimulationstest

Das Sulpirid (Dogmatil) ist ebenfalls ein Dopaminantagonist und bewirkt nach i.v.- oder i.m.-Gabe von 25–100 mg einen PRL-Anstieg im Serum mit einem Maximum zwischen 15 und 20 min nach der Injektion. Das PRL-Freisetzungsvermögen von 25 mg Sulpirid ist größer als das von 200 µg TRH. Als Dopaminrezeptorantagonist greift das Sulpirid auf verschiedenen Ebenen des Zentralnervensystems an, wie z.B. in der Hypophyse, im Corpus striatum, im zerebralen Kortex und im limbischen System.

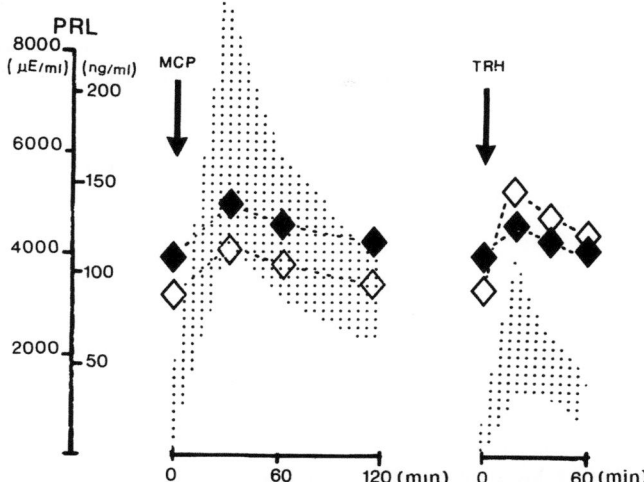

Abb. 3.11. Der Metoclopramidtest (10 mg i. v.) und TRH-Test (200 µg i. v.) bei phenothiazininduzierter Hyperprolaktinämie (◇) und bei Patienten mit einem Prolaktinom vor der operativen Entfernung (◆)

Die chronische Verabreichung von Sulpirid an geschlechtsreife Frauen kann eine Verkürzung der Lutealphase verursachen. Die Gabe von Sulpirid induziert bei normoprolaktinämischen Frauen mit Galaktorrhö eine höhere PRL-Ausschüttung als bei normalen Frauen ohne Galaktorrhö (d'Agata et al. 1982).

Wenn der Test innerhalb von weniger als 5 Tagen wiederholt wird, so ist eine höhere PRL-Ausschüttung als im ersten Test zu sehen, während eine spätere Wiederholung nach 15 Tagen zu vergleichbaren Reaktionen führt (Pontirolli et al. 1979).

3.4.4 Phenothiazinprovokationstest

Die intramuskuläre Verabreichung von 50 mg Chlorpromazin (= Megaphen) einem Phenothiazinderivat, erzeugt innerhalb von 2-3 h ein Maximum der PRL-Freisetzung. Auch andere Neuroleptika (Haloperidol) und Phenothiazinderivate (Perphenazin, Fluphenazin, Trifluoperazin, Thiothixen, Prochlorperazin) können bei i. m.-Injektion dosisabhängig eine PRL-Ausschüttung bewirken (Langer et al. 1977). Bei Patienten mit Hypopituitarismus (Sheehan-Syndrom) ist die PRL-Reaktion sehr stark vermindert (Hypoprolaktinämie) und könnte als isoliertes PRL-Mangelsyndrom bezeichnet werden. Der Anstieg von Serumprolaktin ist auch nach Gabe von Metoclopramid oder TRH bei Frauen mit Alaktogenese (keine Milchproduktion) in der Laktationsperiode gering. Der Phenothiazinprovokationstest könnte also ebenfalls für die Erkennung einer Hypoprolaktinämie von Bedeutung sein.

Im normalen Zyklus nimmt die PRL-Ausschüttung nach Phenothiazingabe mit zunehmendem Östradiolserumspiegel in der Follikelphase zu und ist am höchsten in der Zyklusmitte.

Bei phenothiazininduzierter Hyperprolaktinämie findet man mit dem Metoclopramidtest eine eingeschränkte PRL-Ausschüttung, während TRH eine im Vergleich zu Normalpersonen, erhöhte PRL-Reaktion auslöst (Lankford et al. 1981). Auch nach Absetzen der Phenothiazinbehandlung bleibt dieses Reaktionsmuster bei niedrigem Basalwert erhalten.

Nach einer transsphenoidalen Entfernung des Prolaktinoms ist die phenothiazininduzierte PRL-Freisetzung vermindert (Schlechte et al. 1986).

3.4.5 Domperidonprovokationstest

Domperidon (Motilium) ist ein peripher wirksamer Dopaminrezeptorantagonist und wird auch bei gastrointestinalen Beschwerden eingesetzt. Die intravenöse Injektion von 10 mg Domperidon induziert eine PRL-Ausschüttung, die nach 30-45 min ein Maximum vom 8- bis 11fachen des Basalwerts erreicht. Die Verabreichung kann auch oral erfolgen, doch dürfte dann die maximale PRL-Freisetzung später stattfinden.

Der PRL-Anstieg nach Domperidongabe – wie bei den anderen Provokationstests – ist bei Frauen höher als bei Männern. Puerperale Frauen mit hohem PRL-Basalwert zeigen beim Domperidontest nur einen Anstieg auf das 2- bis 5fache des Ausgangswerts (Martinez-Campos et al. 1985).

3.4.6 Cimetidintest

Die intravenöse Gabe von 200 mg Cimetidin (Tagamet), einem Histaminrezeptorantagonisten, der bei gastrointestinalen Beschwerden angewandt wird, führt nach 15-20 min zu einem maximalen PRL-Anstieg. Bei oraler Applikation tritt das Maximum nach 45-60 min auf. Die PRL-Freisetzung ist bei Frauen wesentlich höher als bei Männern. In der Lutealphase ist die Reaktion höher als in der Follikelphase, ähnlich wie beim Metoclopramidtest. Bei Einnahme von 200 µg Lisurid (einem Prolaktinhemmer, s. S.190) wird die cimetidininduzierte PRL-Ausschüttung blockiert (Bohnet et al. 1978).

Bei Patienten mit Prolaktinomen ist die PRL-Freisetzung nach Cimetidingabe vermindert (Ferrari et al. 1979; Gonzalez-Villapando et al. 1980).

3.4.7 Arginininfusionstest

Die Infusion von Arginin (25-30 g Argininhydrochlorid als 6- bis 10%ige Lösung) innerhalb von 30 min, die als bewährter dynamischer Stimulationstest für das Wachstumshormon (GH, STH) angewandt wird, induziert gleichzeitig auch eine PRL-Ausschüttung (Pontirolli et al. 1979). Das Maximum wird zwischen 30 und 40 min nach Beginn der Infusion erreicht. Dabei ist der Anstieg geringer als nach Gabe eines Dopaminantagonisten (Metoclopramid, Sulpirid) und beträgt etwa 100-150%.

3.4.8 Insulinhypoglykämietest

Die Gabe von mindestens 0,1 E Insulin/kg Körpergewicht reduziert den Blutzuckerspiegel um etwa 50% und führt gleichzeitig zu einer Zunahme des Wachstumshormonspiegels. Auch die PRL-Sekretion kann sich durch diese Behandlung innerhalb von 45 min verdoppeln. Bei Wiederholung des Tests innerhalb von 3-6 Tagen ist die PRL-Reaktion geringer als beim ersten Test (Pontirolli et al. 1979).

Bei Patientinnen mit Hypophysentumor und Amenorrhö-Galaktorrhö-Syndrom bewirkt die i.v.-Insulingabe von 0,2 E/kg Körpergewicht keinen Anstieg des Serumprolaktins (Kletzky et al. 1977).

3.4.9 Andere Provokationstests

Benserazid und Carbidopa (= Nacom) sind Dopadecarboxylasehemmer und werden bei Parkinsonismus eingesetzt. Die orale Gabe von 50 mg Benserazid induziert innerhalb von 60-90 min bei gesunden Personen eine Zunahme des Prolaktinspiegels auf das 5fache des Basalwerts (Pontirolli et al. 1979). Auch durch die orale Einnahme von 3mal 100 mg Carbidopa täglich kommt es zu einer Erhöhung der PRL-Sekretion.

Die orale Einnahme von 1 g *Monojodtyrosin* (3-Jodtyrosin), einem Inhibitor der Tyrosinhydroxylase, führt zu einer Prolaktinausschüttung mit einem Maximum zwischen 90 und 100 min nach der Verabreichung (Smythe et al. 1975). Der durchschnittliche Anstieg beträgt bei Männern etwa das 3fache und bei Frauen etwa das 6fache des Basalwerts.

Das *vasoaktiv-intestinale Peptid (VIP)* - ein Peptid, das zuerst aus dem Zwölffingerdarm von Schweinen isoliert und später im zentralen Nervensystem gefunden wurde - provoziert eine Prolaktinfreisetzung mit einem Maximum 30 min nach der Injektion. Dabei ist die PRL-Freisetzung bei Frauen wesentlich höher als bei Männern, während Patienten mit Prolaktinom keinen Anstieg zeigen (Kaji et al. 1985).

Die Applikation von Opiatpeptiden *(Enkephaline, β-Endorphine)* kann eine Erhöhung der PRL-Sekretion bewirken. Bei ovulatorischen Frauen führt die Infusion von Naloxon, einem Opiatrezeptorantagonisten (1,6 mg/h) über 4-8 h zu einer Ausschüttung von Prolaktin, allerdings nur in der späten Follikelphase bzw. in der mittleren Lutealphase, wenn die Östradiol- und Progesteronserumspiegel hoch sind (Cetel et al. 1985).

3.5 Prolaktinhemmtests

3.5.1 Dopamininfusionstest

Die Kenntnis von der Bedeutung des Dopamins als einem der wichtigsten prolaktininhibierenden Faktoren wurde zur Untersuchung der Regulationsmechanismen der PRL-Sekretion eingesetzt. Die konstante Infusion von 4 µg Dopamin/kg Körpergewicht/min über einen Zeitraum von 3-4 h hemmt die PRL-Sekretion bei Männern um 20% und bei Frauen um etwa 30% (Abb. 3.12). Wenn die Infusion

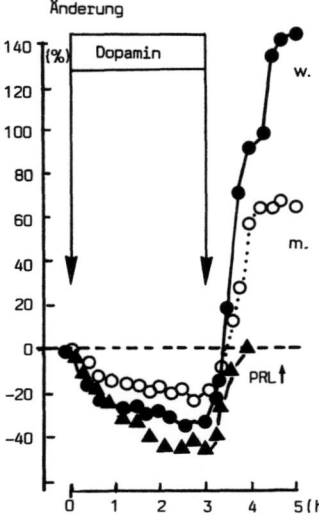

Abb. 3.12. Einfluß einer Infusion von 4 µg Dopamin/kg Körpergewicht über 3 h auf die Serum-PRL-Konzentration bei normalen Frauen, Männern und Patienten mit Hyperprolaktinämie. (Nach Leblanc et al. 1976)

unterbrochen wird, nimmt die PRL-Sekretion unmittelbar wieder zu und übersteigt den Ausgangswert erheblich. Die Hemmung der PRL-Sekretion und der anschließende überschießende Anstieg, der als Reboundphänomen bezeichnet wird, ist bei Frauen wesentlich stärker als bei Männern.

Auch die Reduzierung der Dopaminkonzentration auf 0,5 µg/kg/min ist immer noch wirksam. Selbst eine weitere Verminderung der Dosis auf 0,02 µg/kg/min ist noch ausreichend, um einen Hemmeffekt zu erzielen.

Bei hyperprolaktinämischen Patienten führt die Dopamininfusion zu einer stärkeren Hemmung der PRL-Sekretion als bei Normalpersonen. Mikroprolaktinome scheinen etwas resistenter gegenüber Dopamin zu sein, da das Ausmaß der Hemmung geringer ist als bei hormoninaktiven Adenomen (Kraniopharyngeome, nichtsezernierende Adenome; Serri et al. 1983).

Patientinnen mit polyzystischen Ovarien (PCO, Stein-Leventhal-Syndrom) zeigen keine unterschiedliche Reaktion auf Dopamin im Vergleich mit normalen Frauen (Barnes et al. 1986).

3.5.2 L-Dopa-Test

L-Dopa ist ein Präkursor von Dopamin und kann oral verabreicht werden. Die orale Einnahme von 500 mg L-Dopa führt nach 3 h zu einer Abnahme des Prolaktins um etwa 40% und anschließend für weitere 3 h zu einer reboundartigen Zunahme (Abb. 3.13). Gleichzeitig erfolgt eine Wachstumshormonausschüttung mit einem Maximum 1 h nach der Einnahme. Dieses Reaktionsmuster (Anstieg von GH) ist bei Patienten mit einem hypophysären Mikroadenom nicht vorhanden. Bei Patienten mit einem Hypophysenadenom konnte Jeske (1979) mit L-Dopa eine Hemmung der PRL-Sekretion erzielen. Im Gegensatz dazu berichteten Wiebe et al. (1978) bei solchen Patienten aber eine Resistenz gegenüber L-Dopa.

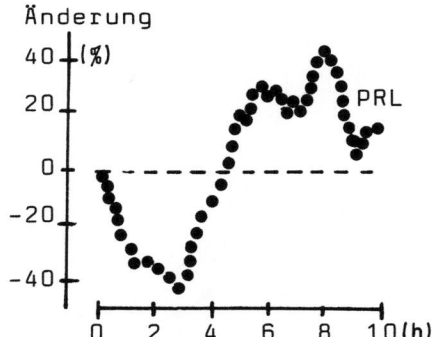

Abb. 3.13. Die Änderung des Serumprolaktins nach oraler Gabe von 500 mg L-Dopa. (Nach Leblanc u. Yen 1976)

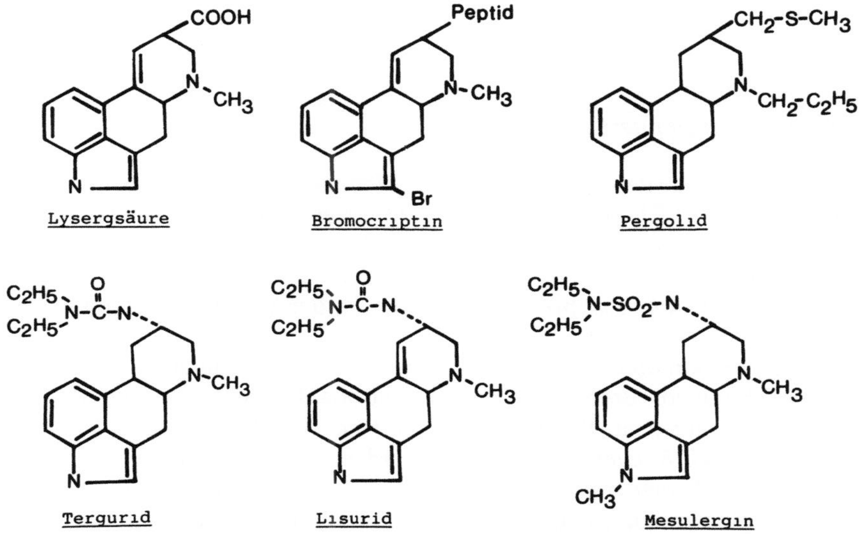

Abb. 3.14. Strukturformeln verschiedener Ergotalkaloide mit prolaktinhemmender Wirkung. Mesulergin *unten rechts* identisch mit CU-32-085

3.5.3 Ergotalkaloide

Verschiedene Ergotalkaloide, Derivate der Lysergsäure (Abb. 3.14), sind sehr wirksame Dopaminagonisten.

Die Verabreichung dieser Substanzen führt zu einer Hemmung der PRL-Sekretion. Einige von ihnen, nämlich Bromocriptin (Pravidel), Lisurid (Dopergin), Pergolid, Mesulergin (CU-32-085) und Methergolin werden therapeutisch angewendet (vgl. 8.2-8.3). Die neueren Ergotalkaloide sind stärker und länger wirksam, so daß die Dosierung reduziert und die Verabreichungsintervalle verlängert werden können. Die PRL-Konzentration bei Frauen mit Hyperprolaktinämie und Galaktorrhö ist während der Einnahme von Bromocriptin nicht nur im Serum, sondern auch in der Milch unterdrückt.

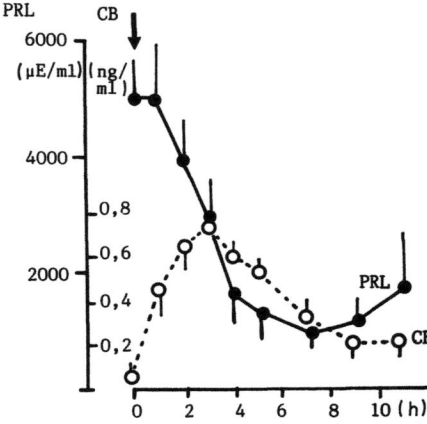

Abb. 3.15. Die Konzentration des Prolaktins und Bromocriptins (CB) nach oraler Gabe von 2,5 mg Bromocriptin (Mittelwert ± SEM). (Nach Thorner et al. 1980)

Bromocriptinhemmtest

Bromocriptin war der erste potente PRL-Hemmer aus der Gruppe der Lysergsäurederivate. Die PRL-Hemmung kommt in erster Linie durch Interaktion mit den Dopaminrezeptoren der Hypophyse zustande. Die orale Gabe von 2,5 mg Bromocriptin führt zu einer starken Abnahme der PRL-Sekretion mit einem Nadir (Minimum) nach etwa 6 h, während das Maximum der Serumbromocriptinspiegel 3 h nach der Einnahme auftritt (Abb. 3.15).

Hyperprolaktinämische Frauen reagieren unterschiedlich auf die chronische Verabreichung von Bromocriptin, und zwar unabhängig vom Bromocriptinserumspiegel (Thorner et al. 1980). *In 90% der Fälle von Prolaktinomen kann die PRL-Sekretion durch Bromocriptin gehemmt werden.* Die Behandlung von Prolaktinompatienten mit Bromocriptin hat zur Folge, daß das Bindegewebe der Hypophysenzellen stark zunimmt und das Ausmaß der Fibrosierung mit der Dauer der Bromocriptineinnahme korreliert (Esiri et al. 1986). Bei großen extrasellären Makroprolaktinomen scheint Bromocriptin im Sinne einer Tumorreduktion nicht wirksam zu sein, obwohl Serum-PRL gehemmt wird (Boulanger et al. 1985) (vgl. 2.10). Der PRL-Hemmtest ist bei hyperprolaktinämischen Patienten von Nutzen, um die für die Behandlung notwendige Bromocriptindosierung auszutitrieren und damit unerwünschte Nebenwirkungen auf ein Mindestmaß zu reduzieren.

Lisuridhemmtest

Die orale Einnahme von 100–200 µg Lisurid (Dopergin) führt zu einer prompten Abnahme der PRL-Sekretion mit einem Nadir zwischen 5 und 6 h nach der Einnahme. Der PRL-Provokationstest mit TRH oder Sulpirid ist unter einer Lisuridbehandlung stark vermindert. Auch der Cimetidinprovokationstest wird durch die Lisurideinnahme stark unterdrückt (Bohnet et al. 1978). Bei Makroprolaktinomen wird Lisurid therapeutisch eingesetzt (Chiodini et al. 1981).

Pergolidhemmtest

Die orale Gabe von 50 µg Pergolid bewirkt bei hyperprolaktinämischen Frauen eine PRL-Hemmung um mindestens 70% für die Dauer von 6-45 h (L'Hermite et al. 1982). Für die Behandlung der Hyperprolaktinämie bedeutet dies, daß das Einnahmeintervall verlängert werden kann und die Einnahme einer Tablette mit 50 µg alle 2 Tage ausreichend ist.

Andere Ergotalkaloide

Die Stärke der prolaktinhemmenden Wirkung von 0,5 mg Mesulergin (CU-32-085) entspricht etwa der von 2,5 mg Bromocriptin. Die Dauer der Hemmung hält etwas länger an (18-24 h) als mit Bromocriptin.

Bei hyperprolaktinämischen Patienten wird die maximale Hemmung der PRL-Sekretion um etwa 50% für die Dauer von 2-5 Tage nach der oralen Einnahme von 300 µg *Cabergolin* erreicht.

Mit *Tergurid* konnte in einer Dosierung zwischen 0,125 mg und 1,5 mg täglich bei Patienten mit einem Makroprolaktinom eine Normalisierung der PRL-Sekretion erreicht werden (vgl. 3.5).

Die orale Gabe von 6 mg Dihydroergocristin bewirkt eine Abnahme des PRL-Serumspiegels um etwa 50% mit einem Nadir nach 3 h. Demnach ist Dihydroergocristin ein schwächerer Dopaminagonist als Bromocriptin, Lisurid, Pergolid oder Cabergolin.

Mit einer Dosierung von 4 mg Methergolin (Metergolin) wird die PRL-Sekretion bei Patienten mit einem Prolaktinom oder mit Akromegalie um ca. 40% gesenkt, wobei die Serum-PRL-Konzentration etwa 3 h nach der Einnahme am niedrigsten ist. Auch zur Behandlung der hyperprolaktinämischen Amenorrhö kann Methergolin eingesetzt werden.

3.5.4 Nomifensinhemmtest

Die orale Verabreichung von 200 mg Nomifensin (Alival, als Antidepressivum in der Bundesrepublik Deutschland nicht mehr im Handel) hemmt die PRL-Sekretion. Das Nomifensin kann die Freisetzung von Dopamin im Hypothalamus aktivieren, ist aber selbst nicht in der Lage, die Dopaminrezeptoren zu beeinflussen. Der niedrigste PRL-Spiegel wird 3 h nach der Einnahme gemessen. Bei funktioneller Hyperprolaktinämie (z. B. am ersten Tag post partum) wird die PRL-Sekretion durch Nomifensin um 60% unterdrückt. Die Anwendbarkeit des Nomifensintests bei einer Hyperprolaktinämie zur Unterscheidung einer funktionellen Hyperprolaktinämie (s. 4.6.3) von einem Hypophysentumor wird widersprüchlich beurteilt. Dieser Test scheint nicht in der Lage zu sein, beide Patientengruppen zu unterscheiden, auch wenn in den meisten Fällen von Hypophysentumoren keine Unterdrückung der PRL-Sekretion durch Nomifensin gefunden wird. Vermutlich ist die Lokalisation des Tumors von Bedeutung, da bei intrasellären Tumoren eine PRL-Hemmung durch Nomifensin möglich ist, während Tumoren im Bereich des

Hypothalamus und extrasellär nicht auf Nomifensin ansprechen (Barbarino et al. 1985).

3.6 Idiopathische Hyperprolaktinämie, Pseudohyperprolaktinämie, Pseudoprolaktinome, ektopische Prolaktinome

Mit idiopathischer Hyperprolaktinämie bezeichnet man einen Zustand mit konstant erhöhtem PRL-Spiegel ohne nachweisbare hypophysäre Erkrankung, bei dem andere Ursachen ausgeschlossen sind, die eine PRL-Ausschüttung induzieren können. Wenn vor der Menopause Frauen eine konstant erhöhte Prolaktinsekretion zeigen, ist der ovarielle Zyklus meist gestört und es bestehen Fertilitätsprobleme. Eine funktionelle Hyperprolaktinämie liegt z.B. bei Frauen post partum oder bei chronischer Niereninsuffizienz vor (vgl. S. 13, 95). In einigen Fällen mit persistierender Hyperprolaktinämie wurde jedoch über eine normale ovarielle Funktion und sogar über eine Konzeption berichtet. Der Hauptanteil der immunologischen Aktivität des Prolaktins im Serum dieser Frauen ist das großmolekulare „big-big" PRL (Molgewicht über 100000 Dalton), das biologisch kaum aktiv ist. Bei hyperprolaktinämischen Patienten mit hypophysärem Adenom stellt nämlich das „little" PRL (Molgewicht 24000) den Hauptanteil.

Eine andere Ursache eines konstant erhöhten PRL-Spiegels ohne Hinweis auf ein Hypophysenadenom könnte in einer *Pseudohyperprolaktinämie* gesehen werden. Im Serum bestimmter Patienten können heterophile Antikörper bei der immunologischen Bestimmung falsch-positive Resultate liefern (Dericks-Tan et al. 1984). Die Fraktion, die den falsch-positiven Befund verursacht - heterophile Antikörper -, hat ebenfalls ein großes Molgewicht (über 100000 Dalton). Ob es sich bei dieser Fraktion um das „big-big" PRL handelt, ist ungeklärt.

Ein Pseudoprolaktinom - vermutlich aufgrund einer primären Hypothyreose - wurde bei einem 15jährigen Mädchen mit primärer Amenorrhö, Galaktorrhö, Hyperprolaktinämie und vergrößerter Sella gefunden (Poretsky et al. 1986). In diesem Fall konnte ein menstrueller Zyklus durch eine Thyroxinsubstitution spontan induziert werden.

Ferner können Prolaktinome nicht nur in der Hypophyse lokalisiert sein, sondern gelegentlich auch ektopisch entstehen (Matsushita et al. 1984; Shenker et al. 1986; Turkington 1971).

Bei konstant erhöhtem PRL-Spiegel sind meistens weitere diagnostische Maßnahmen notwendig, um einen prolaktinproduzierenden Tumor auszuschließen. Nur bei einem von 41 Patientinnen mit idiopathischer Hyperprolaktinämie, die über einen Zeitraum von 2-11 Jahren beobachtet wurden, konnte ein hypophysärer Tumor festgestellt werden. In den meisten Fällen normalisierte sich die PRL-Sekretion spontan (Martin et al. 1985). Deshalb dürfte die Effektivität der Behandlung einer vorübergehenden Hyperprolaktinämie mit einer niedrigen Dosis von Bromocriptin bei idiopathischer Infertilität nur schwer zu beweisen sein.

Schließlich muß betont werden, daß der PRL-Spiegel bei nichtfunktionellen hypophysären Adenomen und Kraniopharyngeomen meist normal bzw. nicht erhöht ist, sogar in Fällen mit Erosionen der Sella turcica und mit Hemianopsie (Martinez-Campos 1985). Dies sollte bei Vorliegen sowohl erhöhter als auch normaler PRL-Spiegel berücksichtigt werden. Die Diagnose eines Hypophysenadenoms läßt sich mit einer Prolaktinbestimmung im Serum allein nicht stellen. Deshalb sollten klinische Anhaltspunkte bei der Erstellung der Diagnose eine größere Rolle spielen (vgl. Kap. 1, S. 23 und 4.6, S. 112).

3.7 Nichthypophysäres Prolaktin

Seit 1978 wurde von mehreren unabhängigen Gruppen, die unterschiedliche Methoden verwendeten, berichtet, daß Prolaktin in den dezidualen Zellen der Frühgravidität produziert und freigesetzt werden kann. Bald darauf konnte auch in der Dezidua der späten Lutealphase nichtschwangerer Frauen das Prolaktin nachgewiesen werden (Maslar & Riddick 1979).

Eine Bedeutung dieses Befundes könnte in der Diagnostik des Lutealphasendefekts (LPD) bzw. der Frühaborte liegen, denn man fand im Endometrium solcher Patientinnen eine verminderte Prolaktinproduktion. Darüber hinaus hängt die Konzentration des Prolaktins von der Dezidua- bzw. den Prädeziduazellen ab.

Die Prolaktinsekretion aus der Dezidua kann nicht wie beim hypophysären Prolaktin durch Bromocriptin, Dopamin oder TRH beeinflußt werden. Vermutlich sind in der Dezidua keine Dopaminrezeptoren vorhanden, da die Bromocriptinbehandlung während der Schwangerschaft wohl eine Inhibition des Serum-PRL bei der Mutter und beim Fetus verursacht, nicht aber in der Amnionflüssigkeit (Bigazzi et al. 1979). Die Bedeutung des dezidualen Prolaktins während der Schwangerschaft dürfte in einer zellulären Funktion zu suchen sein (wachstumsfördernde Funktion, Immunsystem, Osmoregulation, Surfactantproduktion der fetalen Lunge).

Obwohl über ein Prolaktinsezernierendes hypophysäres Mikroadenom bei gleichzeitigem Vorliegen eines Endometriumskarzinoms berichtet wurde, dürfte hierbei die Relevanz einer Hyperprolaktinämie gering sein (Barnes et al. 1981).

Literatur

D'Agata R, Aliffi A, Mageri G, Mongioi A, Vicari E, Gulizia S (1982) Dynamics of PRL release in galactorrhoeic normoprolactinaemic women. Acta Endocrinol (Copenh) 101: 1-4

Alger M, Vazquez-Matute L, Mason M, Canales ES, Zarate A (1980) Polycystic ovarian disease associated with hyperprolactinemia and defective metoclopramide response. Fertil Steril 34: 70-71

Andersen AN, Pedersen H, Larsen JF, Djursing H (1984) Preserved prolactin fluctuation and response to metoclopramide in ovulatory, infertile, hyperprolactinemic women. Acta Obstet Gynecol Scand 63: 141-144

Armeanu MC, Frölich M, Lequin RM (1986) Circadian rhythm of prolactin during the menstrual cycle. Fertil Steril 46: 315-316

Badawi M, Van Exter C, Delogne-Desnoeck J, Van Meenen F, Robyn C (1978) Cord serum prolactin in relation to the time of the day, the sex of the neonate and the birth weight. Acta Endocrinol (Copenh) 87: 241-247

Baranowska B, Jeske W, Niewiadomska A, Rozbicka G, Walczak L, Zgliczynski S (1983) Enhanced serum prolactin concentration after metoclopramide stimulation in idiopathic oligozoospermia and azoospermia. Andrologia 15: 554-559

Barbarino A, De Marinis L, Maira G, Menini E, Anile C (1978) Serum prolactin response to thyrotropin-releasing hormone and metoclopramide in patients with prolactin-secreting tumors before and after transsphenoidal surgery. J Clin Endocrinol Metab 47: 1148-1151

Barbarino A, De Marinis L, Mancini A, Menini E, D'Amico C, Passeri M, Sambo P, Anile C, Maira G (1985) Prolactin dynamics in patients with non-secreting tumours of the hypothalamic-pituitary region. Acta Endocrinol (Copenh) 110: 10-16

Barnes AE, Crissman JD, Azoury RS, Schneider DP (1981) Association of a prolactin secreting pituitary microadenoma and endometrial carcinoma. Obstet Gynecol 58: 391-394

Barnes RB, Mileikowsky GN, Cha KY, Spencer CA, Lobo RA (1986) Effects of dopamine and metoclopramide in polycystic ovary syndrome. J Clin Endocrinol Metab 63: 506-509

Beck W, Wuttke W (1980) Diurnal variations of plasma luteinizing hormone, follicle-stimulating hormone, and prolactin in boys and girls from birth to puberty. J Clin Endocrinol Metab 50: 635-639

Bigazzi R, Ronga R, Lancranjan I, Ferraro S, Branchoni F, Buzzoni P, Martorana G, Scarselli G, Del Pozo E (1979) A pregnancy in an acromegalic woman during bromocriptine treatment: effects on GH and PRL in the maternal, fetal and amniotic compartments. J Clin Endocrinol Metab 48: 9-12

Blank MS, Dufau ML (1985) Bioactivity of circulating prolactin during the menstrual cycles of asymptomatic hyperprolactinemic and normoprolactinemic women. In: MacLeod RM, Thorner MO, Scapagnini U (Hrsg) Prolactin. Basic and clinical correlates. Liviana, Padova, pp 773-778

Bohnet HG, Greiwe M, Hanker JP, Aragona C, Schneider HPG (1978) Effects of cimetidine on prolactin, LH and sex steroid secretion in male and female volunteers. Acta Endocrinol (Copenh) 88: 428-434

Bohnet HG, Fischer R, Weise HC, Leidenberger FA (1984) Die diagnostische Wertigkeit eines Prolaktin-Stimulationstestes bei infertilen Frauen mit Galaktorrhoe. Fortschr Med 102: 394-396

Boulanger CM, Mashchak CA, Chang RJ (1985) Lack of tumor reduction in hyperprolactinemic women with extrasellar macroadenomas treated with bromocriptine. Fertil Steril 44: 532-535

Canfield CJ, Bates RW (1965) Nonpuerperal galactorrhea. New Engl J Med 273: 897-902

Carlson HE, Wasser HL, Levin SR, Wilkins JN (1983) Prolactin stimulation by meals is related to protein content. J Clin Endocrinol Metab 57: 334-338

Carlson HE, Wasser HL, Reidelberger RD (1985) Beer-induced prolactin secretion: A clinical and laboratory study of the role of salsolinol. J Clin Endocrinol Metab 60: 673-677

Cetel NS, Quigley ME, Yen SSC (1985) Naloxone-induced prolactin secretion in women: Evidence against a direct prolactin stimulatory effect of endogenous opioids. J Clin Endocrinol Metab 60: 191-196

Chadwick A (1963) Detection and assay of prolactin by the local lactogenic response in the rabbit. J Endocrinol 27: 253-263

Chiodini P, Liuzzi A, Cozzi R et al (1981) Size reduction of macroprolactinomas by bromocriptine or lisuride treatment. J Clin Endocrinol Metab 53: 737-743

Czernichow P, Dauzet MC, Broyer M, Rappaport R (1976) Abnormal TSH, PRL and GH response to TSH releasing factor in chronic renal failure. J Clin Endocrinol Metab 43: 630-637

Dericks-Tan JSE, Eberlein L, Streb C, Taubert HD (1978) The effect of oral contraceptives and of bromocriptine upon pituitary stimulation by LH-RH and TRH. Contraception 17: 79-86

Dericks-Tan JSE, Jost A, Schwedes U, Taubert HD (1984) Pseudohypergonadotropinemia and pseudohyperprolactinemia induced by heterophilic antibodies? Klin Wochenschr 62: 265-273

Djursing H, Hagen C, Møller J, Christiansen C (1981) Short- and long-term fluctuations in plasma prolactin concentration in normal subjects. Acta Endocrinol (Copenh) 97: 1-6

Esiri MM, Bevan JS, Burke CW, Adams CBT (1986) Effect of bromocriptine treatment on the fibrous tissue content of prolactin-secreting and nonfunctioning macroadenomas of the pituitary gland. J Clin Endocrinol Metab 63: 383-388

Ferrari C, Caldara R, Barbieri C, Cambielli M, Bierti L, Romussi M (1979) Prolactin release by intravenous cimetidine in man: Evidence for a suprapituitary locus of action. Clin Endocrinol (Oxf) 11: 619-623

Finley BE, Amico J, Castillo M, Seitchik RN & J (1986) Oxytocin and prolactin responses associated with nipple stimulation contraction stress tests. Obstet Gynecol 67: 836-839

Goldhaber G, Zuckerman Z, Shani J, Cohen JJ (1977) Effect of thyrotropin-releasing hormone on serum prolactin levels in men with azoospermia. J Reprod Fertil 49: 135-137

Gonzalez-Villapando C, Szabo M, Frohman LA (1980) Central nervous system-mediated stimulation of prolactin secretion by cimetidine, a histamine H2-receptor antagonist: impaired responsiveness in patients with prolactin secreting tumors and idiopathic hyperprolactinemia. J Clin Endocrinol Metab 51: 1417-1424

L'Hermite M, Debusschere PM (1982) Potent 48 hours inhibition of prolactin secretion by pergolide in hyperprolactinaemic women. Acta Endocrinol (Copenh) 101: 481-483

Holdaway IM, Evans MC, Sheehan A, Ibbertson HK (1984) Low thyroxine levels in some hyperprolactinemic patients due to dopaminergic suppression of thyrotropin. J Clin Endocrinol Metab 59: 608-613

Hwang P, Guyda H, Friesen H (1971) A radioimmunoassay for human prolactin. Proc Natl Acad Sci USA 68: 1902-1906

Ishizuka B, Quigley ME, Yen SSC (1983) Pituitary hormone release in response to food ingestion: evidence for neuroendocrine signals from gut to brain. J Clin Endocrinol Metab 57: 1111-1116

Jackson RD, Wortsman J, Malarkey WB (1985) Characterization of a large molecular weight prolactin in women with idiopathic hyperprolactinemia and normal menses. J Clin Endocrinol Metab 61: 258-264

Jacobs LS, Snyder PJ, Utiger RD, Daughaday WH (1973) Prolactin response to thyrotropin-releasing hormone in normal subjects. J Clin Endocrinol Metab 36: 1069-1073

Jeske W (1979) The effect of metoclopramide, TRH and l-dopa on prolactin secretion in pituitary adenoma and in „functional" galactorrhoea syndrome. Acta Endocrinol (Copenh) 91: 385-396

Kaji H, Chihara K, Kita T, Kashio Y, Okimura Y, Fujita T (1985) Lack of plasma prolactin response to intravenously injected vasoactive intestinal polypeptide in patients with prolactin-secreting adenoma. Acta Endocrinol (Copenh) 110: 445-450

Kauppila A, Chatelain P, Kirkinen P, Kivinen S, Ruokonen A (1987) Isolated prolactin deficiency in a woman with puerperal alactogenesis. J Clin Endocrinol Metab 64: 309-312

Kleinberg DL, Frantz AG (1971) Human prolactin. Measurement in plasma by in vitro bioassay. J Clin Invest 50: 1557-1568

Kletzky OA, Davajan V, Mishell DR, Nicoloff JT, Mims R, March CM, Nakamura RM (1977) A sequential pituitary stimulation test in normal subjects and in patients with amenorrhea-galactorrhea with pituitary tumors. J Clin Endocrinol Metab 45: 631-640

Kolodny RC, Jacobs LS, Daughaday WH (1972) Mammary stimulation causes prolactin secretion in non-lactating women. Nature 238: 284-286

Langer G, Sachar EJ, Halpern FS, Gruen PH, Solomon M (1977) The prolactin response to neuroleptic drugs. A test of dopaminergic blockade: Neuroendocrine studies in normal men. J Clin Endocrinol Metab 45: 996-1002

Lankford HV, Blackard WG, Gardner DF, Tucker HStG (1981) Effects of thyrotropin-releasing hormone and metoclopramide in patients with phenothiazine-induced hyperprolactinemia. J Clin Endocrinol Metab 53: 109-112

Leblanc H, Yen SSC (1976) The effect of L-dopa and chlorpromazine on prolactin and growth hormone secretion in normal women. Am J Obstet Gynecol 126: 162-164

Leblanc H, Lachelin GCL, Abu-Fadil S, Yen SSC (1976) Effects of dopamine infusion on pituitary hormone secretion in humans. J Clin Endocrinol Metab 43: 668-674

Lim VS, Kathpalia SC, Frohman LA (1979) Hyperprolactinemia and impaired pituitary response to suppression and stimulation in chronic renal failure: reversal after transplantation. J Clin Endocrinol Metab 48: 101-107

Maatman TJ, Montague DK (1986) Routine endocrine screening in impotence. Urology 27: 499-502

Marinis L de, Mancini A, Maira G, Anile C, Menini E, Barbarino A (1984) Postoperative evaluation of dopaminergic tone in prolactinoma patients. II. Plasma thyrotropin response to metoclopramide. J Clin Endocrinol Metab 58: 405-409

Martin RH (1983) Metoclopramide challenge: A measure of human lactotroph activity. Obstet Gynecol 62: 691-695

Martin TM, Kim M, Malarkey WB (1985) The natural history of idiopathic hyperprolactinemia. J Clin Endocrinol Metab 60: 855-858

Martinez-Campos A, Cornejo J, Garzia-Flores J, Velasco F (1985) Dysfunction of dopaminergic regulation of prolactin in patients with functioning and nonfunctioning pituitary adenomas and craniopharyngiomas. Fertil Steril 44: 471-477

Maslar IA, Riddick DH (1979) Prolactin production by human endometrium during the normal menstrual cycle. Am J Obstet Gynecol 135: 751–754

Matsushita H, Matsuya S, Endo Y, Hara M, Shishiba Y, Yamaguchi H, Kameya T (1984) A prolactin producing tumor originated in the sphenoid sinus. Acta Pathol Jpn 34: 103–109

Mills DE, Robertshaw D (1981) Response of plasma prolactin to changes in ambient temperature and humidity in man. J Clin Endocrinol Metab 52: 279–283

Moshang T, Marx BS, Cara JF, Snyder PJ (1985) The prolactin response to thyrotropin-releasing hormone does not distinguish teenaged males with hypogonadotropic hypogonadism from those with constitutional delay of growth and development. J Clin Endocrinol Metab 61: 1211–1213

Nicoll CS (1967) Bioassay of prolactin. Analysis of the pigeon crop sac response to local prolactin injection by an objective and quantitative method. Endocrinology 80: 641–655

Noel GL, Suh HK, Frantz AG (1974) Prolactin release during nursing and breast stimulation in postpartum and nonpostpartum subjects. J Clin Endocrinol Metab 38: 413–423

Osterman PO, Wide L (1975) The plasma prolactin levels in man during prolongation of darkness in the morning. Acta Endocrinol (Copenh) 78: 675–682

Peters F, Geisthövel F, Breckwoldt M (1985) Serum prolactin levels in women with excessive milk production. Normalization by transitory prolactin inhibition. Acta Endocrinol (Copenh) 109: 463–466

Pierrepoint CG, John BM, Groom GV, Wilson DW, Gow JG (1978) Prolactin and testosterone levels in the plasma of fertile and infertile men. J Endocrinol 76: 171–172

Pontiroli AE, Gala RR, Pellicciotta G, De Pasqua A, Girardi AM, Pozza G (1979) Study on the reproducibility of human prolactin response to sulpiride, benserazide, insulin hypoglycaemia and arginine infusion. Acta Endocrinol (Copenh) 91: 410–420

Poretsky L, Gaber J, Kleefield J (1986) Primary amenorrhea and pseudoprolactinoma in a patient with primary hypothyroidsm. Reversal of clinical, biochemical, and radiologic abnormalities with levothyroxine. Am J Med 81: 180–182

Rigg LA, Yen SSC (1977) Multiphasic prolactin secretion during parturition in human subjects. Am J Obstet Gynecol 128: 215–217

Rodriguez-Puyol D, Martin-Oar JE, Cachofeiro V, Del Pino D, Lopez-Novoa JM, Hernando L (1986) Molecular heterogeneity of circulating prolactin in chronic uremic men and renal transplant recipient. J Clin Endocrinol Metab 62: 352–356

Röjdmark S, Adner N, Andersson DEH, Austern J, Lamminpää K (1984) Prolactin and thyrotropin responses to thyrotropin-releasing hormone and metoclopramide in men with chronic alcoholism. J Clin Endocrinol Metab 59: 595–600

Rutlin E, Haug E, Torjesen PA (1977) Serum thyrotrophin, prolactin and growth hormone, response to TRH during oestrogen treatment. Acta Endocrinol (Copenh) 84: 23–35

Schlechte JA, Sherman BM, Chapler FK, VanGilder J (1986) Long term follow-up of women with surgically treated prolactin-secreting pituitary tumors. J Clin Endocrinol Metab 62: 1296–1301

Seki K, Uesato T, Kato K (1982) Effects of a dopamine antagonist (metoclopramide) on the release of the adenohypophyseal hormones in amenorrhoeic patients with and without hyperprolactinaemia. Acta Endocrinol (Copenh) 101: 166–170

Seki K, Kato K (1985) Increased thyroid-stimulating hormone response to thyrotropin-releasing hormone in hyperprolactinemic women. J Clin Endocrinol Metab 61: 1138–1141, 1985

Seki K, Uesato T, Kato K, Shima K (1984) Twenty-four hour secretory pattern of prolactin in hyperprolactinaemic patients. Acta Endocrinol (Copenh) 106: 433–436

Serri O, Kuchel O, Buu NT, Somma M (1983) Differential effects of a low dose dopamine infusion on prolactin secretion in normal and hyperprolactinemic subjects. J Clin Endocrinol Metab 56: 255–259

Shenker Y, Lloyd RV, Wheaterbee L, Port FK, Grekin RJ, Barkan AL (1986) Ectopic prolactinoma in a patient with hyperparathyroidism and abnormal sellar radiography. J Clin Endocrinol Metab 62: 1065–1069

Shiu RPC, Kelly PA, Friesen HG (1973) Radioreceptor assay for prolactin and other lactogenic hormones. Science 180: 968–971

Smythe GA, Compton PJ, Lazarus L (1975) The stimulation of human prolactin secretion by 3-iodo-l-tyrosine. J Clin Endocrinol Metab 40: 714–716

Snyder PJ, Jacobs LS, Utiger RD, Daughaday WH (1973) Thyroid hormone inhibition of the prolactin response to thyrotropin-releasing hormone. J Clin Invest 52: 2324–2329

Spitz IM, Hirsch HJ, Trestian S (1983) The prolactin response to thyrotropin-releasing hormone differentiates isolated gonadotropin deficiency from delayed puberty. N Engl J Med 308: 575-579

Tanaka T, Shiu RPC, Gout PW, Beer CT, Noble RL, Friesen HG (1980) A new sensitive and specific bioassay for lactogenic hormones: Measurement of prolactin and growth hormone in human serum. J Clin Endocrinol Metab 51: 1058-1063

Thorner MO, Schran HF, Evans WS, Rogol AD, Morris JL, Macleod RM (1980) A broad spectrum of prolactin suppression by bromocriptine in hyperprolactinemic women: a study of serum prolactin and bromocriptine levels after acute and chronic administration of bromocriptine. J Clin Endocrinol Metab 50: 1026-1033

Turkington RW (1971a) Ectopic productin of prolactin. N Engl J Med 285: 1455-1458

Turkington RW (1971b) Measurement of prolactin activity in human serum by the induction of specific milkproteins in mammary gland in vitro. J Clin Endocrinol Metab 33: 210-216

Tyson JE, Friesen HG (1973) Factors influencing the secretion of human prolactin and growth hormone in menstrual and gestational women. Am J Obstet Gynecol 116: 377-387

Tyson JE, Perez A, Zanartu J (1976) Human lactational response to oral thyrotropin releasing hormone. J Clin Endocrinol Metab 43: 760-768

Weitzman RE, Leake RD, Rubin RT, Fisher DA (1980) The effect of nursing on neurohypophyseal hormone and prolactin secretion in human subjects. J Clin Endocrinol Metab 51: 836-839

Wiebe RH, Hammond CB, Handwerger S (1978) Prolactin-secreting pituitary microadenoma: detection and evaluation. Fertil Steril 29: 282-286

Whitaker MD, Klee GG, Kao PC, Randall RV, Heser DW (1984) Demonstration of biological activity of prolactin molecular weight variants in human sera. J Clin Endocrinol Metab 58: 826-830

4 Klinik und Differentialdiagnose der Hyperprolaktinämiesyndrome bei Männern

P.-H. Althoff und E. Jungmann *

4.1 Einleitung

Nachdem 1971 die Existenz von Prolaktin beim Menschen gesichert und ein Prolaktinradioimmunoassay eingeführt war, erkannte man, daß Hyperprolaktinämien die häufigste Hypophysenvorderlappenstörung in der klinischen Praxis sind und ein erhöhter Prolaktinspiegel ein wichtiger Marker für hypophysäre oder hypothalamische Erkrankungen ist. Man erkannte, daß von allen Hypophysentumoren 40% Prolaktinome waren, daß bis zu 60-70% der sog. „inaktiven bzw. funktionslosen Hypophysenadenome" mit Hyperprolaktinämien einhergehen und daß man das, was inzwischen als Hyperprolaktinämiesyndrom (s. unten) als Ursache von Hypogonadismus von Mann und Frau klinisch klar definiert ist, jahrzehntelang verkannt und manchmal als nichtorganisch bedingt, z. B. als psychogene Impotenz, fehlinterpretiert hatte.

Im folgenden sollen Ätiologie, klinisches Bild, Diagnose und Differentialdiagnose der Hyperprolaktinämien unter besonderer Berücksichtigung des Hyperprolaktinämiesyndroms beim Mann besprochen werden.

4.2 Normalwerte von Prolaktin bei Männern und Frauen

Unter Verwendung der heutigen radioimmunologischen Bestimmungsmethoden erreicht der basale Prolaktinspiegel beim Mann 10-15 und bei der Frau 15-20 ng/ml. (vgl. Kap. 3, S. 68). Der obere Normbereich liegt bei Frauen infolge des permissiven Effektes der Östrogene höher als bei Männern. *Prolaktinwerte über 25 ng/ml (500 µU/ml WHO) sind, wenn sie durch mehrfache Kontrollen bestätigt wurden, als pathologisch anzusehen.* Ein einzelner normaler Basalwert schließt eine temporäre Hyperprolaktinämie nicht aus, umgekehrt beweist ein einzelner erhöhter Prolaktinwert keine Hyperprolaktinämie, wobei hier die möglichen Ursachen einer temporären Prolaktinerhöhung zu beachten sind:

a) Physiologische Ursachen
- Gravidität,
- postpartale Laktation,
- Streß (psychisch und physisch),
- Manipulationen an der Mamille bei der Frau (beim Mann?),
- Koitus,

---

* Frau Dr. med. Ulrike Kreher, Frankfurt am Main, sind wir für die exakte Dokumentation der Krankengeschichten der Prolaktinompatienten unserer endokrinologischen Abteilung zu Dank verpflichtet.

- kalorienreiche Mahlzeit,
- Schlaf (Schlaf-wach-Rhythmus, nicht jedoch Tag-Nacht-Rhythmus),
- Neugeborenenperiode (hierbei die ersten 2-3 Monate).

b) *Pharmakologische Ursachen* (vgl. Kap. 1, S. 21 und Kap. 3, S. 73 f.)

Hormone:
- TRH,
- Östrogene (z. B. auch orale Kontrazeption),
- Cyproteronacetat;

Neuroleptika:
- Phenothiazine,
- Butyrophenone,
- Butylpiperidin,
- Sulpirid,
- Thioxantene,
- Pimozide;

Antidepressiva:
- Dibenzazepinderivate,
- Imipramin.

Antihypertensiva:
- α-Methyldopa,
- Reserpin;

Opiate;
Antihistaminika

Antiemetika:
- Metoclopramid,
- Domperidon,
- Thiethylperazin;

Varia:
- Cimetidin,
- Baclofen;

c) *Pathologische Ursachen* (s. Kap. 1, S. 14 f.)
- prolaktinproduzierendes Adenom der Hypophyse (Prolaktinom),
- primäre Hyperplasie der laktotrophen Zellen (?),
- Mikroprolaktinom (Adenomdurchmesser <1 cm, keine oder nur diskrete Veränderungen der Sella turcica),
- Makroprolaktinom (Adenomdurchmesser >1 cm, Sella turcica destruiert),
- hypothalamische Störung mit verminderter Bildung des Prolaktin-Inhibiting-Factors (PIF) oder Störung des PIF-Transportes: z. B.
  • Tumoren (Akromegalie, Nelson-Syndrom, Cushing-Syndrom),
  • Entzündungen (Enzephalithis), granulomatöse Erkrankungen (Sarkoidose, Histiozytose, Tuberkulose)
  • Durchtrennung des Hypophysenstiels (Trauma oder neurochirurgisch),
  • Hypothyreose,
  • Zustand nach Sellabestrahlung,
- primäre Nebenniereninsuffizienz,
- primäre Hypothyreose (TRH-Effekt),
- terminale Niereninsuffizienz.

d) *Seltenere Ursachen* (s. Kap. 3, S. 84)
- Herpes zoster,
- ektopische Prolaktinbildung (z. B. Bronchialkarzinom und Hypernephrom).

Da Prolaktin im Schlaf ansteigt (vgl. Kap. 1, S. 14; Kap. 3, S. 64) - sollten Blutentnahmen zur Bestimmung der „basalen" Prolaktinspiegel frühestens 2 h nach dem Aufwachen durchgeführt werden. Im Hinblick auf die streßbedingte Erhöhung der Prolaktinkonzentrationen muß ggf. bei Verdacht erst nach 120minütiger Ruhe-

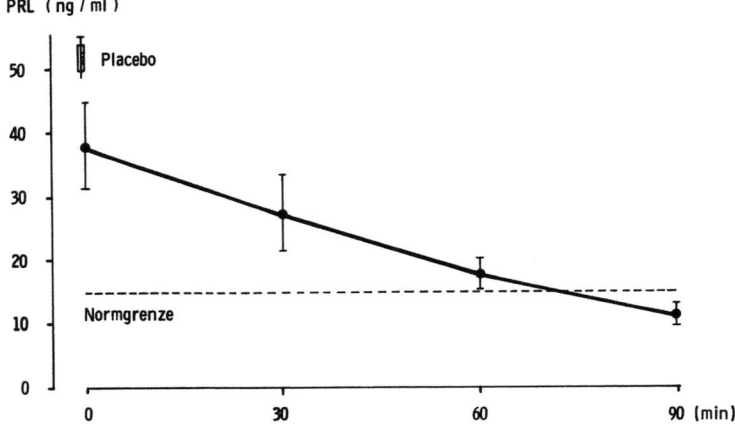

Abb. 4.1. Zur Wirkung von Placebo i.v. auf die Prolaktinspiegel bei Patientinnen mit funktioneller Hyperprolaktinämie, ($\bar{x} \pm$ SEM)

pause mit liegendem Venenzugang Blut zur Prolaktinbestimmung abgenommen werden (s. Abb. 4,1; Literatur bei Horrobin et al. 1979, 1980; v. Werder 1985; v. Werder u. Rjosk 1984).

4.2.1 Hyperprolaktinämie als Einzelbefund

Anhaltend erhöhte Prolaktinwerte bedürfen weiterer Abklärung. Dabei sind in jedem Fall die physiologischen und pharmakologischen Ursachen (s. S. 90-91) auszuschließen, bevor weitere, insbesondere neuroradiologische Diagnostik durchgeführt wird. Basalwerte über 100 ng/ml sprechen für einen prolaktinproduzierenden Hypophysentumor. Niedrigere Werte schließen jedoch ein Prolaktinom nicht aus. Werte über 250 ng/ml (5000 µU/ml) sprechen mit größter Sicherheit für ein Prolaktinom. Es gibt noch keinen sicheren Funktionstest um eine funktionelle Hyperprolaktinämie sicher von einem Prolaktinom zu differenzieren. Mit Pharmaka, die die PIF-Sekretion hemmen (z. B. Chlorpromazin) versucht man die Intaktheit der hypothalamohypophysären Funktionseinheit zu überprüfen. Chlorpromazin läßt aufgrund seiner dopaminantagonistischen Wirkung bei Gesunden den Prolaktinspiegel ansteigen (s. Kap. 3, S. 77). Fehlt dieser Prolaktinanstieg, kann eine Störung der hypothalamohypophysären Funktionseinheit angenommen werden (s. unten).

4.2.2 Hypoprolaktinämie (vgl. 1.3, S. 14)

Bisher ist jedoch nur ein Krankheitsbild bekannt, bei dem ein Prolaktinmangel klinisch relevant ist. Es handelt sich um die postpartale Hypophysenvorderlappennekrose, das Sheehan-Syndrom, welches klinisch daran erkennbar ist, daß die Patienten nicht in der Lage sind, postpartal zu stillen. Ohne daß man die Zusammenhänge klar belegen kann, nimmt man auch bei anderen Fällen von mangelnder postpartaler Laktation einen selektiven Prolaktinmangel an, da man bei diesen Patienten häufig niedrigere Prolaktinwerte findet. Möglicherweise werden niedrige Prolaktinspiegel auch bei postpartalen Frauen durch Zigarettenrauchen – also nikotinbedingt – induziert, von dem man weiß, daß darunter möglicherweise über Anhebung des endogenen „dopaminergen Tonus" die Prolaktinspiegel abgesenkt werden (Baron et al. 1986; Editorial 1987).

Ob hier ein erhöhter dopaminerger Tonus vorliegt, wurde bisher nicht belegt. Einen direkten Schädigungsmechanismus stellt die gehäuft in Schwangerschaft und Wochenbett auftretende lymphozytäre Hypophysitis dar (Guay et al. 1987) (s. Kap. 2, S. 46).

4.3 Ursachen von Hyperprolaktinämien

Ursachen der Hyperprolaktinämien können Störungen auf allen funktionellen Ebenen der Prolaktinsekretion und -regulation sein (Horrobin 1979; v. Werder 1985). So können z. B. Störungen der Dopaminsynthese und -sekretion, des Dopamintransfers zu den laktotrophen Zellen, Dopaminrezeptormangel, durch Dopaminrezeptorstörung mit mangelndem Erkennen und Umsetzen des Signals, wie auch Postrezeptorstörungen zu suprahysiologischen Prolaktinspiegelerhöhungen führen. Aber auch direkte Stimulation der Zelle mit Überspielen des normalen Dopamineffektes, führt zur Hyperprolaktinämie. Darüber hinaus kommt es zu Hyperprolaktinämie, wenn die Zahl der laktotrophen Zellen vermehrt ist, da immer auch, trotz maximaler tonischer Hemmung durch Dopamin oder Dopaminagonisten, eine basale Prolaktinsekretion stattfindet. Es gibt eine Vielzahl von Ursachen für Hyperprolaktinämien. Die häufigsten sind auf S. 90 und 91 aufgeführt (Literatur bei Althoff et al. 1982; Besser et al. 1985; Franks u. Jakobs 1983; Ho et al. 1985; König u. Kopp 1986).

4.3.1 Physiologische Ursachen für Hyperprolaktinämien

Die meisten Ursachen von Hyperprolaktinämien lassen sich mit den o. g. Mechanismen klären. Aus klinischer Sicht wird man sich natürlich immer nach pathologischen Ursachen von Hyperprolaktinämien fragen müssen. Es muß jedoch daran erinnert werden, daß es sich meist um physiologische Ursachen handelt. Dazu gehören z. B. die Schwangerschaft, wobei die Prolaktinspiegel mit der Schwangerschaftsdauer zunehmend ansteigen: 1. Trimenon bis 50 ng/ml, 2. Trimenon bis 100 ng/ml und 3. Trimenon bis 200 ng/ml (vgl. 3.3.3). Der Prolaktinanstieg in der Schwangerschaft ist Folge eines direkten Östrogeneffektes auf die laktotrophen Zellen einschließlich einer Steigerung der mitotischen Aktivität, womit möglicherweise auch die Hyperplasie der laktotrophen Zellen in der Schwangerschaft zu erklären ist (Kap. 1, S. 12).

Darüber hinaus wird durch Östrogene auch die Dopamininkorporation in die Zelle gehemmt. Auch während der Laktation kommt es zur Hyperprolaktinämie; dies wird über eine Stimulation der Mammillnerven, die zu einem kurzen Dopaminabfall im Hypothalamus führt, erklärt. So führt jedes Anlegen in den ersten

Wochen postpartal über den Saugreiz zu einer 3- bis 10fachen Erhöhung der Prolaktinspiegel. Über diesen Mechanismus wird auch die Hyperprolaktinämie als Reaktion der Stimulation der Brust im Zusammenhang mit Sexualverkehr wie auch die Hyperprolaktinämie bei Brustwanderkrankungen und Verletzungen (Trauma, Verbrennung, Tuberkulose) erklärt (s. Tabelle 6.3 und S. 145 f.). Aber auch einfache Manipulation der Mammillen außerhalb des Wochenbettes führt bei einem Drittel der Patienten zu einer Verdopplung der Prolaktinwerte – Männer sollen jedoch keinen Prolaktinanstieg nach Bruststimulation zeigen. Auch der Mechanismus des Prolaktinanstiegs nach Mahlzeiten, insbesondere proteinreichen – der L-Thyrosin oder L-Tryptophananteil scheint entscheidend zu sein – ist unklar. Ebenso werden Verbindungen zu gastrointestinalen Hormonen angenommen. Neben physiologischen Ursachen einer intermittierenden Hyperprolaktinämie, wie z. B. Streß, Manipulation an der Mamille, Koitus, Muskelarbeit, kalorienreiche Mahlzeit, Schlaf usw., die differentialdiagnostisch erwogen werden müssen, wenn eine einmalige Prolaktinbestimmung einen erhöhten Wert erbrachte, sind die physiologischen Ursachen mit konstanter Hyperprolaktinämie, wie z. B. Gravidität und postpartale Laktation, die häufigsten (s. S. 90 und 91 und Abb. 4.1). Daneben sehr häufig und immer auszuschließen sind die medikamentös induzierten Formen der Hyperprolaktinämie (s. S. 21 und 91).

4.3.2 Nichtphysiologische Ursachen von Hyperprolaktinämien

Die medikamentös induzierten Hyperprolaktinämien

Die medikamentös induzierten Hyperprolaktinämien (s. S. 91) – wobei man Prolaktinkonzentrationen durchaus im Bereich bis 200 ng/ml beobachten kann – sind je nach Pharmakon über unterschiedliche Angriffspunkte auf die oben genannte Funktionsebenen zu erklären. So führt α-Methyldopa durch Interferenz mit der Dopaminsynthese und Reserpin über eine Entleerung von Dopaminspeichern zu einem funktionellen hypothalamischen Dopaminmangel (Dopaminverarmung). Andere Medikamente, wie die Butyronpherone (z. B. Haloperidol), Phenothiazine (z. B. Chlorpromazin: Megaphen und Atosil) sowie Procainamidderivate (z. B. Metoclopramid: Paspertin, Sulpirid: Dogmatil) wirken als Dopaminrezeptorblocker, und es wird so die normale Interaktion zwischen dem hypothalamischen Dopamin und seinen Rezeptoren gehemmt (vgl. 3.4.2–3.4.6).

Im Hinblick auf die hypothalamische inhibierende Wirkung von Dopamin wundert es nicht, wenn Medikamente, die hypothalamische Dopaminspeicher entleeren, oder die Wirkung blockieren (z. B. die Phenothiazine), die Prolaktinsekretion stimulieren. Auch Patienten unter Behandlung mit trizyklischen Antidepressiva und Benzodiazepinen zeigen häufig inkonstant eine Hyperprolaktinämie. Pharmakologische Dosierungen von Östrogenen steigern die Prolaktinspiegel, und viele Studien haben auch eine Erhöhung der Prolaktinspiegel durch orale Kontrazeptiva gezeigt, was bei den neueren, niedrig dosierten Präparaten (Äthinyl-Östradiol 30–50 µg) selten der Fall ist. Differentialdiagnostische Probleme können Patienten bereiten, die wegen Akne und Hirsutismus mit Östrogenen und Cyproteronazetat (z. B. Diane) eingestellt sind. Aber auch die häufige Verwendung östrogenhaltiger Kosmetika mit nachfolgender Resorption der Östrogene sollte nicht unterschätzt werden - u. U. sind die synthetischen Östrogenderivate sogar radioimmunologisch nicht erfaßbar, was zu weiteren diagnostischen Irrtümern führen kann. Ob auch hier durch die Östrogene der Dopamineffekt durch Hemmung der Dopaminkorporation in die Zelle gehemmt ist, ist bisher nicht gesichert. In jedem Fall zeigt sich immer wieder, daß eine exakte Anamnese, insbesondere eine sorgfältige Medikamentenanamnese, bei Patienten mit Hyperprolaktinämie entscheidende Hinweise zur Genese geben kann (vgl. Kap. 1, S. 12; 3.3, S. 64 f.; Literatur bei Ho et al. 1985).

Hyperprolaktinämien bei Nierenversagen (vgl. Kap. 1, S. 21, Kap. 8, S. 197)

Chronisches Nierenversagen geht bei Männern und Frauen mit stark erhöhten zirkulierenden Serumprolaktinspiegeln einher. Inzwischen wurde gezeigt, daß die urämische Hyperprolaktinämie durch einen Anstieg des sog. „little" Prolaktin bedingt ist und weniger durch Veränderungen des „big" oder „big-big" Prolaktins.

Gerade die Reduktion der glomerulären Filtrationsrate scheint ein wichtiger Mechanismus für die Akkumulation dieses „little" Prolaktins zu sein (Rodriguez et al. 1986). Inzwischen konnte auch bewiesen werden, daß die metabolische Clearancerate (MRC) bei Hyperprolaktinämie um 33 % reduziert ist. Die Sekretionsrate ist um das 3fache gesteigert und zusätzlich ist das Ansprechen auf eine Dopamininfusion bei diesen Patienten mit Hyperprolaktinämie vermindert.

Diese Beobachtungen und die Tatsache, daß der Prolaktinspiegel nach Dialyse nicht einfach abfällt, sprechen dafür, daß es sich nicht einfach um eine Nierenfunktionsstörung zur Exkretion von Hormonen handelt, sondern daß die Hyperprolaktinämie bei Urämie eher Folge eines nicht dialysablen Faktors ist, der die laktotrophen Zellen angreift und hier die normale dopaminerge Prolaktinhemmung blockiert.

Kürzlich wurde auf die besondere Bedeutung der erniedrigten Plasmazinkspiegel für die Hyperprolaktinämie bei Patienten mit Nierenversagen hingewiesen. Dabei waren die Plasmazinkspiegel und Prolaktinspiegel umgekehrt korreliert, d. h. niedrige Zinkspiegel gingen mit hohen Prolaktinspiegeln einher. Durch Zinksubstitution ließen sich die Prolaktinspiegel senken (Mahajan et al. 1985).

Besonders zu erwähnen ist, daß erfolgreiche Nierentransplantationen mit einem Rückgang der Hyperprolaktinämie sowie mit einer Besserung der Hodenfunktion wie auch der erektilen Funktion bei männlichen Patienten mit chronischem Nierenversagen einhergeht (Literatur bei Foulks u. Cushner 1986).

Hyperprolaktinämie bei Hypothyreose (vgl. S. 22)

Die Hyperprolaktinämie bei primärer Hypothyreose wird durch eine exzessiv vermehrte endogene TRH-Sekretion - das hypothalamische Thyreotropinreleasinghormon besitzt auch Prolaktinreleasingaktivität (s. oben) - verursacht. Dabei ist der Mechanismus der Hyperprolaktinämie im einzelnen nicht bekannt, wenn auch evtl. zusätzlich eine verminderte Abbaurate (metabolische Clearancerate) von Prolaktin als Ursache angenommen wird (Literatur bei Ho et al. 1985). Meistens sind die basalen Prolaktinspiegel bei Patienten mit Hypothyreose normal, selten erhöht. Häufig ist jedoch insbesondere der TRH-induzierte Prolaktinanstieg gesteigert. Die Patienten mit Hypothyreose können Galaktorrhö, Hyperprolaktinämie, Amenorrhö und eine vergrößerte Sella durch kompensatorische Hypertrophie des Hypophysenvorderlappens mit vermehrter TSH-Sekretion bieten. Zusätzlich zeigen sie jedoch die klinischen Zeichen einer primären Hypothyreose.

Differentialdiagnostisch (s. dort) stellt die Hyperprolaktinämie bei manifester Hypothyreose kein Problem dar. Bei Verdacht auf eine latente Hypothyreose mit normalen peripheren Schilddrüsenhormonwerten sollte deshalb ein TRH-Test mit Bestimmung von TSH und Prolaktin durchgeführt werden, da es dann zu einer überschießenden TSH-Sekretion bei häufig bereits basal erhöhten TSH-Spiegeln kommt (vgl. 3.4.1, S.73). Sowohl der basale wie auch der stimulierte Prolaktinspiegel normalisieren sich durch Substitutionsbehandlung der Hypothyreose innerhalb einer Zeit von bis zu 6 Monaten (Literatur bei Ho et al. 1985).

Hypothalamohypophysäre Erkrankungen mit Hyperprolaktinämie
(s. Tabelle 2.3, S. 46; S. 113f. sowie Abb. 1.6: Fig. 4 und 5, S. 15)

Viele hypothalamische Erkrankungen und die Hypophysenstieldurchtrennung gehen mit einer sog. *„Begleithyperprolaktinämie"*, wie z.B. bei hormoninaktiven suprasellär wachsenden Tumoren (Kraniopharyngeom), Meningeom, aber auch Hydrocephalus internus) mit Hyperprolaktinämie einher. Auch Tumoren, entzündliche Prozesse und arteriovenöse Fehlbildungen können die hypothalamische Dopaminsynthese mindern und/oder die Freisetzung von Dopamin aus den tuberoinfundibulären Neuronen stören. Auch alle Prozesse, die den axonalen Transport von Dopamin zu den portalen Kapillaren oder den Transport über die Kapillaren zur Hypophyse hemmen, führen über PIF-Mangel zur Hyperprolaktinämie, wie z.B. Erkrankungen mit Kompression des Hypophysenstiels. Bei Patienten mit solchen sog. *„Begleithyperprolaktinämie"*, bei endokrin selbst nicht aktiven raumfordernden Prozessen in oder oberhalb der Sella, kann durch die Fehldiagnose einer funktionellen Hyperprolaktinämie, insbesondere auch durch eine dann nicht inidizierte Therapie mit Bromocriptin, der rechte Zeitpunkt für die frühzeitige neuroradiologische Diagnostik und gegebenenfalls neurochirurgische Intervention verpaßt werden (s. Kap. 1, S.20, Kap. 2, S.45f., Kap.7, S.176).

Nichtprolaktinproduzierende Hypophysentumoren mit Hyperprolaktinämie
(Tabelle 2.1, S.32; Tabelle 2.2, S.39; Tabelle 2.3, S.46)

Bei 21-51% der *Patienten mit Akromegalie* werden erhöhte Prolaktinspiegel beschrieben (Althoff 1978; Franks u. Jakobs 1983). Die Ursache dieser Hyperprolaktinämie ist unklar. Als mögliche Erklärung kommen u.a. in Frage: zum einen eine Prolaktinsekretion aus einem Zelltyp, der die Potenz besitzt, sowohl Wachstumshormon als auch Prolaktin zu sezernieren (sog. mammosomatotrophe Zellen), oder aber es ist die Folge einer tumorbedingten Störung im portalen Blutfluß, der dazu führt, daß die prolaktinproduzierenden Zellen durch fehlende dopaminerge Hemmung entzügelt werden. Solche Hyperprolaktinämien wurden auch beim

Cushing-Syndrom (bis zu 23%) und beim *Nelson-Tumor* (bis zu 50%) beschrieben. Dabei wird z.Z. angenommen, daß es auch zu einer gleichzeitigen Sekretion von Prolaktin und ACTH aus der ACTH-produzierenden Zelle kommen kann (Nabarro 1982).

Ektope Prolaktinome und ektope Prolaktinbildung (vgl. 3.6, S. 84)

Ektope Prolaktinome werden selten beschrieben. Man muß jedoch damit rechnen. So wurde kürzlich eine Kasuistik publiziert, die diese Problematik darstellte: bei klinisch und laborchemisch positivem Befund eines Prolaktinoms wurde bei der Chirurgie kein Tumor gefunden. Die neuroradiologischen Befunde der zerstörten Sella und parasellären Strukturen waren Folge eines bereits bekannten Hyperparathyreoidismus mit parathyreoidalen Knochenläsionen (braunen Tumoren). Erst genauere Exploration erbrachte ein ektopes Prolaktinom im Bereich des Clivus. Dies beweist, daß zum einen ein Prolaktinom auch im ektopen Hypophysengewebe entstehen kann, und zum anderen zeigt dies, daß pathologische Strukturen im Bereich der Sella mit vermehrter Sekretion eines Hypophysenhormons nicht in jedem Fall ein gesichertes Hypophysenadenom bedeuten (Literatur bei Shenker et al. 1986).

Ganz selten wurde bisher ektopische Prolaktinbildung im Zusammenhang mit Bronchialtumoren oder Hypernephromen beschrieben (Heinrich et al. 1983).

Prolaktinome (s. auch S. 19, 31 f., 105 f.)

Im Rahmen einer kürzlich publizierten Studie konnte gezeigt werden, daß von Individuen ohne jeglichen Hinweis auf Hypophysenerkrankungen während der Autopsie bei 27% Mikroadenome nachgewiesen wurden, von welchen 40% immunhistologisch als Prolaktinome eingestuft werden konnten. So ist nicht verwunderlich, daß Prolaktinome die häufigste Ursache einer Hyperprolaktinämie sind, wenn andere Ursachen (s. oben) ausgeschlossen wurden. Interessanterweise zeigten jedoch nur 19% der Patienten, bei denen sich nachgewiesenermaßen bei der Autopsie Mikroadenome gefunden hatten, auch röntgenologisch abnormale Tomographien der Sella, und umgekehrt waren bei 24% der Autopsierten ohne Mikroadenome abnormale Tomographien gefunden worden (Burrow et al. 1981). Damit muß insgesamt die morphologische Diagnostik von Mikroadenomen in Frage gestellt werden (s. unten). Vielleicht bietet hier in Zukunft die Kombination der Positronenemissionstomographie mit der Aufnahme von markierten Dopaminagonisten einen diagnostischen Gewinn (Muhr et al. 1985).

Prolaktinome und multiple endokrine Neoplasien (MEN)

Prolaktinome als Ausdruck multipler endokriner Neoplasien (MEN) (Wermer-Syndrom) sind extrem selten (Literatur bei Gottswinter et al. 1985; Hershon et al. 1983).

Dabei kommt die Kombination zwischen Hyperparathyreoidismus mit multiplen Epithelkörperchenadenomen, Pankreastumoren und Hypophysentumoren vor. Wegen der großen Zahl echter maligner Neoplasien sollte der Terminus „multiple endokrine Neoplasien (MEN)" statt „multiple endokrine Adenomatose (MEA)" beibehalten werden.

Im Rahmen dieses Syndroms können Nebenschilddrüsen, Pankreas, Hypophyse und Nebenniere befallen sein. Das klinische Bild kann sich in Form von Epithelkörperchenadenomen oder Hyperplasien, insulin- oder gastrinbildenden Adenomen oder Adenomatosen des Pankreas, Nebennierenadenom mit Cushing-Syndrom und Hypophysenvorderlappenadenomen mit Akromegalie, M. Cushing oder Prolaktinomen manifestieren. Dabei ist gerade die Kombination mit Prolaktinomen sehr selten (Hershon et al. 1983).

In der Literatur wurde andererseits z. B. in einer Familie bei allen 6 Geschwistern eine Hyperprolaktinämie als Ausdruck der MEN beschrieben, wobei es in keinem Fall durch transphenoidale Operation zu einer Normalisierung der Prolaktinspiegel kam (Hershon et al. 1983). Möglicherweise ist bei solchen Patienten die Hyperprolaktinämie Folge einer allgemeinen – vielleicht hypothalamischen Überstimulation auf die Prolaktinzelle, die primär mit Hyperplasie und dann sekundär mit Adenombildung (hyperplasiogenes Adenom) reagiert (Serri et al. 1983). Damit wäre es eher verständlich, warum die chirurgische Therapie in diesen Fällen nicht anhaltend erfolgreich ist. Dies muß bei der unten besprochenen endokrinologischen Untersuchung bei Patienten mit Hyperprolaktinämie berücksichtigt werden, indem ein Screening dieser Patienten auf möglicherweise andere latente endokrine Neoplasien erfolgt und ggf. auch Screeninguntersuchungen bei asymptomatischen Familienmitgliedern durchgeführt werden (s. 4.6.4; Abb. 4.9). Die therapeutische Strategie bei solchen Patienten ist anders, da jederzeit mit multiplen Prolaktinomen, Hyperplasien oder beidem gerechnet werden muß. Hier hat sich im übrigen Bromocriptin gerade bei unvollständigen Operationen gleichfalls bewährt (Hershon et al. 1983).

4.4 Zur Prevalenz der Hyperprolaktinämien

In Tabelle 4.1 ist die Häufigkeit der verschiedenen nichtphysiologischen Hyperprolaktinämieformen aufgrund von Literaturangaben dargestellt (Literatur bei König u. Kopp 1986).

Tabelle 4.1. Häufigkeit der Hyperprolaktinämie. (Nach König u. Kopp 1986)

Vorkommen	n	[%]
Amenorrhoische Frauen	1969	24
Oligomenorrhoische Frauen	306	6,7
Sterile Frauen	113	19,5
Impotente Männer	329	4,7–8
Sterile Männer	(k. A.)	5
Akromegalie	(k. A.)	25–45
Hypophysentumor	(k. A.)	6,5
Schwere Niereninsuffizienz	(k. A.)	35–76

k. A. = keine Angaben.

Grundsätzlich muß man sagen, daß mit der Einführung des Prolaktin-RIA und der zunehmenden Kenntnis über das klinische Bild des Hyperprolaktinämiesyndroms die jährliche Inzidenz, d.h. die Zahl der Neuerkrankungen bezogen auf die Gesamtbevölkerung, von 0,7/100000 in den Jahren 1935-1969 auf 7,1/100000 in den Jahren 1970-1977 angestiegen ist (Wilson u. Foster 1985).

Die Prävalenz der Prolaktinome bei Patienten mit Hyperprolaktinämie hängt natürlich auch von der Art der Klinik ab, in der sich der Patient erstmalig vorstellt. In einer gynäkologisch endokrinologischen Abteilung sind bei bis zu einem Drittel der Patienten mit hyperprolaktinämischen Amenorrhöen neuroradiologische Veränderungen im Sinne eines Hypophysenvorderlappentumors nachzuweisen. Die wahre Quote liegt möglicherweise noch höher.

Von den früher als inaktiv eingestuften Tumoren sind 30-40% Prolaktinome, und sogar 70% der früher als „funktionslos" beschriebenen Hypophysenvorderlappentumoren zeigen eine Hyperprolaktinämie. Dies sind jedoch nicht alles Prolaktinome, da bekanntlich (wie oben dargestellt) andere organische Schädigungen zu einer Hyperprolaktinämie führen und andererseits z.B. 25-45% der Patienten mit Akromegalie eine Hyperprolaktinämie zeigen, zu deren Genese an anderer Stelle Stellung genommen wurde (Althoff 1978; Althoff u. Schöffling 1985; Nabarro 1982). Das Cushing-Syndrom ist zwar, wie dargestellt, für eine Hyperprolaktinämie nicht typisch, trotzdem wird beim Cushing-Syndrom und beim Nelson-Syndrom – möglicherweise als Folge suprasellärer Ausdehnung – eine Hyperprolaktinämie beschrieben (Zahlen s. unten) (vgl. Kap.2, S.31 f.).

Eine Hyperprolaktinämie wird bei 13-64% der Frauen mit Amenorrhö nachgewiesen (Literatur bei Franks u. Jakobs 1983), bei 6,7% der Frauen mit Oligomenorrhö und bei 19,5% der sterilen Frauen. Galaktorrhö zeigt sich dann bei 30-90%. Diese große Varianz ist sicher durch die unterschiedliche Untersuchungstechnik der Ärzte bedingt. Bei 30% der Frauen mit Hyperprolaktinämie wird radiologisch ein Hypophysentumor nachgewiesen (Literatur bei Jung et al. 1982; v. Werder 1985). Prolaktinome sind nach Berichten in der Literatur zwar 4- bis 5mal häufiger bei der Frau als beim Mann, ⅔ der Prolaktinome der Frau sind jedoch Mikroprolaktinome.

Beim Mann findet man dagegen überwiegend Makroprolaktinome, obwohl die Hyperprolaktinämie bei ihm relativ seltener vorkommt. Meist wird die Diagnose erst im 3.-4. Lebensjahrzehnt gestellt. Dokumentation, Analyse und statistische Auswertung der Krankengeschichten von 67 Prolaktinompatienten unserer internistisch-endokrinologischen Abteilung in Frankfurt (Kreher 1986) erbrachte folgendes: bei 67 Prolaktinompatienten handelte es sich um 42 weibliche (63%) und 25 männliche (37%) Patienten. Während bei den Frauen die Tumorgröße in 55% als Makro- und in 45% als Mikroprolaktinom dokumentiert war, fanden sich bei den 23 männlichen Patienten in 87% Makro- und in 13% Mikroprolaktinome, d.h. Makroprolaktinome treten in diesem sicher etwas selektierten Krankengut numerisch etwa gleich häufig auf, während die Mikroprolaktinome überwiegend bei Frauen zu finden sind (s. Tabelle 4.2).

Bei 5% der Männer mit Infertilität findet man im Rahmen des Screenings eine Hyperprolaktinämie. Es gibt jedoch keine Hinweise, daß diese Hyperprolaktinämie bei Männern mit normaler Testosteronproduktion die Spermatogenesestörung verursacht (Literatur bei Buvat et al. 1985).

Tabelle 4.2. Häufigkeitsverteilung von Makro- und Mikroprolaktinomen bei Männern und Frauen

		Tumorgröße		
		Makro-/Mikroadenom		n.d.
Frauen	42	22	18	2
Männer	25	20	3	2
		67%	33%	

n.d. = nicht definierbar.

Andererseits wird allerdings bei 5, 7–8 % aller impotenten Männer eine Hyperprolaktinämie nachgewiesen. Die meisten Männer mit Hyperprolaktinämie und erniedrigtem Testosteron haben dann bereits sehr große Tumoren (Buvat et al. 1985). Die in Tabelle 4.1 dargestellten Krankheitsbilder mit Hyperprolaktinämie und ihre Häufigkeit zeigen eine hohe Rate an Hypophysentumoren. Hier ist gleichfalls auch darauf hinzuweisen, daß bei 120 nichthypophysär erkrankten Patienten autoptisch in 27 % der Fälle ein hypophysäres Mikroadenom nachgewiesen werden konnte, wobei es sich in 50 % der Fälle histologisch um ein Prolaktinom handelte, d. h. die Prävalenz (Zahl der Erkrankten auf die mittlere Gesamtbevölkerung) ist noch höher als gegenwärtig angenommen (Burrow et al. 1981).

4.5 Klinisches Bild der Hyperprolaktinämie

4.5.1 Hyperprolaktinämie und tertiärer hypogonadotroper Hypogonadismus

Einige in der Vergangenheit beschriebene Syndrome wie Chiari-Frommel-, Forbes-Albright- und Argonz-Ahumada-del-Castillo-Syndrom waren sicher unterschiedliche Manifestationen von Prolaktinomen (Literatur bei Grossman u. Besser 1985). Bei stärkerer Hyperprolaktinämie kommt es zum sog. Hyperprolaktinämiesyndrom in zunehmender Ausprägung:

Frauen:	*Männer:*
Gestörte Pubertätsentwicklung möglich	Gestörte Pubertätsentwicklung möglich
Frigidität	Hypogonadismus
Libidostörung	Libidostörung
Zyklusstörungen	Potenzverlust
Anovulation	Infertilität (Oligozoospermie)
Amenorrhö	Gynäkomastie
Galaktorrhö (30–70%)	Galaktorrhö (bis 10%)
Gewichtszunahme (bis 80%)	Gewichtszunahme (bis 80%)
Akne	Akne
leichte Virilisierung und Hirsutismus	

Endokrine Befunde bei Hyperprolaktinämie:

Frauen:

LH und FSH (normal bis ↓)
Testosteron (↑)
Östrogene (↓)
polyzystische Ovarien (20%)
DHEAS (↑)

Männer:

LH und FSH (normal bis ↓)
Testosteron (normal bis ↓)
Östrogene (normal)
Oligo- bis Azoospermie

Symptome und Laborbefunde sind von der Höhe des Prolaktinspiegels abhängig. Eine klinische Symptomatik stellt sich u. U. ausgeprägt erst nach Jahren ein. Der LH-RH-Test zeigt die zunehmend eingeschränkte Stimulierbarkeit der Gonadotropine.

Die dokumentierten Symptome des Prolaktinoms bei den von uns selbst beobachteten 67 Prolaktinompratienten sind in den Tabellen 4.3-4.7 aufgelistet (Kreher 1986). Während bei Frauen Amenorrhö (79%), Zyklusstörungen (91%) und Galaktorrhö (52%), die häufigsten Symptome waren, waren bei den Männern Libidoverlust (48%) und Sehstörungen (48%) neben Potenzstörungen, Kopfschmerzen und Gynäkomastie führende Symptome. *Der pathophysiologische Mechanismus besteht darin, daß bei Hyperprolaktinämie die endogene hypothalamische Dopaminkonzentration regulativ erhöht ist.* Da Dopamin potentiell nicht nur die Prolaktinsekretion, sondern auch die LH-RH-Freisetzung im Hypothalamus hemmt (Literatur bei Ho et al. 1985; v. Werder 1985; Franks u. Jakobs 1983), wird damit die pulsatile LH-RH-Freisetzung und demzufolge auch die zyklische Freisetzung von hypophysären Gonadotropinen wie auch die zirkadiane Rhythmik von Testoste-

Tabelle 4.3. Symptomatik der Prolaktinome bei Makro- bzw. Mikroadenomen von Männern und Frauen

Tumorgröße	Makroadenom	Mikroadenom	n.d.	Gesamt
Frauen: Gesamt	22	18	2	42
Amenorrhö	19	12	2	33
davon primäre	2	1	-	3
Galaktorrhö	7	13	2	22
Sehstörungen	11	-	-	11
Kopfschmerzen	8	2	-	10
Zyklustempostörungen	1	4	-	5
Libidoverlust	2	1	-	3
Neurologische Ausfälle	1	-	-	1
Männer: Gesamt	20	3	2	25
Libidoverlust	10	1	1	12
Sehstörungen	12	-	-	12
Potenzverlust	7	2	2	11
Kopfschmerzen	8	1	-	9
Gynäkomastie	4	1	1	6
Galaktorrhö	3	-	-	3
Keine Sexualbehaarung	1	-	-	1

n.d. = nicht definierbar.

Tabelle 4.4. Nachweisbare Lokalsymptomatik und pathologischer Ausfall der Funktionsüberprüfung hypophysärer Partialfunktionen bei Frauen mit Makro- oder Mikroprolaktinom

Funktionsausfall:	Pathologisch [%] bei	
	Makroadenom (n=22)	Mikroadenom (n=18)
Gonadotrope Achse	62	47
Thyreotrope Achse	17	18
kortikotrope Achse	0	0
Lokalsymptomatik:		
Visus	56	8
Gesichtsfeld	83	8
Papille	50	8
Röntgen Sella	100	73
Computertomographie	100	78
Karotisangiographie	82	0

Tabelle 4.5. Nachweisbare Lokalsymptomatik und pathologischer Ausfall der Funktionsüberprüfung hypophysärer Partialfunktionen bei Männern mit Makro- oder Mikroprolaktinomen

Funktionsausfall:	Pathologisch [%] bei	
	Makroadenom (n=20)	Mikroadenom (n=3)
Gonadotrope Achse	85	0
Thyreotrope Achse	25	0
Kortikotrope Achse	36	0
Lokalsymptomatik:		
Visus	60	0
Gesichtsfeld	77	0
Papille	40	0
Röntgen Sella	100	–
Computertomographie	100	100
Karotisangiographie	100	–

ron gehemmt (Literatur bei Zini et al. 1986). Es handelt sich somit bei Hyperprolaktinämie um einen hypothalamischen und damit tertiären hypogonadotropen Hypogonadismus. So ist auch die bei einem Teil der Patienten nachweisbare eingeschränkte Gonadotropinantwort im LH-RH-Test zu erklären.

Darüber hinaus konnte nun gezeigt werden, daß Metoclopramid, ein Dopaminrezeptorenblocker, die LH-Sekretion bei hyperprolaktinämischen Patienten im Gegensatz zu normalen Kontrollen stimuliert, was einen gesteigerten endogenen dopaminergen Tonus auf die Gonadotropinsekretion annehmen läßt (vgl.3.4.2).

Die Reaktion auf LH-RH ist bei Hyperprolaktinämie sehr unterschiedlich. Es konnte gezeigt werden, daß zwischen der Gonadotropinsekretion und der Dauer der Hyperprolaktinämie eine negative Korrelation als Hinweis auf eine mögliche sekundäre Atrophie der hypophysären gonadotropen Zellen besteht.

Tabelle 4.6. Nachweisbare Lokalsymptomatik und pathologischer Ausfall der Funktionsüberprüfungen hypophysärer Partialfunktionen bei Frauen und Männern mit Makroprolaktinomen

Funktionsausfall:	Pathologisch [%] bei		
	Frauen (n=22)	Männern (n=20)	Gesamt
Gonadotrope Achse	62	85	73
Thyreotrope Achse	17	25	21
Kortikotrope Achse	0	36	18
Lokalsymptomatik:			
Visus	56	60	58
Gesichtsfeld	83	77	80
Papille	50	40	45
Röntgen Sella	100	100	100
Computertomographie	100	100	100
Karotisangiographie	82	100	90

Tabelle 4.7. Nachweisbare Lokalsymptomatik und pathologischer Ausfall der Funktionsüberprüfung hypophysärer Partialfunktionen bei Frauen und Männern mit Mikroprolaktinomen

Funktionsausfall:	Pathologisch [%] bei		
	Frauen (n=18)	Männern (n=3)	Gesamt
Gonadotrope Achse	47	0	40
Thyreotrope Achse	18	0	15
Corticotrope Achse	0	0	0
Lokalsymptomatik:			
Visus	8	0	7
Gesichtsfeld	8	0	7
Papille	8	0	7
Röntgen Sella	73	-	73
Computertomographie	78	100	81
Karotisangiographie	0	-	0

Das Wiederauftreten der pulsatilen LH-RH-Sekretion nach Normalisierung der Prolaktinsekretion paßt zu den dargestellten zentralen Effekten der Hyperprolaktinämie, wie auch exogene pulsatile LH-RH-Applikation zu ovulatorischen Zyklen trotz Hyperprolaktinämie führt (Berg et al. 1983). Allerdings führt eine lange Hyperprolaktinämie zu einer Veränderung der Gonadenempfindlichkeit auf Gonadotropine.

So führt HCG-Applikation bei hyperprolaktinämischen männlichen Patienten zu einem ungenügenden Testosteronanstieg. Das heißt, neben den oben aufgeführten hypothalamischen Effekten der Hyperprolaktinämie gibt es sehr wohl extrahypothalamische und extrahypophysäre Effekte durch verminderte Empfindlichkeit der Gonaden gegenüber den normalen Gonadotropinen. So kann man annehmen, daß Prolaktin bei einigen Patienten mit prolaktinproduzierenden

Tumoren z. B. einen hemmenden Effekt auf die Gonaden hat und es sekundär zu einem LH-RH-Anstieg kommt. Dafür spricht, daß z. B. in einer Studie 14% der männlichen Prolaktinompatienten – 4 Mikroadenome und 1 Makroadenom – einen hypergonadotropen Hypogonadismus mit erhöhten LH-Spiegeln bei normalen bis subnormalen Testosteronspiegeln zeigten (Muhr et al. 1985). Entweder es bestehen dabei gonadotropinsezernierende Tumoren mit Prolaktinerhöhung, oder es kommt tatsächlich als Ursache der hemmende Effekt von Prolaktin auf die Gonaden in Frage.

Die Hyperprolaktinämie beim Mann geht häufig mit niedrigen Testosteronwerten einher. Deshalb schlugen einige Untersucher vor, nur den Testosteronspiegel bei allen Patienten mit Knick im Libidoverhalten und Potenzstörung zu bestimmen, Prolaktin jedoch nur bei Patienten mit niedrigen Testosteronspiegeln. Diesem Vorgehen muß in jedem Fall widersprochen werden. Alle Erfahrungen sprechen dafür, daß bei idiopathischer Impotenz der Prolaktinspiegel bestimmt werden sollte und nicht nur bei Patienten mit niedrigen Testosteronspiegeln. So zeigten sich z. B. bei 5 von 10 Patienten mit deutlicher Hyperprolaktinämie – 3 Patienten davon litten sogar unter einem Makroprolaktinom – normale Testosteronspiegel. Es gab auch keine Korrelation zwischen Testosteron- und Prolaktinwerten. In einer Studie hatten 22 von 37 Patienten erniedrigte Testosteronspiegel (Muhr et al. 1985).

Der Mechanismus der gestörten Sexualfunktion bei Hyperprolaktinämie und Hypogonadismus ist nicht ganz geklärt. Zuerst wurde angenommen, daß die gestörte Sexualfunktion allein Folge der niedrigen Testosteronspiegel sei. Dies allein kann jedoch nicht die Ursache sein, denn nicht alle Patienten haben niedrige Testosteronspiegel, und eine Erhöhung der Testosteronspiegel durch exogene Testosterongabe oder HCG-Therapie führt nicht bei jedem hyperprolaktinämischen Patienten zu einer Besserung von Libido und Potenz, und umgekehrt (z. B. unter der prolaktinsupprimierenden Bromocriptintherapie, s. dort) kann es zu einer Wiederherstellung von Libido und Potenz ohne Normalisierung der Testosteronspiegel kommen.

Interessanterweise hat man bei hyperprolaktinämischen Patienten erniedrigte SHBG-Spiegel (SHBG = *S*teroid *H*ormone *B*inding *G*lobulin) gefunden. Deshalb kann in manchen Fällen der Effekt eines erniedrigten Gesamttestosteronspiegels durch eine höhere Rate an ungebundenem Testosteron abgeschwächt werden.

Viel interessanter ist aber der Nachweis, daß sowohl durch experimentelle wie auch durch pathologische Hyperprolaktinämien die 5-α-Reduktase gehemmt wird, was zu einer erniedrigten Rate der Überführung von Testosteron in das biologisch aktive Dihydrotestosteron (DHT) führt. Dies könnte bei den sexuellen Funktionsstörungen von impotenten Männern auch eine Rolle spielen, zumal Dihydrotestosteron der Hauptmetabolit für den Testosteroneffekt im zentralen Nervensystem bei Primaten ist (Noci et al. 1986).

Bei den meisten Patienten mit Hyperprolaktinämie bestehen sichere Störungen der Sexualfunktion. In einer kürzlich erschienenen Literaturübersicht über 10 Studien waren von insgesamt 132 Patienten mit Hyperprolaktinämie 108 impotent (Buvat et al. 1985). Unter zusätzlicher Bezugnahme auf 5 weitere Studien kam man letztlich auf eine Impotenzrate von 88% (d. h. 256 von 303 hyperprolaktinämischen Patienten waren impotent). Meist bestand eine verminderte Libido, d. h.

ein Knick im Libidoverhalten, und häufig bestehen Schwierigkeiten bei der Ejakulation. Umgekehrt treten die 2 genannten Symptome selten ohne erektile Dysfunktion auf. Immerhin zeigten im umgekehrten Sinne 2-7% aller unausgewählten Patienten mit Impotenz eine leichte Hyperprolaktinämie, und fast 10% der Patienten mit Ejaculatio praecox zeigten gleichfalls eine Hyperprolaktinämie. Obwohl nun durch Dopaminagonisten wie Bromocriptin bei allen hyperprolaktinämischen Patienten die Prolaktinspiegel gesenkt werden können, kommt es nur bei 40% zu einer wirklichen Besserung der Sexualfunktion (vgl. 9.2, S.213).

Hier scheinen noch zusätzliche Mechanismen eine Rolle zu spielen. So hemmt die Hyperprolaktinämie die Erektionsrate bei Ratten über zentrale Mechanismen, dabei ist dieser Effekt unabhängig vom Testosteronspiegel und wird über zentrale Effekte als eine Neurotransmitterstörung erklärt. Bei der Ratte steigert Prolaktin den Dopaminturnover im Hypothalamus wie auch die Dopaminfreisetzung in das Portalblut. Inzwischen ist bekannt, daß Prolaktin auf das sexuelle Verhalten von männlichen Ratten einen biphasischen Effekt ausübt, indem es erst stimuliert – dies ist auch beim Menschen der Fall – und dann hemmt. Diese Hemmung kann Folge einer Desensitation der Dopaminrezeptoren sein und ist durch einen massiven prolongierten Dopamineffekt verursacht. Ähnliche Mechanismen dürften auch bei Primaten ablaufen, wo man vom Prolaktin annimmt, daß es den zentralen Dopaminturnover steigert und andererseits Dopamin das sexuelle männliche Verhalten stimuliert (Buvat et al. 1985; Noci et al. 1986; Micic et al. 1985; Zini et al. 1986).

Neben diesen hormonellen und Transmittereffekten spielen sicher psychologische Mechanismen bei der männlichen Impotenz eine Rolle. So ist es sicher so, daß einige Fälle von organischer Impotenz mit sekundären psychologischen Veränderungen einhergehen, die sekundär zum anhaltenden Verlust der Libido und der erektilen Potenz führen können, die in einigen Fällen, obwohl die primäre Ursache behandelt wurde, dann als psychogene Impotenz fortbestehen bleiben. Deshalb wird auch angenommen, daß bei manchen Patienten eine leichte Hyperprolaktinämie nicht immer Ursache von Libidostörungen und Potenzstörungen sein muß, sondern eher Begleitsymptom der emotionalen Störung sein kann (vgl. S.140f.).

4.5.2 Klinische Symptomatik bei Hyperprolaktinomen – das Hyperprolaktinämiesyndrom beim Mann

Prolaktinome können die hypothalamohypophysären Funktionen auf zweierlei Weise beeinträchtigen:

- mechanisch, z.B. durch Kompression des normalen Hypophysenvorderlappengewebes, bei Prolaktinomen oder
- metabolisch-endokrinologisch durch exzessive Prolaktinsekretion.

Dementsprechend hängt die Art der klinischen Manifestation einer Hyperprolaktinämie davon ab, ob ein großer Hypophysentumor vorhanden ist oder nicht (s. Kap.1, Tabelle 1.2). Besteht ein solch großer Hypophysentumor, dann zeigen sich auch Symptome der lokalen Kompression, wie z.B. Kopfschmerzen, Gesichtsfeldeinschränkungen und u.U. Hypophysenvorderlappenausfälle (s. unten, Literatur bei Bobest et al. 1985; Parent 1985; Wheatley et al. 1986).

In Abb. 4.2 ist die Latenz vom Auftreten der ersten Symptome bis zur Stellung der Diagnose bei 42 Patientinnen, in Abb. 4.3 die bei 25 Patienten dargestellt. Es zeigt sich, daß bei den Frauen im Mittel doch 7,2 Jahre, bei den Männern jedoch nur 3,4 Jahre bis zur Diagnosestellung vergehen.

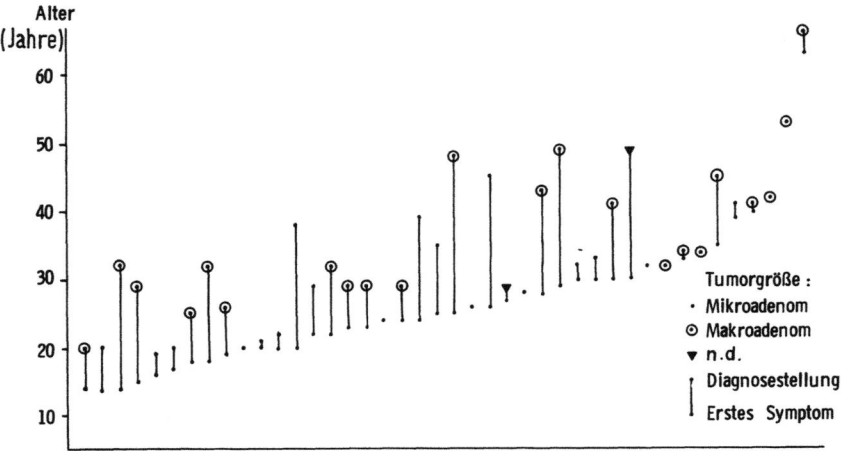

Abb. 4.2. Latenzzeit vom Auftreten des ersten Symptoms bis zur Stellung der Diagnose bei 42 Frauen mit Mikro- oder Makroprolaktinomen (*n.d.* nicht definierbar, ob Mikro- oder Makroprolaktinom)

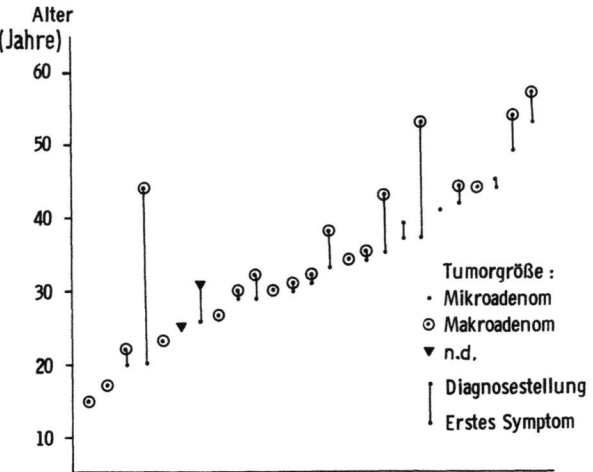

Abb. 4.3. Latenzzeit vom Auftreten des ersten Symptoms bis zur Stellung der Diagnose bei 25 Männern mit Mikro- oder Makroprolaktinomen (*n.d.* nicht definierbar, ob Mikro- oder Makroprolaktinom)

Bei großen Tumoren mit lateraler Ausdehnung kann es zu Druck auf den Sinus cavernosus und zum sog. *Sinus-cavernosus-Syndrom* kommen, bei dem Irritationen des 3., 4. und 6. Hirnnervs mit Störung der Augenmuskulatur, Doppelbildern und Sehverlust auftreten. Selten manifestiert sich ein Prolaktinom auch akut mit rasch einsetzenden Kopfschmerzen, Augenmuskellähmungen, raschem Visusverlust bis hin zur Erblindung, akuter Hypophysenvorderlappeninsuffizienz mit Hypotonie, rascher Verwirrung und Eintrübung bis zum Koma und Tod. Wir mußten einen Patienten mit Erblindung als Erstsymptom eines Prolaktinoms erleben. Bei rascher Ausdehnung der intrasellären Anteile kommt es dabei zu Störungen der Blutversorgung, Ischämie, Nekrose und Blutung in den Tumor sowie das umgebende Gewebe.

Manchmal führt eine solche „Hypophysenapoplexie" mit Blutung in den Tumor zu einem totalen Untergang des Tumorgewebes. Besteht dieser Verdacht klinisch, muß der Patient ggf. wie bei einer akuten Hypophysenvorderlappeninsuffizienz behandelt werden:

a) Leitsymptome der „Hypophysenapoplexie" im Prodromalstadium
subjektiv:
Schläfrigkeit, Konzentrationsschwäche, Adynamie, Antriebsschwäche mit Interesselosigkeit und Verlangsamung, apathisch-depressive Verstimmung, Kälteintoleranz, Obstipation, Amenorrhö, Libido- und Potenzverlust.

objektiv:
ausdrucksloses Gesicht, Hypothermie, Hypotonie und mäßige Bradykardie; rauhe, später dünne, blasse, alabasterartige Haut[1], reduzierte Schweiß- und Talgsekretion[1], Zeichen des Hypogonadismus mit spärlicher Sekundärbehaarung und Atrophie des Testes bzw. der Mammae[1], Ausfall der lateralen Augenbrauenanteile[1].

Hinweise können sein:
Narben nach Hypophysenoperation, ein akromegaler Habitus, Anämie, Neigung zu Hypoglykämien, u. U. Visusstörungen bei Chiasmasyndrom durch Hypophysentumor und -blutung.

Vollbild:
Hypothermie, Bradypnoe, Hypoventilation, Hypotonie, Bradykardie, Magen-Darm-Atonie, Verwirrtheitszustände, Apathie bis zur Bewußtlosigkeit, u. U. generalisierte Krämpfe und Koma.

Sofortdiagnose:
Neigung zu Hypoglykämie, d. h. Blutzuckerkontrolle, Neigung zu Hyponatriämie, spezielle Hormonparameter meist nicht so rasch verfügbar.

Weitere Diagnostik:
evtl. Computertomographie der hypothalamohypophysären Region (aber keine Zeit verlieren!).

---

[1] Diese Befunde können bei akuter Hypophysenvorderlappeninsuffizienz, z. B. bei Hypophysenapoplexie oder vorausgegangenen längeren Insuffizienzzeichen fehlen.

b) Therapie:
Erstversorgung in der Praxis:
Blutentnahme zur späteren Diagnosesicherung,
Prednisolon 250 mg i.v.,
50%ige Glukose 40 ml i.v.,
Infusion glukoseangereicherter physiologischer Kochsalzlösung und/oder Plasmaexpander,
keine forcierte exogene Wärmeapplikation,
umgehender Transport in die Klinik.

Erstversorgung in der Klinik:
bei Direkteinweisung wie oben,
anschließend statt Prednison oder Prednisolon besser Hydrokortison 20 mg/h über 6 h i.v., dann 10 mg/h, L-Thyroxin 500 µg i.v.,
bei extremer Bradypnoe und Hyperkapnie u.U. maschinelle Beatmung und Tracheotomie,
Antibiotikagabe,
Glukosidgabe.

Zusätzliche lokale Tumorsymptomatik mit Kopfschmerzen, Sehstörungen und Konvulsionen bei evtl. gesteigertem Hirndruck muß also letztlich auch immer als möglicher Hinweis auf eine Hypophysenvorderlappeninsuffizienz durch Kompression des normalen Hypophysenvorderlappengewebes gewertet werden. In solchen Fällen zeigen sich dann bei ca. 25–30% der Patienten Zeichen der sekundären Hypothyreose sowie bei 13–20% Zeichen der sekundären Nebenniereninsuffizienz wie auch des MSH-Mangels mit fehlender Pigmentierung usw. (Literatur bei Muhr et al. 1985). Sehr selten zeigen Prolaktinome intrazerebrale „Metastasen" mit zusätzlicher neurologischer Symptomatik.

So war in einer anderen Studie bei 78% der Prolaktinompatienten die Wachstumshormonsekretion, bei 50% die Gonadotropinsekretion und bei 13% der Patienten die Nebennierenrindenfunktion gestört (Luger et al. 1985). Immer handelt es sich um Patienten mit Makroprolaktinomen. Die Tabellen 3–7 enthalten die pathologischen Befunde der eigenen Prolaktinompatienten bei der Überprüfung der hypophysären Partialfunktionen.

Mit zunehmender Tumorgröße (besonders ab 3 cm^2) zeigt sich ein zunehmendes Risiko für einen Verlust der Funktionsreserven des Hypophysenvorderlappens. Bei unseren Patienten war die gonadotrope Achse bei 59%, die thyreotrope Achse bei 18% und die kortikotrope Achse bei 10% (letzteres nur bei männlichen Patienten mit Makroprolaktinomen) in den Funktionstests, offensichtlich gestört. Dies entspricht den Angaben in der Literatur (Kreher 1986). Grundsätzlich zeigte keiner dieser Parameter eine Korrelation zu den aktuellen Prolaktinspiegeln. Es zeigte sich jedoch eine klare Reihenfolge, nach der die Schädigungen der hypophysären Partialfunktion auftraten. Die empfindlichste – für den Erwachsenen jedoch weniger relevante – hypophysäre Funktion ist die Wachstumshormonsekretion. Von den untersuchten Patienten zeigen 50% einen hypogonadotropen Hypogonadismus, der sich mit Erholung der Hypophysenvorderlappenfunktion normalisiert. Im Einzelfall bleibt immer zu prüfen, auf welcher Ebene diese Partialfunktionen gestört sind und welchen Anteil dabei die mechanische Komponente hat. Immerhin waren ⅔ aller Patienten im LH-RH-Test normal stimulierbar, und auch nach HCG kam es häufig zu normalem Testosteronanstieg (s. oben).

Männer haben häufig bereits sehr große Prolaktinome, wenn sie mit Kopfschmerzen, Sehstörungen und Gesichtsfeldausfällen sowie anderen Zeichen der parasellären Symptomatik auffällig werden. Es sei denn, daß das Prolaktinom „zufällig" im Rahmen einer Fertilitätsstörungsdiagnostik durch Prolaktinbestimmung entdeckt wurde.

Gesichtsfelddefekte werden bei 50-70% der Männer mit Makroprolaktinom angegeben, während nur 25% der Frauen Makroprolaktinome mit Gesichtsfeldausfällen zeigen. Möglicherweise ist dies ein Hinweis, daß bei Männern die Prolaktinome zum Zeitpunkt der Diagnose i. allg. bereits größer sind als bei den Frauen. Dies heißt andererseits aber auch, ob nicht die spätere Diagnose die Ursache für den größeren Tumor ist. Dafür spricht, daß die prolaktinbedingten Beschwerden retrospektiv analysiert, bei den Patienten mit großen Tumoren i. allg. länger bestanden als bei Patienten mit kleineren Tumoren. Dies wurde allerdings von anderen Untersuchern nicht bestätigt (Kreher 1986).

Darüber hinaus gibt es auch klinische Hinweise, daß die Makroprolaktinome viel schneller wachsen, d.h. der klinische Verlauf ist doch unterschiedlich. Morphologisch besteht zwar kein ultrastruktureller Unterschied zwischen Mikro- und Makroprolaktinom. Trotzdem wird es für sehr unwahrscheinlich gehalten, daß Mikroadenome generell Vorstufen für Makroprolaktinome sind, da es bei ihnen selten zu lokaler Tumorsymptomatik kommt, obwohl die Mikroadenome, wie bereits ausgeführt, häufig sind (vgl. Kap. 1, S. 19).

Auch aus epidemiologischen Gründen wäre deshalb anzunehmen, daß wenn Mikroprolaktinome zu Makroprolaktinomen heranwachsen würden, doch mehr Prolaktinome im Frühstadium durch Prolaktinbestimmung zu erfassen sein müßten.

Häufiger als diese dargestellte akute lokale mechanische Kompressionssymptomatik ist die alleinige klinische Symptomatik durch metabolisch-endokrinologische Effekte pathologisch erhöhter Prolaktinspiegel. Den mittleren Serumprolaktinspiegel bei nichtvorbehandelten Männern und Frauen, je nach Makro- oder Mikroprolaktinom unseres eigenen Patientenkollektivs sind in Abb. 4.4 ebenso wie die Prolaktinomeinzelwerte bei Diagnosestellung dargestellt (Kreher 1986).

Bei stärkerer Hyperprolaktinämie - unabhängig von der Genese - kommt es zum Hyperprolaktinämiesyndrom, dessen Pathogenese bereits unter 4.5.1 dargestellt wurde. Die klinische Symptomatik und die Laborbefunde des Hyperprolaktinämiesyndroms bei Mann und Frau sind in der Übersicht S. 100-101 zusammengefaßt (Althoff et al. 1982).

Bei der Frau (s. Kap. 5) äußert sich das Hyperprolaktinämiesyndrom durch Libidoverlust, Zyklusstörungen und Anovulation bis zur primären oder sekundären Amenorrhö. Jede 5. sekundäre Amenorrhö ist hyperprolaktinämiebedingt (v. Werder 1985). Galaktorrhö, Gewichtszunahme und die leichte Virilisierung mit Hirsutismus kommen vor. Über die Hypoöstrogenämie als Folge gehemmter bzw. ungenügender Gonadotropinsekretion kommt es häufig zur Dyspareunie, d.h. zu erheblichen Beschwerden beim Verkehr durch Vaginalschleimhautatrophie (Literatur bei Ho et al. 1985; Grossman u. Besser 1985). Nicht unerwähnt bleiben darf hier die verstärkte Neigung zur Osteoporose (Literatur bei Greenspan et al. 1986;

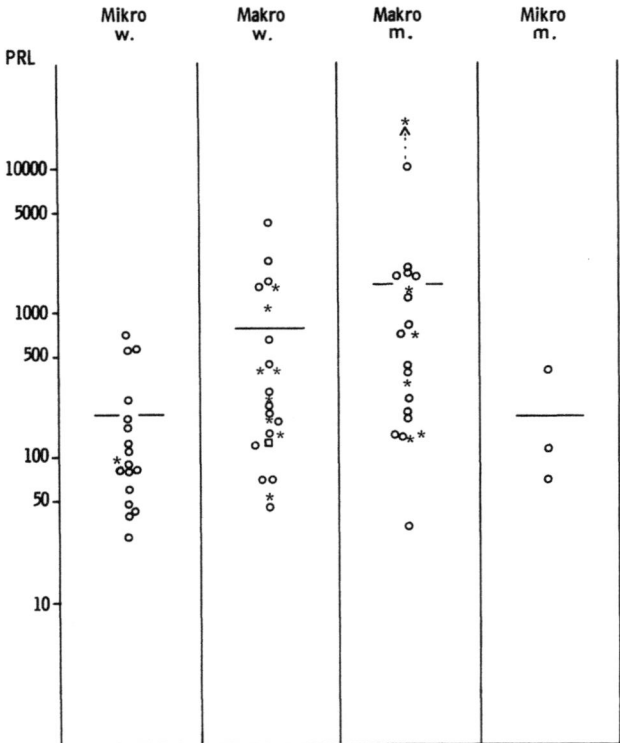

Abb. 4.4. Basale Prolaktinserumspiegel (ng/ml) bei Patienten mit Prolaktinomen zum Zeitpunkt der Diagnosestellung aufgegliedert nach Geschlecht sowie Tumorgröße (Mikroadenom <1 cm, Makroadenom >1 cm). * postoperativ; O nach Yttriumimplantation

Jackson et al. 1986; Schlechte et al.1987). Gewichtszunahme, Akne und Hirsutismus entwickeln sich z. T. erst nach Jahren. Bei ca. 25% der Frauen ist die Hyperprolaktinämie mit polyzystischen Ovarien (PCO) assoziiert. *Die Beziehung zwischen Hyperprolaktinämie, polyzystischen Ovarien und den androgenisierenden Veränderungen sind im einzelnen noch nicht geklärt* (vgl. dagegen 5.3).

Die Galaktorrhö wurde lange als kardinales Leitsymptom von Prolaktinomen angesehen. Heute wissen wir, daß nur bei einem Drittel der Patientinnen eine Galaktorrhö auftritt und umgekehrt zeigen die meisten Patienten mit Galaktorrhö keine Hyperprolaktinämie. Unter den Frauen mit sekundärer Amenorrhö zeigen 20% eine Prolaktinerhöhung und bei 30-50% dieser Patienten lassen sich dann auch Hypophysenvorderlappenadenome nachweisen.

Beim Mann treten im Rahmen des Hyperprolaktinämiesyndroms, wie oben dargestellt (s. 4.5.1), neben Libidostörungen bis zu Libidoverlust und Potenzstörungen bis zum Potenzverlust, Infertilität mit Oligo- bis Azoospermie sowie bei 20-30% der Patienten eine *Gynäkomastie* auf (Literatur bei v. Werder 1985). Nur bei 10-13% der Patienten wird eine Galaktorrhö beschrieben. Eine Gynäkomastie liegt beim Mann definitionsgemäß vor, wenn ein- oder doppelseitig eine Hyperplasie des rudimentär angelegten Brustdrüsenkörpers besteht: im Stadium I tastbar, im Stadium II vergrößert und sichtbar, im Stadium III stark vergrößert wie beim pubertierenden Mädchen. Differentialdiagnostisch ist die Pseudogynäkomastie durch Fettansatz von allgemeiner Adipositas abzugrenzen; dies gelingt besonders gut durch Palpation des subkutanen Fettgewebes an anderer Stelle.

Sehr häufig besteht eine auffällige Neigung zu *Adipositas*. Die Genese dieses raschen Gewichtsanstiegs – ca. ein Drittel der Patienten zeigt eine Gewichtszunahme von mehr als 4 kg in 1 Jahr – ist jedoch unklar (Muhr et al. 1985).

Bei männlichen Patienten wird die Diagnose des Prolaktinoms oft erst gestellt, wenn die Lokalsymptomatik durch Tumorwachstum auftritt (s. oben), was oft erst durch Gesichtsfelddefekte klinisch manifest wird.

Die Symptomatik der Erkrankung läuft dann bei retrospektiven Analysen häufig bereits über 4, ja bis zu 35 Jahren.

Von den Patienten haben 50% eine subjektive Symptomatik von mehr als 4 Jahren Dauer. Dabei zeigten 10 von 12 Patienten mit einer Anamnesedauer von mehr als 9 Jahren als Erstsymptome Libido- und Potenzstörungen. Herabgesetzte Libido und Potenz waren das erste subjektive Symptom bei 5% der Patienten, aber nur 13% suchten deshalb den Arzt auf (Muhr et al. 1985). Eher führen dann die Gesichtsfeldausfälle und Augenmuskellähmungen zum Arzt.

Interessanterweise läßt sich häufig bei diesen Männern die Anamnese einer gestörten Sexualfunktion auch erst nach Diagnose und Behandlung erheben. Erst auf genaueres Befragen wird dann nämlich häufig von den Patienten der Potenzverlust und die verminderte Libido angegeben (die ja gerade bei dem organisch Impotenten weniger quälend empfunden wird) und dem Patienten somit weniger erwähnenswert erscheinen. Erst die Befragung der Partnerin erbringt evtl. den Hinweis auf die Veränderung des Sexualverhaltens. Der Testosteronspiegel ist dann häufig erniedrigt – dies muß jedoch nicht sein – und Azoo- und Oligospermie sind nachzuweisen.

Inzwischen häufen sich die Berichte, daß es auch bei Männern mit Prolaktinomen zu massiven progredienten Osteoporosen kommen kann (Greenspan et al. 1986; Jackson et al. 1986).

Ein auffälliger, besonders zu erwähnender Befund bei Männern und Frauen mit Hyperprolaktinämie ist die häufiger als zu erwartende nachweisbare pathologische Glukosetoleranz mit Hyperinsulinämie als möglicher Hinweis auf eine insulinantagonistische, diabetogene Aktivität von Prolaktin (Landgraf et al. 1976).

Nach Prolaktinomoperationen wird die Kohlenhydrattoleranz gebessert, angeblich jedoch nicht nach Bromocriptinlangzeitbehandlung. Prolaktinproduzierende Hypophysenvorderlappenadenome zeigen neben einer Insulinresistenz metabolische Störungen wie z.B. Hyperlipidämie bei niedriger Aktivität der Plasmalipoproteinlipase.

Praktisch sehr wichtig und hier zu erwähnen ist, daß Hyperprolaktinämien – auch in der leichtesten Form – differentialdiagnostisch weiter abzuklären und in jedem Fall ggf. zu behandeln sind. Dies ist von großem Interesse für den Patienten, denn es bestehen heute Möglichkeiten zu einer erfolgreichen Behandlung mit Dopaminagonisten, und mit Normalisierung des Prolaktinspiegels wird die gesamte o.g. Symptomatik des Hyperprolaktinämiesyndroms einschließlich Hypogonadismus und gestörter Sexualfunktion (Libido und Potenz) und Fertilität bei in 80–90% der Patienten wiederhergestellt (Literatur bei Ho et al. 1985) (s. auch 8.4f., S.195).

4.6 Zur klinischen Diagnose (vgl. Kap. 3)

4.6.1 Diagnostische Maßnahmen

Alle Patienten mit Hyperprolaktinämie sollten im Hinblick auf die diagnostische Bedeutung einer Prolaktinerhöhung als Marker für hypothalamohypophysäre Erkrankungen (s. S. 91) einer ausführlichen endokrinologischen Diagnostik zugeführt werden. Da es eine Vielzahl von physiologischen wie auch nichtphysiologischen Ursachen, z. B. für funktionelle und auch medikamentös induzierte Hyperprolaktinämien gibt (s. S. 91), steht eine sorgfältige Anamnese an erster Stelle. Die Anamnese, die insbesondere auch auf die Störungen von Libido und Potenz beim Mann sowie Libido und Zyklusstörungen bei der Frau, aber auch ausdrücklich auf Medikamenteneinnahme und Rauschdrogen eingehen sollte, wird durch die körperliche Untersuchung ergänzt. Dies ergibt häufig bereits Anhaltspunkte für die Genese der Hyperprolaktinämie. So sollte z. B. bei der Frau im gebärfähigen Alter immer primär eine Schwangerschaft ausgeschlossen werden. Verdächtige Medikamente sind für 4-6 Wochen abzusetzen. Eine Hypothyreose, wenn diagnostiziert, muß behandelt werden.

Alle Patienten, bei denen eine physiologische Ursache für die Hyperprolaktinämie, eine medikamentös induzierte Hyperprolaktinämie oder eine primäre Hypothyreose wie auch Niereninsuffizienzen als Ursache für eine Hyperprolaktinämie ausgeschlossen wurden, müssen bei anhaltender Hyperprolaktinämie einer kompletten Hypophysenvorderlappendiagnostik zur Überprüfung der hypophysären Partialfunktion und evtl. später einer neuroradiologischen Untersuchung zugeführt werden. Es sollten basale Prolaktinbestimmungen nach längerer Ruhephase (s. Abb. 1) und ggf. dynamische Funktionsteste (s. Kap. 3) wie auch Prüfungen der hypophysären Partialfunktionen durchgeführt werden. Thyreotrope Funktion, gonadotrope Funktion, somatotrope Funktion wie auch adrenokortikotrophe Funktion können evtl. im kombinierten Stimulationstest mit den hypothalamischen Releasinghormonen durchgeführt werden. Darüber hinaus ist in jedem Falle eine ausführliche ophthalmologische Kontrolle mit Gesichtsfeldüberprüfungen indiziert.

Die neuroradiologischen Kontrollen sollten heutzutage an hochauflösenden Computertomographen der 4. Generation durchgeführt werden (vgl. 7.2.2 f.). Dabei ist es sehr wichtig, daß auch die suprasselläre Region im Hinblick auf die Begleithyperprolaktinämie bei anderen hypothalamischen hypophysären Erkrankungen (s. dort) miterfaßt wird. Dabei korreliert der Prolaktinspiegel häufig - aber nicht immer - sehr gut mit der Prolaktinomgröße. Niedrigere Prolaktinspiegel schließen einen großen Tumor nicht aus, da sie zystisch entarten können und auch wenig laktotrophes Gewebe enthalten können. Andererseits sind die Hyperprolaktinämien bei hypothalamohypophysären Läsionen mit Störungen des PIF-Transportes geringer ausgeprägt und liegen oft nur bei 15-50 ng/ml (300-1000 U/ml). In diesen Bereichen bewegen sich also auch die Prolaktinspiegel bei Patienten mit inaktiven Hypophysenvorderlappentumoren und suprasellärer Ausdehnung. Nach Hypophysenbestrahlung kann sekundär oft eine Hyperprolaktinämie dieses Ausmaßes auftreten, die gleichfalls durch gestörte PIF-Effekte erklärt wird (vgl. S. 91).

Idealerweise werden dann neuroradiologische Befunde und klinische Befunde gut zusammenpassen. Insbesondere Patienten mit Kopfschmerzen und Gesichtsfelddeffekten zeigen große Tumoren in der Computertomographie mit klar erhöhten Prolaktinspiegeln, i. allg. über 250 ng/ml (entsprechend 5000 mU/ml). Hier macht die Diagnose dann mit Prolaktinbasalwerten oder aber auch mit Hypophysenfunktionstesten keine Probleme. Problematisch ist allerdings die Tatsache, daß nur 19% der Patienten mit gesichertem Mikroadenom abnormale Tomographien zeigen und umgekehrt 24% der Patienten ohne einen Hypophysentumor abnormale Tomographien zeigen sollen (Burrow et al. 1981; Shenker et al. 1986; s. Kap. 7).

4.6.2 Zur Differentialdiagnose

Die Differentialdiagnose der Hyperprolaktinämie ist häufig sehr schwierig. Manchmal ist die Differentialdiagnose zwischen Tumor oder sog. funktioneller Hyperprolaktinämie bei neuroradiologisch normaler Sella unmöglich - hier muß der Patient evtl. länger zur Verlaufskontrolle in Beobachtung bleiben.

Unter den vielen differentialdiagnostisch zu erwägenden physiologischen, pharmakologischen und pathologischen Ursachen von Hyperprolaktinämie sind in diesem Zusammenhang insbesondere hypothalamohypophysäre Erkrankungen zu nennen, bei denen PIF-Mangel an der Hypophyse durch mechanisch gestörte hypothalamohypophysäre Funktionseinheiten (z. B. Kraniopharyngeom, Zyste, Meningeom) Ursache einer mittelgradigen, aber sehr ernstzunehmenden Hyperprolaktinämie ist, die fälschlicherweise als Mikroprolaktinom fehlgedeutet werden könnte. Erst wenn die Prolaktinspiegel anhaltend - und nicht streß- oder mahlzeitbedingt - erhöht sind, wenn Psychopharmaka, primäre Hypothyreose, bei Frauen eine Schwangerschaft und suprasellare, die PIF-Sekretion hemmende Prozesse ausgeschlossen wurden, ist ein Mikroprolaktinom anzunehmen.

Darüber hinaus läßt die Ähnlichkeit der Prolaktinsekretion bei Patienten mit gesicherten Prolaktinomen einerseits und bei denen mit einer normalen Sella andererseits vermuten, daß hyperprolaktinämische Patienten mit einer normalen Sella häufig auch ein Mikroadenom haben, das noch nicht zu Veränderungen der knöchernen Struktur der Sella geführt hat. Dies wird gestützt durch Befunde von Jung et al. (1982), die mit hochauflösenden Computertomographen bei 15 von 16 hyperprolaktinämischen Patienten mit normaler Sella doch ein Mikroadenom fanden.

Prolaktinspiegel über 100 ng/ml sind höchst verdächtig für ein Prolaktinom. Prolaktinspiegel über 500 ng/ml (entsprechend 10000 µU/ml) sind immer durch ein Prolaktinom verursacht. So hatte von 200 hyperprolaktinämischen Patienten mit einer normalen Sella keiner Prolaktinspiegel, die 250 ng/ml (entsprechend 5000 µU/ml) überstiegen.

Wenn der Prolaktinspiegel allerdings grenzwertig erhöht ist, d.h. zwischen 15 und 50 ng (600-2000 µU/ml), d.h. in Bereichen wie von Hyperprolaktinämien bei hypothalamohypophysären Läsionen mit Störungen des PIF-Transportes oder aber auch wie bei Patienten mit inaktiven Hypophysenvorderlappenhormonen und suprasellärer Ausdehnung, ist die Abnahme von vielen basalen Werten unter

Ruhebedingungen zu empfehlen, um die pathophysiologische Bedeutung des erhöhten Prolaktinspiegels für die klinische Situation zu erklären. Gerade dann muß in jedem Falle eine komplette Hypophysenvorderlappendiagnostik mit Überprüfung aller Partialfunktionen stattfinden, um die Integrität der hypothalamo-hypophysären Achse zu dokumentieren.

4.6.3 Zur Frage der diagnostischen Abgrenzung der organischen von der funktionellen Hyperprolaktinämie mit Hilfe von Funktionstests (vgl. 3.3–3.5)

Wie dargestellt, muß nach Ausschluß von Urämie, Schwangerschaft, Einnahme prolaktinstimulierender Medikamente und Hypothyreose wie auch Niereninsuffizienz als mögliche Ursache erhöhter Prolaktinwerte differentialdiagnostisch im wesentlichen an ein prolaktinproduzierendes Hypophysenadenom, an eine traumatische, entzündliche tumoröse Störung im Bereich des Hypothalamus oder Hypophysenstiels oder aber auch an eine funktionelle Hyperprolaktinämie gedacht werden.

Eine funktionelle Hyperprolaktinämie ist, wie dargestellt, anzunehmen, wenn bei Patientinnen mit Amenorrhö und/oder Galaktorrhö oder bei Patienten mit unklarer Impotenz erhöhte Prolaktinwerte nachgewiesen werden, sich jedoch auch mit den neuesten neuroradiologischen Methoden einschließlich der hochauflösenden Computertomographie der 4. Generation im klinischen Verlauf keine gravierenden Hinweise auf eine der organischen oben genannten Ursachen für eine Hyperprolaktinämie ergeben (s. S. 90–91, 174f.).

Zahlreiche Tests oder Kombinationstests zur Differentialdiagnose zwischen funktioneller und organischer Hyperprolaktinämie wurden vorgeschlagen. Doch obwohl der Nomifensintest und Carbi-Dopa-L-Dopa-Test bei einer großen Pati-

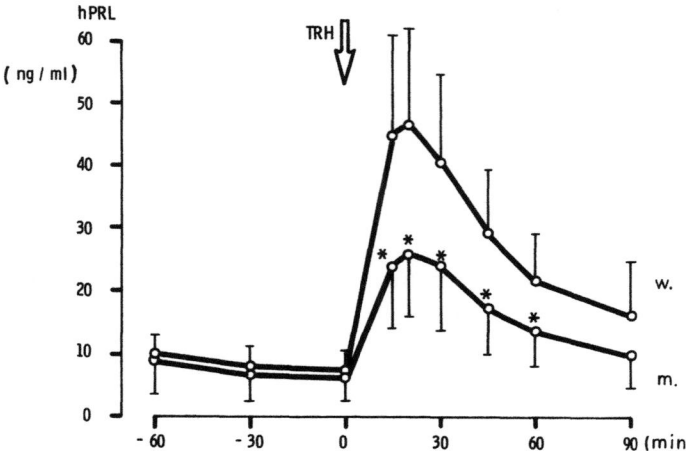

Abb. 4.5. Prolaktin nach Gabe von TRH (200 μg i.v.) bei 19 weiblichen und 22 männlichen Kontrollpersonen (Mittelwert m ± s). * significant (p < 0,05)

entenzahl zwischen den 2 Situationen diskriminieren sollen, sind diese Tests im Einzelfall für den Patienten angeblich von keinem großen differentialdiagnostischen Wert (Literatur bei Ho et al. 1985; v. Werder 1985; vgl. 3.4f.).

Es ist nach wie vor heute noch schwer, bei Patienten mit erhöhten Prolaktinwerten zwischen 20 und 100 ng/ml zwischen einer funktionellen und einer organischen Hyperprolaktinämie zu unterscheiden. Umgekehrt ist es bei typisch klinischer Symptomatik manchmal schwierig, die funktionelle Hyperprolaktinämie ohne Stimulationsteste oder aufwendige Tag-Nacht-Messung von Prolaktin nachzuweisen, da bei der funktionellen Hyperprolaktinämie die basalen Prolaktinwerte charakteristischerweise zwischen Normbereich und deutlich erhöhten Werten schwanken können.

Trotz seiner hohen Fehlerquote wird als Test in dieser Situation mit der noch größten Aussagekraft in Relation zu Aufwand und Nebenwirkung von uns i. allg. der TRH-Test – Normalverhalten empfohlen (s. Abb. 4.5-4.7; vgl. 3.4.1).

Normales Prolaktinverhalten nach TRH (200 µg i. v.) und Metoclopramid (10 mg i. v.):

Männer:
- Basalwerte 3-10 ng/ml,
- Anstieg nach TRH: mindestens auf das Doppelte des Ausgangswertes,
- Anstieg nach Metochlopramid: mindestens bis auf das 4fache des Ausgangswertes.

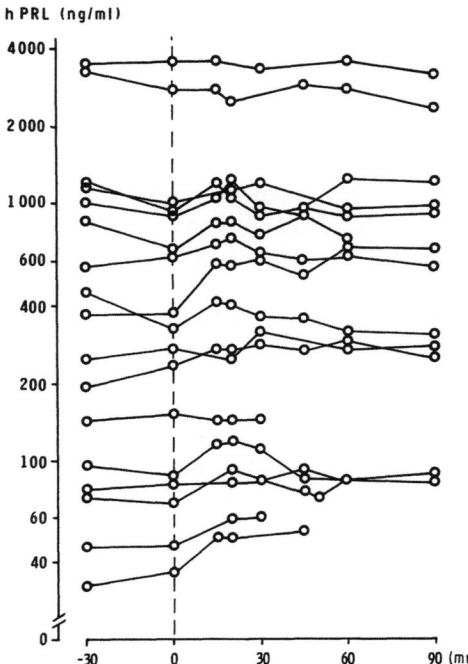

Abb. 4.6. Prolaktinverhalten nach Gabe von TRH (200 µg i. v.) bei 17 Patienten mit Hypophysenadenomen und Hyperprolaktinämie

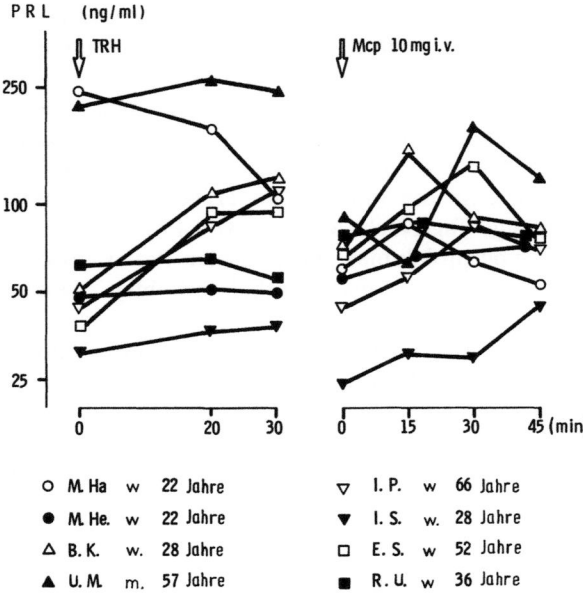

Abb. 4.7. Prolaktinverhalten nach Gabe von TRH (200 µg i.v.) und Metoclopramid (10 mg) bei 8 Patienten mit einem unbehandelten Prolaktinom

Frauen:
- Basalwerte 3–15 ng/ml,
- Anstieg nach TRH: mindestens auf das Doppelte des Ausgangswertes,
- Anstieg nach Metoclopramid: mindestens auf das 5fache des Ausgangswertes.

Bei Patienten mit einer organischen Hyperprolaktinämie wird nach TRH-Gabe ein fehlender oder ein unzureichender Prolaktinanstieg erwartet (Abb. 4.6), während bei Patienten mit einer funktionellen Hyperprolaktinämie das Prolaktin normal oder überschießend reagieren soll (Literatur bei Jungmann et al. 1983). Ein verminderter Prolaktinanstieg wurde bei Prolaktinompatienten auch nach Gabe des Dopaminantagonisten Metoclopramid beobachtet (s. Abb. 4.7). Die normalerweise stimulierende Wirkung von Metoclopramid auf die Prolaktinsekretion ist schon lange bekannt und ist mit seiner dopaminantagonistischen Eigenschaft zu erklären.

Die Blockade hypophysärer Dopaminrezeptoren – Dopamin als der physiologisch bedeutsamste Prolaktin-Inhibiting-Faktor (PIF) – führt normalerweise zum Prolaktinanstieg. Bei Patienten, denen durch Tumor, Trauma oder Entzündung im Bereich von Hypophysenstiel oder Hypothalamus die Prolaktinsekretion nicht mehr endogen dopaminerg gehemmt ist (s. oben) steigen die basalen Prolaktinwerte an und das Prolaktin ist später durch Gabe eines Dopaminantagonisten oder Dopaminrezeptorenblockers nicht weiter stimulierbar (s. Abb. 4.8; Jungmann et al. 1983).

Anders ist die Ursache für den verminderten Prolaktinanstieg bei Patienten mit Prolaktinom in diesem Test (s. Abb. 7). Hier ist der dopaminerge Tonus der Hypo-

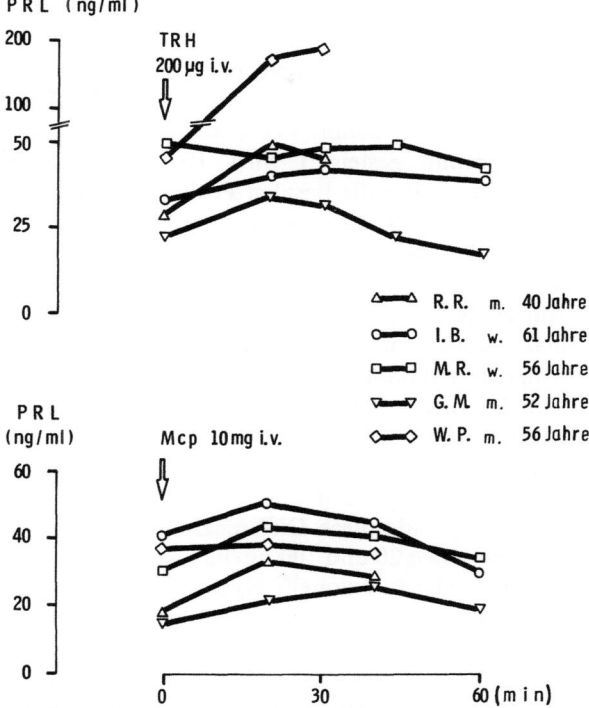

Abb. 4.8. Prolaktinverhalten nach Gabe von TRH (200 µg i.v.) und Metoclopramid (10 mg i.v.) bei 5 Patienten mit fehlendem oder nicht wirksamen Prolaktininhibitingfaktor (I.B. und M.R.: Tuberculum-sellae-Meningeom, R.R. und W.P.: Kraniopharyngeom, G.M. suprasellär gelegenes hormoninaktives chromophobes Adenom)

physe erhöht. Dies wirkt sich supprimierend jedoch nur auf die Prolaktinsekretion aus den normalen laktotrophen Zellen aus. Die Prolaktinomzellen haben zwar Dopaminrezeptoren, jedoch sind zur Hemmung der Prolaktinsekretion der Prolaktinomzellen höhere Dopaminkonzentrationen nötig, als zur Sekretionshemmung der normalen laktotrophen Zellen. Darüber hinaus kann diese Konzentration physiologischerweise nicht erreicht werden. Der erhöhte dopaminerge Tonus mit Suppression der Prolaktinsekretion aus den normalen laktotrophen Zellen persistiert auch nach klinisch erfolgreicher Prolaktinomoperation. Möglicherweise ist beim Prolaktinom die Prolaktinsekretionsreserve der verbliebenen laktotrophen Zellen eingeschränkt (Literatur bei Jungmann et al. 1983).

Die Ursache für die funktionelle Hyperprolaktinämie ist und bleibt unklar. Ein Streßeffekt im weitesten Sinne ist wahrscheinlich. Es ist anzunehmen, daß auch bei der funktionellen Hyperprolaktinämie der dopaminerge Tonus in der Hypophyse erhöht ist. Nur so läßt sich der überschießende Hormonanstieg auf Metoclopramid gerade bei Patienten mit normalen basalen Werten begründen (s. oben). Es hat sich zeigen lassen, daß bei diesen Patienten die während der Nacht gemessenen Prolaktinspiegel häufig erhöht sind (Literatur bei Seki et al. 1984). Das Krankheitsbild der normoprolaktinämischen Galaktorrhö wird u.a. so erklärt:

Weder TRH- noch Metoclopramidtest sind zwar einzeln bei der Identifizierung dieser Patienten absolut sicher, sie helfen jedoch im Spektrum aller Befunde bei der differentialdiagnostischen Einordnung einer primär unklaren Hyperprolaktinämie. Dabei muß man berücksichtigen, daß bei Patienten mit Hyperprolaktinämie durch Östrogeneinnahme der dopaminerge Tonus und die Prolaktinantwort auf Metoclopramid gesteigert wird. Bei Patienten mit regelmäßiger Metoclopramideinnahme sind die basalen Prolaktinwerte wie bei Patienten mit PIF-Mangel gesteigert und nur noch wenig stimulierbar. Auch bei urämischen Patienten reagiert Prolaktin wie bei PIF-Mangel auf Metoclopramid, möglicherweise aufgrund einer urämiebedingten Störung am oder hinter dem Dopaminrezeptor.

Auffälligerweise ist bei hyperprolaktinämischen, akromegalen Patienten die Prolaktinantwort auf Metoclopramid normal. Offenbar fehlt diesen Patienten die für die Prolaktinompatienten typische Feedbackerhöhung des dopaminergen Tonus. Bei diesen Patienten ist jedoch auch nach TRH-Gabe ein normaler Prolaktinanstieg zu beobachten.

Nach unseren eigenen Erfahrungen erleichtern i.v.-Metoclopramidkurztest und TRH-Test die Abgrenzung der organischen von der funktionellen Hyperprolaktinämie. Und gerade diese Differenzierung ist bei Patienten mit basalen Prolaktinwerten zwischen 20 und 100 ng/ml besonders wichtig, da bei diesen Patienten eine organische oder funktionelle Hyperprolaktinämie in gleicher Weise möglich ist.

So kann verhindert werden, daß bei Patienten mit einer Begleithyperprolaktinämie bei endokrin selbst nicht aktiven raumfordernden Prozessen in oder oberhalb der Sella durch eine nichtindizierte Bromocriptintherapie der richtige Zeitpunkt für eine frühzeitige neurochirurgische Behandlung verpaßt wird (Jungmann et al. 1983).

4.6.4 Spezialdiagnostik bei Verdacht auf multiple endokrine Neoplasien (MEN)

Im Hinblick auf die Ausführungen zur Bedeutung des Ausschlusses bzw. Nachweises einer multiplen, endokrinen Neoplasie (MEN) bei Patienten mit Hyperprolaktinämie für die therapeutische Strategie und Prognose bei diesen Patienten sind Screeninguntersuchungen auf MEN mit Mehrfachbestimmungen von Serumkalzium, Parathormon, Gastrin, Insulin, Wachstumshormon und evtl. Kortisol nach Dexamethason indiziert. Bei erheblichem Verdacht sind auch Screeninguntersuchungen bei klinisch asymptomatischen Familienmitgliedern, in der oben genannten Form, zuzüglich der basalen Prolaktinbestimmungen, aber auch mittels Funktionstests (wie z.B. dem TRH-Test) angebracht, wie unsere Beobachtung bei einer Familie mit multipler endokriner Neoplasie (MEN) zeigt (s. Abb. 4.9).

4.6.5 Zusammenfassende Darstellung des praktischen Vorgehens bei der Abklärung von Hyperprolaktinämien

Wie sollte nun bei Hyperprolaktinämie diagnostisch vorgegangen werden?

In erster Linie gilt es, physiologische Ursachen, d.h. funktionelle Hyperprolaktinämien und andererseits die medikamentös-induzierten Hyperprolaktinämien,

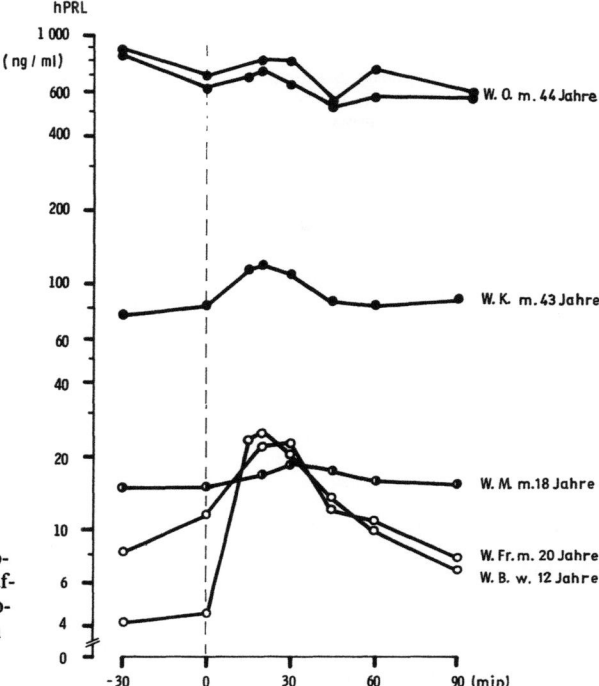

Abb. 4.9. Multiple endokrine Neoplasie bei einer Familie mit gehäuftem Vorkommen von prolaktinproduzierenden Hypophysentumoren (●—●) Verhalten von Prolaktin nach TRH (200 µg i. v.)

zu erkennen und auszuschließen (s. oben, S. 91). Sind bei Hyperprolaktinämie alle diese differentialdiagnostisch zu erwägenden Hyperprolaktinämieformen ausgeschlossen, muß eine organische Hyperprolaktinämie angenommen werden, und es ist die weiterführende neuroradiologische Diagnostik indiziert, um einen morphologischen Befund zu erheben oder auszuschließen (s. Abb. 4.10). Davon ist die Diagnose und die therapeutische Strategie abhängig (s. unten und Kap. 8).

Es sind dann Computertomographien der hypothalamohypophysären Regionen indiziert. Insbesondere mit dem Computertomographen der 4. Generation sind z. T. auch Mikroadenome morphologisch nachzuweisen.

Der Befund: kein Prolaktinom, Mikroprolaktinom kleiner als 1 cm, Makroprolaktinom größer als 1 cm und evtl. der Hinweis auf ein suprasselläres oder paraselläres invasives Wachstum ist Grundlage für die Therapie (s. Kap. 7 und 8).

Bei pathologischem Computertomographiebefund werden Prolaktinwerte über 100 ng/ml am ehesten für ein Prolaktinom sprechen. Niedrigere Werte schließen jedoch ein Prolaktinom nicht aus. Eine pathologische Computertomographie kann natürlich auch bei Prozessen, die zu einer sog. Begleithyperprolaktinämie führen, gefunden werden. Dazu gehören z. B. die oben erwähnten Erkrankungen von Hypothalamus und Hypophysenstiel, also Tumoren, Entzündungen oder arteriovenöse Mißbildungen oder auch Prozesse, die den Transport von Dopamin zu den portalen Kapillaren und den Transport von Dopamin über die Kapillare zur Hypophyse unterbrechen. Dazu gehört auch das Trauma mit Durchtrennung des Hypophysenstiels (s. S. 91).

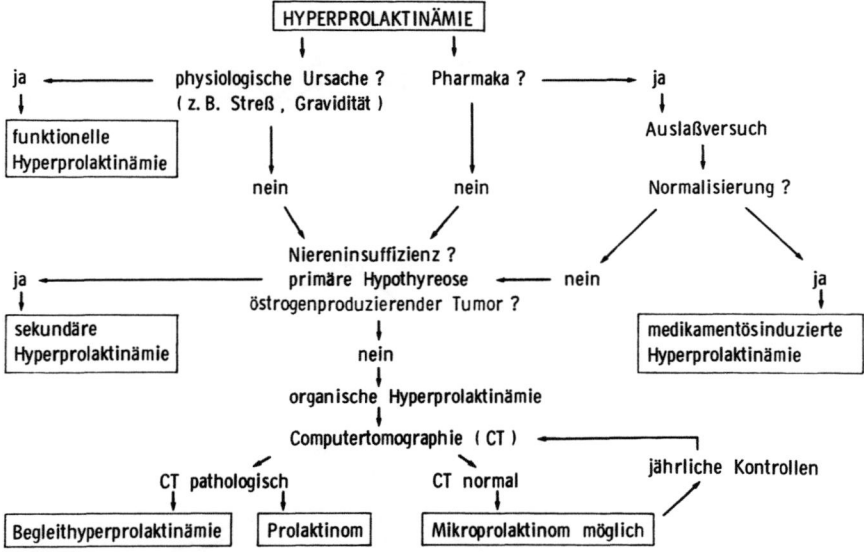

Abb. 4.10. Diagnostisches Vorgehen bei Hyperprolaktinämie

Wenn alle oben und in den vorangegangenen Abschnitten (4.6.1.–4.6.4.) dargestellten Befunde erhoben sind, muß unter Berücksichtigung der individuellen Situation des Patienten, wie Kinderwunsch, Alter usw., die Behandlungsstrategie idealerweise interdisziplinär zwischen Neurochirurgen, Neuroradiologen und Internisten bzw. Gynäkologen und Endokrinologen festgelegt werden. Dabei sind die Behandlungsziele:

1. Reduktion der Tumormasse, damit
2. Wiederherstellung der evtl. eingeschränkten Gesichtsfelder und der gestörten Hirnnervenfunktion,
3. Besserung der eingeschränkten hypophysären Partialfunktionen, insbesondere der mechanisch alterierten gonadotropen Funktions-Anteile, aber auch der funktionell verschlechterten gonadotropen Funktion mit allen Folgen des Hypogonadismus bei Hyperprolaktinämiesyndrom (s. 4.5.1 und 4.5.2).

Literatur

Althoff P-H (1978) Die Akromegalie – Untersuchungen zur Pathophysiologie der Wachstumshormonsekretion und zur Pharmakotherapie mit Somatostatin und Bromocriptin. Med Habilitationsschrift, Universität Frankfurt am Main

Althoff P-H, Schöffling K (1985) Zur medikamentösen Therapie von Hypophysentumoren. Internist (Berlin) 26: 280–292

Althoff P-H, Böttger B, Rosak C, Jungmann E, Neubauer M (1982) Bromocriptin – zur Pharmakotherapie endokriner Erkrankungen. Inn Med 9: 189–198

Baron JA, Bulbrook RD, Wang DY, Kwa HG (1986) Cigarette smoking and prolactin in women. Br Med J [Clin Res] 293: 482–483

Berg D, Rjosk HK, Jänicke F, Werder C von (1983) Behandlung der hyperprolaktinämischen Amenorrhoe durch pulsatile Gabe von Gonadotropin Releasing Hormonen. Geburtshilfe Frauenheilkd 43: 686-688

Besser GM, Wass JAH, Grossman A, Ross R, Doniach I, Jones AE, Rees LH (1985) Clinical and therapeutic aspects of Hyperprolactinemia. In: Thorner MO, Scapagnini U (eds) Prolactin Basic and clinical correlates Liviana, Padova, p 833

Bobest M, Perneczky A (1985) Otoliquorrhoea in large prolactinomas. Pathomechanism and surgical management. In: Auer LM (ed) Prolactinomas: an interdisciplinary approach. de Gruyter, Berlin New York, p 275

Burrow GN, Wortzman G, Rewcastle NB, Holgate RC, Kovacs K (1981) Microadenomas of the pituitary and abnormal sella tomograms in an unselected autopsy series. N Engl J Med 304: 156-158

Buvat J, Lemaire A, Buvat-Herbaut M, Fourlinnie JC, Racadot A, Fossati P (1985) Hyperprolactinemia and sexual function in men. Horm Res 22: 196-203

Dieguez C, Peters JR, Page MD, John R, Hall R, Scanlon MF (1986) Thyroid function in patients with Hyperprolactinaemia. Clin Endocrinol 25: 435 ff.

Editorial (anonymous) (1987) Hyperprolactinaemia. Lancet I: 1356-1357

Edwards CRW, Feek CM (1983) Prolactinoma: a question of rational treatment. Br Med J [Clin Res] 283: 1561-1562

Eversmann T, Eichinger R, Fahlbusch R, Rjosk H-K, Werder K von (1981) Die Hyperprolaktinämie beim Mann: Klinik und Therapie. Schweiz Med Wochenschr 111: 1782-1789

Foulks CJ, Cushner HM (1986) Sexual dysfunction in the male dialysis patient: pathogenesis evaluation and therapy. Am J Kidney Dis 8: 211-222

Franks S, Jacobs HS (1983) Hyperprolactinaemia. Clin Endocrinol Metab 12: 641-668

Frantz AG (1984) Endocrine diagnosis of Prolactin-ecreting Pituitary tumors. In: Mc L Black P et al (ed) Secretory tumors of the pituitary gland progress in endocrine. Research and therapy, vol 1. Raven, New York, p 45

Gottswinter JM, Feurle G, Holz G, Ziegler R (1985) Prolactinoma in multiple endocrine neoplasia type I. In: Auer LM (ed) Prolactinomas: an interdisciplinary approach. de Gruyter, Berlin New York, p 179

Greenspan SL, Neer RM, Ridgway EC, Klibanski A (1986) Osteoporosis in men with hyperprolactinemic hypogonadism. Ann Intern Med 104: 777-782

Grossman A, Besser GM (1985) Prolactinomas. Br Med J [Clin Res] 290: 182-184

Guay AT, Agnello N, Tronic BC, Gresham D-G, Freidberg SR (1987) Lymphocytic Hyphophysitis in a man. J Clin Endocrinol Metab 64: 631 ff.

Heinrich J, Schweisfuth H, Burghardt W, Brugger E (1983) Serum Prolactin in patients with pulmonary tumors. Tumor Diagn Ther 4: 225-227

Hershon KS, Kelly WA, Shaw CM, Schwartz R, Bierman EL (1983) Prolactinomas as part of the multiple endocrine neoplastic Syndrome Typ 1. Am J Med 74: 713-720

Horrobin DF (1979) Prolactin: role in health and disease. Drug 17: 409 ff.

Ho KY, Evans WS, Thorner MO (1985) Disorders of Prolactin an Growth Hormone Secretion. Clin Endocrinol Metab 14: 1-32

Jackson JA, Kleerekoper M, Parfitt AM (1986) Symptomatic osteoporosis in a man with hyperprolactinoid hypogonadism. Ann Intern Med 105: 543-545

Jung RT, White M-C, Bowley MB, Bydder G, Mashiter K, Joplin GF (1982) CT abnormalities of the pituitary in hyperprolactinaemic women with normal or equivocal sellae radiologically. Br Med J [Clin Res] 285: 1078-1081

Jungmann E, Schumm P-M, Althoff P-H, Schöffling K (1983) Die differentialdiagnostische Abgrenzung der organischen von der funktionellen Hyperprolaktinämie mit Hilfe eines Metoclopramid-Kurztests. Akt Endokrinol Stoffw 4: 140-144

König MP, Kopp P (1986) Hyperprolaktinämien. Schweiz Med Wochenschr 116: 265-270

Kreher U (1986) Retrospektive Untersuchung zu Therapie und Prognose des Prolaktinoms. Med Inaugural-Dissertation, Universität Frankfurt am Main

Landgraf R, Landgraf-Leurs MMC, Werder K von, Scriba PC (1976) Therapie der diabetischen Stoffwechsellage bei Hyperprolaktinämien und Akromegalie. Verh Dtsch Ges Inn Med 82: 1915

Luger A (1985) Anterior pituitary function in patients with prolactinomas. In: Auer LM (ed) Prolactinomas: an interdisciplinary approach ed. de Gruyter, Berlin New York, p 165

Micic S, Dotlic R, Ilic V, Genbacev O (1985) Hormone profile in hyperprolactinemic infertile men. Arch Androl 15: 123–128

Mahajan SK, Hamburger RJ, Flamenbaum W, Prasad AS, Mc Donald FD (1985) Effect of zinc supplementation on hyperprolactinaemia in uraemic men. Lancet II: 750–751

Muhr C, Hulting A-L, Lundberg PO, Werner S (1985) Pituitary adenomas with hyperprolactinaemia in males. In: Auer LM (ed) Prolactinomas: an interdisciplinary approach. de Gruyter, Berlin New York

Nabarro JDN (1982) Pituitary prolactinomas. Clin Endocrinol (Oxf) 17: 129–155

Noci J, Tantini C, Nardi E, Saltarelli O, Chelo E, Scarselli G, Bigazzi M, Messori A (1986) Hyperprolactinemia and 5-alpha-reductase activity. Acta Eur Fertil 17: 129–131

Owens RE, Cowden EA, Friesen HG (1984) The regulation of prolactin secretion. In: Mcl Black P et al (ed) Secretory tumors of the pituitary gland (Progress in endocrine research and therapy, vol 1), Press, New York, p 1

Parent AD (1985) Invasive prolactinomas in adolescents Prolactinomas: an inter-disciplinary approach. In: Auer LM (ed): de Gruyter, Berlin New York, p 281

Rodriguez-Puyol D, Martin-Our JF, Cachofeiro MV, Pino D, del Lopez-Novoa JM, Hernando L (1986) Molecular heterogeneity of circulating prolactin in chronic uremic men an renal transplant recipients. J Clin Endocrinol Metab 62: 352–356

Seki K, Uesato T, Kato K, Shima K (1984) Twenty-four hour secretory pattern of prolactin in hyperprolactinaemic patients with pituitary micro- and macroadenomas. Acta Endocrinol (Copenh) 106: 433–436

Serri O, Rasio E, Beauregard H, Hardy J, Sommer M (1983) Recurence of Hyperprolactinemia after selective transsphenoidal adenomectomy in women with prolactinoma. N Engl J Med 309: 280–283

Schlechte J, El-Khoury G, Kathol M, Walkner L (1987) Forearm and vertebral bone mineral in treated and untreated hyperprolactinemic Amenorrhea. J Clin Endocrinol Metab 64: 1021ff.

Shenker Y, Llyd RV, Weatherbee L, Port FK, Grekin RJ, Barkan L (1986) Ectopic prolactinoma in a patient with hyperparathyroidism and abnormal sellar radiography. J Clin Endocrinol Metab 62: 1065–1069

Werder K von (1985) Recent advances in the diagnosis and treatment of Hyperprolactinemia. In: Imura H (ed) The pituitary gland. Raven, New York, p 405–410

Werder K von, Rjosk H-K (1984) Derzeitiger Stand der Diagnostik und Therapie der Prolaktinome. Akt Endokrinol Stoffw 5: 42–47

Wheatley T, Clark JD, Stewart S (1986) Craniopharyngioma with hyperprolactinaemia due to a prolactinoma. J Neurol Neurosurg Psychiatry 49: 1305–1307

Wilson JD, Foster DW (Hrsg) (1985) Textbook of endocrinology, 7 edn. Saunders, Philadelphia

Zini D, Carani C, Baldini A, Cavicchioli C, Piccinini D, Marrama P (1986) Further acquisitions on gonadal function in bromocriptine treated hyperolactinemic male patients. Pharmacol Res Commun 18: 601–609

5 Hyperprolaktinämie bei Frauen*

H. Becker

5.1 Einleitung

Die Sterilität der Frau ist zu 54% hormonell bedingt. Wiederum 54% dieser endokrin bedingten Sterilitäten beruhen auf der Fehlregulation der Prolaktinausschüttung, d.h. daß es sich um eine manifeste oder um eine latente Hyperprolaktinämie handelt (Bohnet 1985). Daraus ist zu ersehen, welche Wertigkeit dem Prolaktin bei der Sterilitätsdiagnostik und -behandlung zukommt.

In den vorherigen Kapiteln wird über die Physiologie und Pathophysiologie der Prolaktinsekretion berichtet. Da die Hyperprolaktinämie in ihrer Bedeutung für die Sterilitätsdiagnostik und -behandlung von so großer Bedeutung ist, möchte ich hier auf einige Ursachen der Hyperprolaktinämie eingehen, weil sie auch in der Therapie der Sterilität berücksichtigt werden müssen.

Es ist eine große Zahl von Medikamenten bekannt, die zu einer Hyperprolaktinämie führen. Genauso gibt es Erkrankungen, bei denen die Hyperprolaktinämie als Begleiterscheinung auftritt.

An erster Stelle für die vermehrte Sekretion des Prolaktins stehen Psychopharmaka, die im einzelnen in den anderen Kapiteln erwähnt werden. Sie spielen in der Ursache für die Hyperprolaktinämie eine sehr große Rolle (s. Kap. 4, S. 91).

Bei Erkrankungen, die auf die Prolaktinsekretion einen Einfluß haben, sollte vor der Behandlung eine Hyperprolaktinämie ausgeschlossen werden. So können Läsionen und Störungen im Bereich des Hypothalamus für die Ursache der Hyperprolaktinämie verantwortlich sein (Kap. 1, S. 14f., Tabelle 2.3, S. 46).

Als wichtiger Faktor für die Hyperprolaktinämie ist die Hypothyreose anzusehen, bei der es durch die verminderte Funktion der Schilddrüse über den negativen Rückkoppelungsmechanismus zu einer vermehrten hypothalamischen TRH-Freisetzung kommt, die dann wiederum eine vermehrte Sekretion des Prolaktins bewirkt (vgl. 3.4.1 und Kap. 4, S. 95).

Die Behandlung dieser Ursache ist relativ einfach und v.a. gegenüber der üblichen Behandlung der Hyperprolaktinämie auch um ein Vielfaches billiger. Sie beruht auf der Substitution mit L-Thyroxin.

Als weitere Ursache für die Hyperprolaktinämie müssen die Hypophysentumoren und speziell das Prolaktinom berücksichtigt werden. Die häufigsten Hypophysentumoren sind prolaktinsezernierende Adenome. Sind sie kleiner als 1 cm, werden sie als Mikroadenome bezeichnet, ist ihre Ausbreitung größer, dann spricht man von Makroadenomen. Aber auch nichtprolaktinsezernierende Hypophysentumoren können die Sekretion des Prolaktins vermehren, so daß bei einer sehr

---

* Schwangerschaft s. Abb. 1.4 und 1.5, S. 13, 17f., 66, 202f.

ausgeprägten und bei einer therapierefraktären Hyperprolaktinämie an einen Hypophysentumor oder an einen suprasellären Tumor gedacht werden muß. Falls es sich nicht um ein Makroadenm oder einen suprasellär wachsenden Tumor handelt, bedarf es einer diffizilen Diagnostik. Diese kleinen Tumoren lassen sich mit Hilfe der Computertomographie fast immer darstellen. Heute besteht zusätzlich noch die Möglichkeit, eine Differenzierung mit der Magnetspintomographie vorzunehmen. Auf die Behandlung prolaktinsezernierender Tumoren wird später noch eingegangen. Alle übrigen hypophysären Tumoren und suprasellären Veränderungen sollten dem Neurochirurgen zugeführt werden (vgl. Kap. 1, S. 19; Kap. 7, S. 184).

Eine weitere Ursache der Hyperprolaktinämie der Frau ist der Streß. Wenngleich hierfür keine meßbaren Einheiten vorhanden sind, kann man aus einer gezielten Anamnese oft die überbeanspruchte Persönlichkeit herausfinden, die entweder mit ihrer beruflichen oder mit ihrer familiären Situation nicht zurechtkommt und somit in eine Streßsituation gerät. Oft liegt die Ursache schon in einem unerfüllten Kinderwunsch, wobei die einmal begonnene Hyperprolaktinämie dann für die Dysregulation des Ovars verantwortlich ist und somit die Streßsituation immer weiter gesteigert wird (vgl. 6.4).

Auch akute Streßsituationen führen häufig zu Zyklusstörungen, bei denen man in den meisten Fällen eine Hyperprolaktinämie nachweisen kann (Gefangenschaftsamenorrhö, Prüfungsamenorrhö, Jones 1976).

In einem nicht unerheblichen Teil der Fälle (23%) ist die Ursache der Hyperprolaktinämie nicht erklärbar (s. 4.6.3f., S. 114).

5.2 Klinische Symptome

Frauen, die ein prämenstruelles Syndrom mit Mastodynie, Meteorismus, Ödembildung, Stimmungsänderung, Migräne haben, zeigen sehr häufig eine vermehrte Prolaktinsekretion. In diesen Fällen ist die Hyperprolaktinämie allerdings nicht mit einem Einzelwert nachweisbar, sondern bedarf eines Stimulationstests. Die Gelbkörperschwäche, die sich zum einen in einem treppenförmigen Anstieg der Basaltemperaturkurve nach der Ovulation, zum anderen in der verkürzten Lutealphase widerspiegelt, beruht häufig auf einer Hyperprolaktinämie, sei es, daß sie manifest oder latent ist. Anovulatorische Zyklen und Oligomenorrhö beruhen vielfach auf einer vermehrten Sekretion des Prolaktins. Tritt eine Amenorrhö auf, so ist das weitere diagnostische Vorgehen von der Höhe des Prolaktinspiegels abhängig. Bei allen beschriebenen Symptomen kann eine Galaktorrhö auftreten. Auch kommt es vor, daß unter einer Hyperprolaktinämie ein Hirsutismus zustande kommt.

Bei allen Fällen muß zunächst eine exogene Ursache ausgeschlossen werden, bevor die Hyperprolaktinämie allein als Urheber dieser Symptome verantwortlich gemacht wird. So ist z. B. bei der Galaktorrhö in 75% der Fälle die Hyperprolaktinämie die Ursache (Franks et al. 1975; Rjosk et al. 1976; L'Hermite et al. 1977; Kleinberg et al. 1977; Mornex et al. 1978). Liegt jedoch aus anderem Grunde eine Galaktorrhö vor, so kann es für die Frau von großer Bedeutung sein, daß rechtzeitig eine Diagnose gestellt wird, z. B. wenn es sich um einen Tumor in der Brust handelt.

Wie schon vorher erwähnt, ist nicht nur die Höhe des Prolaktinspiegels für diese Symptome in eine direkte Korrelation zu bringen. Exzessiv hohe Werte sprechen jedoch in fast 100% für ein Adenom. Liegen die Werte 10- bis 20mal höher als der Normbereich, so findet man in 40% der Fälle einen Tumor der Hypophyse. Bei der Galaktorrhö ist in 20% der Fälle ein Adenom oder Mikroadenom zu finden. Handelt es sich um ein Galaktorrhö-Amenorrhö-Syndrom, sogar in 35% (Boyar et al. 1976; Fahlbusch et al. 1980) (s. 4.5.1, S.100f.).

5.2.1 Störungen des Menstruationszyklus bei Hyperprolaktinämie

Wie schon vorher erwähnt, ist die Ursache für eine Hyperprolaktinämie vielseitig und seine Auswirkungen auf das Zyklusgeschehen unterschiedlich.

Im allgemeinen ist es jedoch so, daß die Höhe des Prolaktinspiegels mit dem Schweregrad der Zyklusstörung korreliert, wobei die Übergänge zwischen der Gelbkörperschwäche bis hin zur Amenorrhö fließend sind (Seppälä 1976; Bohnet u. Schneider 1977).

Als erstes klassisches Symptom der Hyperprolaktinämie wurde das Galaktorrhö-Amenorrhö-Syndrom beschrieben, das häufig den höchsten Prolaktinspiegel zeigt (Frommel 1882; Chiari et al. 1895; Ahumada et al. 1932).

5.2.2 Galaktorrhö und Zyklusstörungen

Beide Arten treten häufig gemeinsam auf. Das Ausmaß der Galaktorrhö hängt nicht von der Höhe des Serumprolaktinspiegels ab. Die Intensität der Galaktorrhö ist zum einen bei Patientinnen individuell unterschiedlich, zum anderen bei ein und derselben Patientin teils zyklusabhängig, teils völlig unabhängig und großen Schwankungen unterworfen. Dabei kann es vorübergehend zu einem völligen Sistieren des Milchflusses führen, wobei der Prolaktinspiegel in gleicher Weise erhöht bleibt.

Bei einem sehr großen, unselektierten Krankengut wurde gezeigt, daß über die Hälfte der Patientinnen mit Galaktorrhö deutliche Zyklusstörungen hatten, wobei leichtere Unregelmäßigkeiten nicht berücksichtigt wurden (Vetter et al. 1974; Greenblatt et al. 1956).

Das bedeutet also, daß der größte Teil der Patientinnen mit Galaktorrhö auch Zyklusstörungen hat. Selbstverständlich gibt es aber auch Patientinnen mit einem normalen ovulatorischen Zyklus und einer hyperprolaktinämischen Galaktorrhö. Sie sind jedoch in der Minderzahl.

Schwangerschaften sind auch bei höheren Prolaktinwerten beschrieben (Bohnet 1981).

Die Angaben in der Literatur über hyperprolaktinämische Zyklusstörungen bei Galaktorrhö liegen zwischen 27% und 89%, wobei die Mehrzahl jedoch zwischen 55% und 60% liegt (Franks 1975; Rjosk 1976; Seppälä 1976).

Eine Erklärung für normale Ovulationen bei hoher Prolaktinsekretion ist für den Menschen noch nicht gegeben. Es wird jedoch eine Rezeptorenempfindlichkeit der Brustdrüse diskutiert (Bohnet 1981).

Ist in solchen Fällen der Ausschluß eines Hypophysenadenoms gesichert, so sollten diese Patientinnen bei Kinderwunsch - oder aber, wenn sie die Galaktorrhö zu sehr stört oder beeinträchtigt -, mit einem spezifischen prolaktinhemmenden Medikament therapiert werden (s. Kap. 8).

5.2.3 Gelbkörperinsuffizienz

Die Lutealinsuffizienz wurde schon sehr früh in der Literatur erwähnt,[1] hat aber immer wieder unterschiedliche Definitionen erfahren.

Da mehrere Ursachen für das Auftreten einer Lutealinsuffizienz verantwortlich sein können, konnte man sich lange nicht auf eine gemeinsame Erklärung für dieses Erscheinungsbild einigen (Fries u. Nillius 1973; Baird et al. 1975).

Zwei einfache diagnostische Möglichkeiten sind in der Basaltemperaturkurve gegeben, zum einen im kletterförmigen Temperaturanstieg um die Ovulation, zum anderen durch die verkürzte Lutealphase. Häufig, jedoch nicht zwingend, ist die Follikelphase verlängert. Neben ovariellen Ursachen der Störung der Lutealphase kommen hauptsächlich hypothalamische Funktionsstörungen in Betracht, die aber bei einem großen Teil der Patientinnen durch Streßsituationen und psychogene Traumata ausgelöst werden (Jones 1976).

5.2.4 Amenorrhö und Galaktorrhö als Folge

Die geringeren Fehlsteuerungen zeigen einen erniedrigten FSH-Spiegel in der frühen Follikelphase und dadurch eine schlechtere Follikelreifung. Daraus resultiert dann eine erniedrigte Östrogenausschüttung und somit eine schlechtere Besetzung der Granulosazellen mit Rezeptoren für das LH.

Mit dem Abfall der Östrogene und dem dadurch ausgelösten LH-Peak kommt es dann zu einer unvollständigen Luteinisierung des Follikels, womit die Lutealinsuffizienz erklärt wäre (eigene unpublizierte Ergebnisse).

Daß diese Phänomene durch einen erhöhten Prolaktinspiegel ausgelöst werden, ist bekannt (vgl. dagegen Kap. 8, S. 200 und 1.1.3, S. 6). Besonders wird dabei der erhöhte Prolaktinspiegel für die verminderte FSH-Sekretion und die daraus resultierende behinderte Follikelreifung verantwortlich gemacht (Strott et al. 1970; Ross et al. 1970). Findet man bei Patientinnen mit einer Lutealinsuffizienz normale Prolaktinbasalwerte, so spricht das noch nicht dafür, daß das Prolaktin für diese Veränderungen nicht verantwortlich ist. Häufig wird die Diagnose dann erst beim Stimulationstest mit Metoclopramid gefunden. Über die Aussage dieses Tests und seine Funktion wird in anderen Kapiteln berichtet (vgl. 3.4.2).

Findet man einen erhöhten basalen Prolaktinwert oder einen pathologischen Stimulationstest, so ist es in diesen Fällen indiziert, die Patientinnen mit einem spezifischen Medikament, das die Sekretion des Prolaktins hemmt (Bromocriptin

---

[1] Anm. der Hrsg.: s. auch Taubert HD, Kuhl H (Hrsg) (1984) The inadequate luteal phase. MTP Press, Lancaster Boston; darin Beitrag L'Hermite, „Role of prolactin in the pathogenesis of the human inadequate luteal phase" (S. 49).

oder Lisurid), zu therapieren. Die Dosis sollte unabhängig von der Basaltemperaturkurve und dem Progesteron am 22. Zyklustag sowie dem Prolaktinwert während der Therapie gemacht werden. Die Reaktion der Prolaktinsekretion und der damit bedingten Lutealinsuffizienz hängt von der Genese der Hyperprolaktinämie ab, nämlich, ob es sich um eine latente Hyperprolaktinämie, um eine idiopathische Hyperprolaktinämie oder um eine Hyperprolaktinämie handelt, die von einem Hypophysenadenom ausgelöst ist.

Damit ist auch der Erfolg dieser Therapie von dem Ausmaß und der Ursache der Hyperprolaktinämie abhängig. Auf jeden Fall sollte darauf geachtet werden, daß die Hypophyse während dieser Behandlung nicht zu stark supprimiert wird, da dann eine negative Beeinflussung des Zyklus durch ein Fehlen des Prolaktins zustande komme (vgl. 1.3).

5.2.5 Anovulatorischer Zyklus, Oligomenorrhö, Amenorrhö

Es gibt fließende Übergänge zwischen der Gelbkörperinsuffizienz, dem anovulatorischen Zyklus und der Oligomenorrhö, die durch die Hyperprolaktinämie bedingt sind. Hier ist es so, daß die Höhe des Prolaktinspiegels nicht von vornherein auf den Schweregrad der Zyklusstörung schließen läßt. Da in diesen Fällen und auch bei der Amenorrhö immer an ein Hypophysenadenom gedacht werden muß, sollte auf jeden Fall versucht werden, die Diagnose des Hypophysenadenoms entweder auszuschließen oder zu verifizieren, um dann entsprechend vorzugehen.

Findet sich in der normalen Sellaaufnahme und im CT (*Computer Tomogramm*, vgl. 7.2) kein Anhalt für einen Hypophysentumor oder ein suprasellläres Geschehen, so ist es ohne weiteres zu vertreten, hier mit einem prolaktinhemmenden Medikament zu therapieren. Findet sich eine Ansprechbarkeit der Prolaktinsekretion, so kann die entsprechende Therapie ins Auge gefaßt werden.

Sicher ist jedoch, daß die Behandlung sich über eine längere Zeit erstrecken wird, bevor es dann zu einer Normalisierung der Prolaktinsekretion kommt. Bleibt jedoch die Prolaktinsekretion unverändert, so sollte auf jeden Fall eine weitere Diagnostik auf ein Mikroadenom der Hypophyse vorgenommen werden. Wenn auch nach längerer Behandlung mit relativ hohen Dosen von Lisurid oder Bromocriptin keine Reaktion der Prolaktinsekretion eintritt, ist hier die Indikation für eine neurochirurgische Intervention gegeben (vgl. Kap. 7, S. 181 f.).

Bekannt ist, daß auch bei gesicherten Adenomen nach längerer Zeit der Behandlung die Prolaktinsekretion in den Normbereich kommt oder bei noch relativ erhöhter Prolaktinsekretion Schwangerschaften eintreten. Tritt eine Gravidität ein, empfiehlt es sich, die Behandlung trotzdem durchzuführen, zumal bekannt ist, daß keine Bedenken dagegen bestehen (vgl. dagegen 8.9.2, S. 203). Aus Eigenbeobachtungen und Beobachtungen der Literatur kann die Unbedenklichkeit der Gabe von solchen Medikamenten während der Schwangerschaft bestätigt werden (Turkali 1982).

Berücksichtigt man die Hyperprolaktinämie beim anovulatorischen Zyklus oder der Amenorrhö nicht und therapiert mit Clomifen, so liegt die Versagerquote über 80% (Bohnet 1975, 1977).

Das ändert sich nach einer Behandlung mit Bromocriptin oder Lisurid, sobald sich der Prolaktinspiegel im Normbereich oder in der Nähe des Normbereichs befindet. Eine Erklärung findet man wohl darin, daß bei Frauen mit Hyperprolaktinämie häufig erniedrigte Gonadotropinreserven vorhanden sind. Häufiger ist dabei die Sekretion des LH gestört. Die Fehlsteuerung des FSH gegenüber dem LH ist weniger ausgeprägt.

Findet sich noch immer eine verminderte Ansprechbarkeit der Ovarien unter der prolaktinsekretionshemmenden Therapie, so sollte ein Stimulationstest des Prolaktins vorgenommen werden, um damit eine noch vorhandene latente Hyperprolaktinämie auszuschließen. Wenn auch der basale Prolaktinwert im Normbereich liegt, findet man häufig noch eine vermehrte Prolaktinsekretion während der Stimulation. Hier sollte dann eine Dosiserhöhung der prolaktinhemmenden Medikamente erfolgen (vgl. dagegen 3.4.2, S. 73 f.).

Therapiedauer

Wichtig ist bei dieser Behandlung, daß die Patientinnen von vornherein darauf aufmerksam gemacht werden, daß eine solche Behandlung nicht schon nach kurzer Zeit zum Erfolg führen kann.

Bei einer Lutealinsuffizienz beträgt die durchschnittliche Zeit etwa 8 Wochen, bis es zu einer Normalisierung der Hypothalamus-Hypophysen-Gonaden-Achse kommt und damit auch die erste Ovulation auftritt. Etwa die gleiche Zeit bedarf es auch bei einer Amenorrhö bzw. bei anovulatorischen Zyklen, die hyperprolaktinämiebedingt sind. Bei der Amenorrhö und dem anovulatorischen Zyklus sieht man aber gerade bei den ersten Ovulationen noch eine Lutealinsuffizienz, die sich jedoch im Laufe von 2 weiteren Zyklen üblicherweise einspielt.

Die Abortrate bei Frauen mit medikamentös oder neurochirurgisch behandelten Hyperprolaktinämien und der daraus folgenden Anovulation ist nicht erhöht (Rjosk 1983). Tritt eine Schwangerschaft bei einer Patientin ein, bei der ein Mikroadenom bekannt ist, so sollte sie in regelmäßiger Visuskontrolle bleiben und am besten in die Hand eines Spezialisten zur Betreuung der Schwangerschaft gebracht werden. Tritt eine Schwangerschaft bei einer Patientin ein, bei der vorher ein Makroprolaktinom vorhanden war, sollte sie einer regelmäßigen augenärztlichen und neurologischen Untersuchung zugeführt werden.

Nur in ganz seltenen Fällen treten Komplikationen ein. Der Verlauf der Schwangerschaften unterscheidet sich dagegen nicht von dem einer normalen Schwangerschaft (vgl. 8.9).

5.3 Androgenisierungserscheinungen

Daß zwischen Amenorrhö, Galaktorrhö und Hirsutismus ein Zusammenhang besteht, wurde schon sehr früh beschrieben und einer vermehrten Nebennierenrindenhormonausschüttung zugeschrieben (Forbes et al. 1954).

Erst später jedoch wurde die Hyperprolaktinämie in einem Teil der Fälle dafür als Ursache erkannt (Seppälä u. Hirvonen 1975; Thorner et al. 1974).

So sind in diesen Fällen Dehydroepiandrosteron und Dehydroepiandrosteronsulfat (DHEAS) häufig erhöht (S. 22f. und Kap. 4, S. 101, 110).

Behandelt man diese Patientinnen mit einem prolaktinhemmenden Medikament, so kommt es im Laufe von 2–3 Monaten zu einer Normalisierung der Prolaktinsekretion und dann auch der Androgene. Die Androgenisierungserscheinungen verschwinden dann im Laufe einer längeren Behandlungsphase. Gleichzeitig kommt es damit dann auch wieder zu einer Zyklusnormalisierung. Die genauen Zusammenhänge werden diskutiert (Bohnet et al. 1976; Mühlenstedt et al. 1978; Seppälä et al. 1976) und haben noch unterschiedliche Erklärungen, so daß an dieser Stelle hierauf nicht eingegangen werden soll. Entscheidend ist jedoch nur, daß bei Androgenisierungserscheinungen und erhöhten Androgenwerten grundsätzlich das Prolaktin mitbestimmt und ein Versuch einer Behandlung mit einem spezifisch gegen das Prolaktin wirkenden Medikament begonnen werden sollte.

5.4 Indikation zu prolaktinhemmender Behandlung

Eine prolaktinhemmende Behandlung sollte immer dann durchgeführt werden, wenn bei der Patientin ein Kinderwunsch besteht und eine endokrine Ursache für die Hyperprolaktinämie (z. B. Hypothyreose) ausgeschlossen ist.

In manchen Fällen sind die klinischen Symptome bei den Patientinnen so störend, daß trotz fehlenden Kinderwunsches eine Behandlung durchgeführt werden soll, z. B. bei sehr ausgeprägter Galaktorrhö.

Ist bei einer Patientin ein Prolaktinom bekannt und schon unter längerer Beobachtung ohne Veränderung, so besteht dadurch keine zwingende Indikation für eine Behandlung mit Prolaktinhemmern (vgl. dagegen 8.4; 8.5; 8.10). Wichtig ist jedoch, daß bei vielen Patientinnen unter der Behandlung mit Bromocriptin oder Lisurid Nebenerscheinungen auftreten, die gerade bei Kinderwunsch als sehr störend empfunden werden. Das kann man zum einen durch eine langsam einschleichende Therapie verringern, zum anderen – da es häufig mit einer Absenkung des Blutdrucks einhergeht –, durch Kreislaufmittel kupieren.

Haben Patientinnen ein sehr ausprägtes prämenstruelles Syndrom, das mit einer Hyperprolaktinämie einhergeht, so kann auch hier die Indikation für eine niedrig dosierte Behandlung mit einem Prolaktinhemmer durchgeführt werden.

5.5 Prolaktin und Mammatumoren

In der Literatur wird diskutiert, daß ein Zusammenhang zwischen Mammatumoren und einer vermehrten Prolaktinsekretion besteht (Berle u. Voigt 1972; Franks et al. 1974; Cole et al. 1977; Rolandi et al. 1974). Die Aussagen darüber sind sehr unterschiedlich. Bei einem Patientenkollektiv von 500 Patientinnen mit Mammakarzinom und 500 Patientinnen mit benignen Tumoren der Brust haben wir einen Vergleich der Prolaktinsekretion angestellt (Becker, unveröffentlicht). Es wurde kein signifikanter Unterschied festgestellt. Eine Vermehrung von Prolaktinrezeptoren im Gewebe von Mammakarzinomen ist bisher nicht signifikant nachweisbar gewesen. Daß jedoch ein Zusammenhang zwischen der Mastopathie und einer vermehrten Prolaktinsekretion besteht, wird von vielen Autoren berichtet (Golinger 1978; Gorins u. Netter 1974; Halbreich et al. 1976).[1]

Wir selbst konnten in einer kleineren Studie nachweisen, daß Mammazysten unter der Behandlung mit Bromocriptin kleiner geworden sind und die Beschwerden der Patientinnen verschwanden (Bischoff et al. 1980).

Wegen der Nebenwirkungsrate ist aber eine solche Behandlung nur in speziellen Fällen als indiziert anzusehen.

Eine besondere Indikation für prolaktinhemmende Medikamente ist die *Behandlung der beginnenden Mastitis,* wobei durch die Bremsung der Prolaktinsekretion die Milchsekretion gestoppt wird und es zu keiner weiteren Ausbreitung der überstimulierten und gestauten Drüsen kommt. Verschwinden die Symptome unter einer relativ niedrig dosierten Therapie, so kann die Patientin anschließend ohne Probleme wieder weiter stillen (Breckwoldt 1978). Handelt es sich um eine ausgeprägtere Veränderung der Brustdrüse, wird man mit einer höheren Dosis die Milchsekretion innerhalb weniger Tage völlig zum Sistieren bringen und damit auch einen Rückgang der Symptome bei der Frau bewirken.

Das *Abstillen* mit Hilfe eines Prolaktinhemmers ist die am wenigsten eingreifende Methode in der Hypothalamus-Hypophysen-Gonaden-Achse. Die Therapie sollte mindestes 14 Tage lang durchgeführt werden.

Aufgrund der sehr früh wieder auftretenden Ovulationen zeigt sich, daß diese Methode den physiologischen Bedingungen am nächsten kommt.

Literatur

Ahumada JC, del Castillo EB (1932) Amenorrea y galactorrea. Bol Soc Gin Obst 11: 64-67
Antunes JL, Housepian EM, Frantz AG, Holub DA, Hui RM, Carmel PW, Quest DO (1977) Prolactin-secreting pituitary tumors. Ann Neurol 2: 148-153
Baird DT, Baker TG, McNatty KB, Neal P (1975) Relationship between the secretion of the corpus luteum and the length of the follicular phase of the ovarian cycle. J Reprod Fertil 45: 611-619
Bassi F, Giusti G, Borsi L et al (1977) Plasma androgens in women with hyperprolactinaemic amenorrhoea. Clin Endocrinol 6: 5-10
Berle P, Voigt KD (1972) Evidence of plasma prolactin levels in patients wirth breast cancer. Am J Obstet Gynecol 144: 1101-1102
Bischoff E, Rebhan M, Prestele H, Becker H (1980) Serumprolactin und Anamnesevergleich bei Mammazysten und zystischer Mastopathie. Geburtshilfe Frauenheilkd 40: 65-71
Bohnet HG (1981) Prolactin und seine Bedeutung für die Frau. Grosse, Berlin
Bohnet HG (1985) Prolactin und weibliche Sterilität. Grosse, Berlin

---

[1] Anm. der Hrsg.: Neuere Literatur zum Thema „Prolaktin und Mammakarzinom":
Schmidt-Mathiessen H, Bastert G (1987) Gynäkologische Onkologie. Schattauer, Stuttgart.
Nagel, GA (Hrsg) (1986) Mammakarzinome. Springer, New York Heidelberg
Peters F (1986) Prolaktin und Erkrankungen der Brust. Urban & Schwarzenberg, München, Wien Baltimore
Holtkamp W (1986) Prolaktin und Prolaktinhemmer beim Mammakarzinom. In: Nagel GA (Hrsg) (1986), S. 34-43
Holtkamp W, Wuttke W et al (1988) Vergleichende Untersuchungen zum Prolaktin-Östrogen-Gestagen- und Androgenrezeptorgehalt menschlicher Mammakarzinome. Onkologie 11: 71-76

Bohnet HG, Schneider HPG (1977) Prolactin as a cause of anovulation. In: Crosignani PG, Robyn C (eds) Prolactin and human reproduction. Academic Press, London New York, p 153-160
Bohnet HG, Dahlen HG, Schneider HPG (1975) Hyperprolactinemic anovulatory syndrome. Acta Endorcrinol 78 [Suppl 193]: 26
Bohnet HG, Dahlen HG, Wuttke W, Schneider HPG (1976) Hyperprolactinemic anovulatory syndrome. J Clin Endocrinol Metab 42: 132-143
Bohnet HG, Mühlenstedt D, Hanker JPF, Schneider HPG (1977) Prolactin oversuppression. Arch Gynecol 223: 173-178
Bohnet HG, Shiu RPC, Grinwich D, Friesen HG (1978) In vivo effects of antisera to prolactin receptors in female rats. Endocrinology 102: 1657-1661
Bohnet HG, Hanker HG, Liermann R, Schneider HPG (1978) Prolactin stimulation tests with metoclopramide in women. VESCO (European Congress on Sterility and Fertility, Venezia/Italy), Abstr No 18
Bohnet HG, Hanker JP, Horowski R, Wickings EJ, Schneider HPG (1979) Suppression of prolactin secretion by lisuride throughout the menstrual cycle and in hyperprolactinemic menstrual disorders. Acta Endocrinol 92: 8-19
Boyar RM, Kapen S, Finkelstein JW et al (1974) Hypothalamic-pituitary function in diverse hyperprolactinemic states. J Clin Invest 53: 1588-1598
Boyar RM, Kapen S, Weitzmann ED, Hellmann L (1976) Pituitary microadenoma and hyperprolactinemia. N Engl J Med 294: 263-265
Breckwoldt M (1978) Mastitis, Mastodynie, Mammahyperplasie. Beseitigt Bromocriptin die therapeutische Crux? Med Trib 18: 187
Bryner JR, Greenblatt RB (1977) Primary empty sella syndrome with elevated serum prolactin. Obstet Gynaecol 50: 475-480
Carter JN, Tyson JE, Warne GL, McNeilly AS, Faiman C, Friesen HG (1977) Adrenocortical function in hyperprolactinemic women. J Clin Endocrinol Metab 45: 973-980
Chiari J, Braun C, Spaeth J (1895) Klinik der Geburtshilfe und Gynäkologie. Enke, Erlangen, S 371-372
Clemens MR, Göser R, Keller E, Zubke W, Traut H, Schindler AE (1978) Intrauterine development, fetoplacental function and pregnancy outcome after induction of ovulation with Bromoergocryptine. Arch Gynecol 225: 91-101
Cole EN, England PC, Sellwood RA, Griffiths K (1977) Serum prolactin concentrations throughout the menstrual cycle of normal women and patients with recent breast cancer. Lancet I: 845-846
Fahlbusch R, Giovanelli M, Crosignani PG et al (1980) Differentiated therapy of microprolactinomas: Significance of transsphenoidal adenomectomy. In: Faglia G, Giovanelli MA, McLeod R (eds) Pituitary Microadenomas. Academic Press, London, p 443
Flückiger E (1972) Drugs and the control of prolactin secretion. In: Boyns AR, Griffiths K (eds) Prolactin and carcinogenesis. Alpha Omega Alpha, Cardiff, p 162-171
Forbes AP, Hennemann PH, Griswold GC, Albright F (1954) Syndrome characterized by galactorrhea, amenorrhea and low urinary FSH; comparison with acromegaly and normal lactation. J Clin Endocrinol Metab 14: 265-271
Franks S, Ralphs DN, Seagrott V, Jacobs HS (1974) Prolactin concentrations in patients with breast cancer. Br Med J 4: 320-321
Franks S, Murray MAF, Jequier AM, Steele SJ, Nabarro JDN, Jacobs HS (1975) Incidence and significance of hyperprolactinaemia in women with amenorrhoea. Clin Endocrinol 4: 597-607
Fries H, Nillius SJ (1973) Psychological factors, psychiatric illness and amenorrhoea after oral contraceptive treatment. Acta Psychiat Scand 49: 653-668
Frommel R (1882) Über puerperale Atrophie des Uterus. Z Geburtshilfe Gynäkol 7: 305-318
Gemzell C (1975) Induction of ovulation in infertile women with pituitary tumors. Am J Obstet Gynecol 121: 311-315
Golinger RO (1978) Hormones and the pathophysiology of fibrocystic mastopathy. Surg Gynecol Obstet 146: 273
Gómez F, Reyes FI, Faiman C (1977) Nonpuerperal galactorrhea and hyperprolactinaemia. Clinical findings, endocrine features and therapeutic responses in 56 cases. Am J Med 62: 648-660
Gorins A, Netter A (1974) La Prolactine. Son dosage radio-immunologique dans les cancers du sein et les mastopathies benignes de la femme. Nouv Presse Méd 3: 73

Gräf KJ, Schmidt-Gollwitzer M, Koch UJ, Lorenz F, Hammerstein J (1978) Hyperprolactinemia induced by cyproterone acetate in human subjects. Acta Endocrinol 87 [Suppl 215]: 96 (Abstr 90)

Greenblatt RS, Carmona N, Haegler WS (1956) Chiari-Frommel syndrome. A syndrome characterized by gsalactorrhea-amenorrhea, and pituitary dysfunction: report fo two cases. Obstet Gynecol 7: 165-167

Halbreich VM, Ben-David M, Assael M, Bernstein R (1976) Serum-prolactin in women with premenstrual syndrome. Lancet II: 654

Husami N, Jewelewicz R, Vande Wiele R (1977) Pregnancy in patients with pituitary tumors. Fertil Steril 28: 920-925

Jones GS (1976) The luteal phase defect. Fertil Steril 27: 351-356

Jones JR, Gentile GP (1975) Incidence of galactorrhea in ovulatory and anovulatory females. Obstet Gynecol 45: 13-14

Kleinberg DJ, Noel GL, Frantz AG (1977) Galactorrhea sutdy of 235 cases, including 48 with pituitary tumors. N Engl J Med 296: 589-600

Kwa HG, De Jong-Bakker M, Engelsman E, Cleton FJ (1974) Plasma prolactin in human breast cancer. Lancet I: 433-434

Levin ME, Daughaday WH, Levy I (1959) Persistent lactation associated with pituitary tumor and adrenal hypercorticism. Am J Med 27: 172-175

L'Hermite M, Caufried A, Robyn C (1977) Pathophysiology of human prolactin secretion with special reference to prolactin-secreting pituitary adenomas and isolated galactorrhea. In: Corsignani PG, Robyn C (eds) Prolactin and human reproduction. Academic Press, London New York, p 179-202

Magyar DM, Marshall JR (1978) Pituitary tumors and pregnancy. Am J Obstet Gynecol 132: 739-749

Mornex R, Orgiazzi J, Hugues B, Gagnaire J-C, Claustrat B (1978) Normal pregnancies after treatment of hyperprolacinemia with Bromoergocryptine, despite suspected pituitary tumors. J Clin Endocrinol Metal 47: 290-295

Mühlenstedt D, Bohnet HG, Hanker JP, Schneider HPG (1978) Short luteal phase and prolactin. Int J Fertil 23: 213-218

Noel GL, Suh HK, Frantz AG (1974) Prolactin release during nursing and breast stimulation in postpartum and nonpostpartum subjects. J Clin Endocrinol Metab 38: 413-423

Pepperell RJ, Bright M, Smith MA (1977) Serum prolactin levels in normal women and in women with disorders of menstruation. Med J Aust 1: 85-89

Pozo E del, Varga L, Wyss H, et al (1974) Clinical and hormonal response to Bromociptin (CB-154) in the glactorrhea syndromes. J Clin Endocrinol Metab 39: 18-26

Pozo E del, Wyss H, Lancranjan I, Obolensky W, Varga L (1976) Prolactin induced luteal insufficiency and its treatment with Bromocriptin: preliminary results. In: Crosignani PG, Mishell DR (eds) Ovulation in the human. Academic Press, London New York, p 297-299

Rjosk HK, Werder K von, Fahlbusch R (1976) Hyperprolaktinämische Amenorrhoe. Geburtshilfe Frauenheilkd 36: 575-587

Rjosk HK (1983) Sterilität durch Hyperprolaktinaemie. Klinik, endokrine Befunde, Therapie. Urban & Schwarzenberg, München Wien Baltimore

Rolandi E, Barreca T, Masturzo P (1974) Plasma prolactin in breast cancer. Lancet I: 845-846

Ross GT, Cargille CM, Lipsett MB, Rayford PL, Marshall JR, Strott CA, Rodbard D (1970) Pituitary and gonadal hormones in women during spontaneous and induced ovulatory cycles. Recent Prog Horm Res 1: 48

Schneider HPG, Bohnet HG (1977) Hyperprolaktämische Amenorrhö und Anovulation. Gynäkologe 10: 84-91

Seki K, Seki M, Okumura T, Huang K (1976) Effect of clomiphene citrate on serum prolactin in infertile women with ovarian dysfunction. Am J Obstet Gynecol 124: 125-128

Seppälä M, Hirvonen E (1975) Raised serum prolactin levels associated with hirsutism and amenorrhea. Br Med J 4: 144-145

Seppälä M, Hirvonen E, Ranta T (1976) Hyperprolactinaemia and luteal insufficiency. Lancet 7953: 229-230

Strott CA, Cargille CM, Ross GT, Lipsett MB (1970) The short luteal phase. J Clin Endocrinol Metab 30: 246-251

Thorner MO, Besser GM (1977) Hyperprolactinemia and gonodal function: Results of Bromocriptine treatment. In: Crosignani PG, Robyn C (eds) Prolactin and human reproduction. Academic Press, London New York, pp 285–302

Thorner MO, McNeilly AS, Hagen C, Besser GM (1974) Longterm treatment of galactorrhea and hypogonadism with bromocriptine. Br Med J 2: 419–422

Turkali I, Braun P, Krupp P (1982) Zur Unbedenklichkeit von Bromocriptin in der Schwangerschaft. JAMA 1/15: 807–810

Vermeulen A, Suy E, Rubens R (1977) Effect of prolactin on plasma DHEA(S) levels. J Clin Endocrinol Metab 44: 1222–1225

Vermeulen A, Ando S (1978) Prolactin and adrenal androgen secretion. Clin Endocrinol 8: 295–303

Vetter L, Kramer F, Wyss H (1974) Galactorrhea. Arch Gynaecol 216: 81–90

Werder K von, Fahlbusch R, Landgraf R, Pickardt CR, Rjosk HK, Criba PC (1978) Treatment of patients with prolactinomas. J Endocrinol Invest 1: 47–58

6 Psychologische Aspekte der Hyperprolaktinämie

B. Bardé und O. Jürgensen

6.1 Einleitung

In diesem Kapitel geben wir einen Überblick über die zahlreichen empirisch-psychologischen Untersuchungen zur Hyperprolaktinämie. In der Darstellung unterscheiden wir die vorliegenden Arbeiten in einem systematischen Sinne nach den ihnen jeweils zugrundeliegenden logischen Grundannahmen in den psychoendokrinologischen Ansatz, den endokrinologisch-kognitiven Ansatz, den streßhypothetischen Ansatz und den psychoanalytischen Forschungsansatz.

Abschließend unternehmen wir einen Versuch, die teilweise recht unterschiedlichen Forschungsergebnisse der einzelnen Ansätze logisch aufeinander zu beziehen und in einen konsistenten Zusammenhang zu bringen.

Es scheint uns auf diese Weise möglich zu sein, ein kohärentes psychosomatisches Modell der Hyperprolaktinämie deutlich zu machen.

6.2 Psychoendokrinologischer Ansatz (Tabelle 6.1)

Der psychoendokrinologische Ansatz (Tabelle 6.1) ist durch die Annahme charakterisiert, daß die Ausprägung von bestimmten psychischen Befindlichkeiten und Verhaltensmerkmalen, wie z. B. Depressivität und sexuelles Interesse, *in Abhängigkeit* von der Prolaktinsekretion (PRL-Sekretion) variiert.

Die PRL-Sekretion wird dabei als unabhängige Variable konzipiert. Die psychischen Zustände der Patienten haben demgegenüber den Status einer abhängigen Untersuchungsvariablen.

Es wird erwartet, daß in dem Maße, wie allein durch die Bromocriptinbehandlung die pathologisch entgleiste PRL-Sekretion normalisiert werden kann, auch die von ihr abhängigen psychischen Beschwerden der Patienten abnehmen oder verschwinden müssen (vgl. 9.3).

Klassisch für diesen Ansatz ist die Untersuchung von Fioretti et al. (1978). Sie erfaßten während der Bromocriptinbehandlung von Patientinnen mit hyperprolaktinämischer Amenorrhö über Fragebögen die Ausprägung depressiver Beschwerden sowie das Verhältnis von sexuellem Bedürfnis und sexuellem Verhalten und setzten die psychologischen Befunde in Beziehung zur pathologisch erhöhten PRL-Sekretion, die durch die Behandlung mit Bromocriptin normalisiert werden sollte.

Sie kamen zu dem Ergebnis, daß alle Patientinnen vor der Behandlung mit Bromocriptin durchweg depressive Beschwerden und geringes sexuelles Interesse zeigten. Nach 6monatiger Bromocriptinbehandlung, die zu einer durchweg normalisierten PRL-Sekretion führte, berichteten alle Patientinnen sowohl im Hin-

Psychologische Aspekte der Hyperprolaktinämie   135

Tabelle 6.1. Untersuchungen des psychoendokrinologischen Ansatzes

Autoren	Patienten	PRL-Basiswerte	Vergleichs-gruppen	Kontroll-gruppe	Fragestellung	Untersuchungs-methoden	Ergebnisse
1) Fioretti et al. (1978)	11 w.	34–480 ng/ml	–	–	psychologische Korrelate der Hyperprolaktinämie	Fragebögen zur Depressivität und Sexualität	psychische Empfindlichkeit ist abhängig von der PRL-Sekretion (Depression, sexuelle Appetenz)
2) Müller et al. (1979)	15 w.	122±67 ng/ml	8 w.: Hyperprolaktinämie mit Bromocriptin behandelt; 14 w: funktionelle Amenorrhö	15 w.	psychologische Korrelate der Hyperprolaktinämie	Gießen-Test, Fragebogen zur Sexualität	psychische Befindlichkeit ist abhängig von der PRL-Sekretion (Depression; sexuelle Appetenz)
3) Fava et al. (1981)	10 w.	>30 ng/ml	10 w: funktionelle Amenorrhö	10 w.	psychologische Korrelate der Hyperprolaktinämie	semistrukturierte Interviews, Beschwerdebögen	psychische Befindlichkeit ist abhängig von der PRL-Sekretion (Depression, Feindseligkeit)
4) Mastrogiacomo et al. (1982)	10 w.	>30 ng/ml	10 w: Post partum (7. Tag) >30 ng/ml	10 w.	psychologische Korrelate der Hyperprolaktinämie	semistrukturierte Interviews, Beschwerdebögen	Post partum Patientinnen sind aggressiver; PRL = Mutterschaftshormon?
5) Fava et al. (1982)	9 m.	>30 ng/ml	9 w: wegen anderer Krankheiten hospitalisiert	9 w.	psychologische Korrelate der Hyperprolaktinämie bei Männern	semistrukturierte Interviews, Beschwerdebögen	Hyperprolaktinämie hat bei Männern nicht dieselben psychischen Effekte wie bei Frauen, (weniger depressiv, weniger feindselig)
6) Kellner et al. (1984)	14 w.	>31 ng/ml	30 w: neurotische Störungen; 30 w: körperliche Krankheiten	30 w.	psychologische Korrelate der Hyperprolaktinämie	Beschwerdeböden	kein Unterschied in der psychischen Befindlichkeit zwischen psychiatrischen und hyperprolaktinämischen Patientinnen
7) Buckman u. Kellner (1985)	9 w. 1 m.	>39 ng/ml	doppelter Blindversuch	–	psychologische Korrelate der Hyperprolaktinämie	Beschwerdebögen (Depressivität; Libidostärke)	Senkung der PRL-Werte steigert Libido und psychische Befindlichkeit

blick auf ihre depressiven Beschwerden als auch im Hinblick auf ihr sexuelles Verlangen und ihre sexuellen Aktivitäten deutliche Besserungen. Fioretti zieht daraus den Schluß, daß vorrangig biochemische Faktoren, die zu einer gestörten PRL-Sekretion führen, bestimmte psychische Befindlichkeiten, wie depressive Zustände und Libidoverlust, verursachen.

Gegenüber dieser Untersuchung sind zunächst 2 kritische Einwände erhoben worden. Der eine bezieht sich auf die Tatsache, daß Fioretti kein Kontrollgruppendesign verwendete, der andere auf die Vermutung, daß psychische Zustände wie Depressivität und Libidoverlust möglicherweise auch psychodynamische Effekte der sekundären Krankheits- und Symptomverarbeitung zum Ausdruck bringen können.

Fava et al. (1981) untersuchten deshalb unter Verwendung von semistrukturierten Interviews und einem faktoranalytischen Beschwerdebogen (Kellner u. Sheffield 1973), der die Patienten in 4 Dimensionen von Angst, Depression, Körpersymptomen und Feindseligkeit („hostility") abbildet, Frauen mit hyperprolaktinämischer Amenorrhö und verglichen sie mit normoprolaktinämischen Frauen, die unter funktioneller Amenorrhö litten, und normoprolaktinämischen Frauen, die gar keine Symptome zeigten.

Sie kamen zu dem Ergebnis, daß hyperprolaktinämische Frauen mit sekundärer Amenorrhö wesentlich häufiger und intensiver unter psychischen Beschwerden leiden als normoprolaktinämische Frauen mit funktioneller sekundärer Amenorrhö und als normoprolaktinämische Frauen ohne körperliche Symptomatik.

Als psychologisch spezifische Effekte der Hyperprolaktinämie erscheinen hier Depressivität, Angst und Feindseligkeit. Zwar erlebten die Frauen mit funktioneller sekundärer Amenorrhö größere psychische Not („distress") als die Frauen der Kontrollgruppe, sie erlebten diese Not aber in einem gegenüber den Frauen mit hyperprolaktinämischer Amenorrhö signifikant geringeren Ausmaß.

Müller et al. (1979) verwendeten dasselbe Forschungsdesign wie Fava, erweiterten es aber, indem sie die Auswirkungen der Bromocriptinbehandlung mit berücksichtigten. Sie stellten die Frage, ob sich hyperprolaktinämische Patientinnen mit sekundärer Amenorrhö sowohl in ihren Persönlichkeitseigenschaften als auch in ihrem sexuellen Verhalten von normoprolaktinämischen Frauen mit bzw. ohne Amenorrhö unterscheiden. Darüber hinaus galt es festzustellen, ob mit der Veränderung der pathologischen PRL-Sekretion durch die Bromocriptinbehandlung auch eine Veränderung psychischer Merkmale in der Gruppe der hyperprolaktinämischen Frauen beobachtet werden kann.

Als psychologische Untersuchungsinstrumente wurden der Gießen-Test (Beckmann u. Richter 1972) und Fragebögen zum Sexualverhalten (Schorsch u. Schmitt 1975) verwendet. Über diese Fragebögen wurde die Selbsteinschätzung der Frauen im Hinblick auf Persönlichkeitsmerkmale, wie z.B. soziale Resonanz, Grundstimmung, Durchlässigkeit und soziale Potenz, und im Hinblick auf sexuelle Verhaltensmerkmale, wie z.B. Libidostärke, Bedürfnis nach Nähe und Zärtlichkeit, Orgasmusfähigkeit und Stabilität der Partnerschaft, erhoben.

Das Ergebnis dieser Studie ist im wesentlichen gleichsinnig mit den Ergebnissen der zuvor von Fioretti et al. (1978) bzw. Fava et al. (1981) durchgeführten Untersuchungen. Es kann dahingehend zusammengefaßt werden, daß das psychische Erleben hyperprolaktinämischer Patientinnen durch hohe Depressivität und durch eine ausgeprägte Unfähigkeit, sich emotional zu entspannen (Rigidität), gekennzeichnet ist. In sexueller Hinsicht erlebten die hyperprolaktinämischen Frauen eine deutlich gestörte Libido und eine ausgeprägte ängstliche Abneigung gegenüber sexuellem Verkehr und erotisch-zärtlicher Hingabe.

Der Vergleich mit normoprolaktinämischen Frauen mit sekundärer Amenorrhö zeigte, daß besonders die depressive Stimmungslage nicht allein auf die sekundäre Verarbeitung der amenorrhoischen Symptomatik zurückgeführt werden kann, sondern offensichtlich direkt ein Effekt der Hyperprolaktinämie zu sein scheint.

Eine Bestätigung für die Annahme einer spezifischen PRL-Abhängigkeit psychischer Merkmale wie Depressivität und Rigidität sehen Müller et al. (1979) in der beobachteten Tatsache, daß mit der Normalisierung der PRL-Sekretion durch die Bromocriptinbehandlung die Frauen in der Hyperprolaktinämiegruppe sich im Vergleich zum Zeitpunkt vor Beginn der medikamentösen Therapie signifikant weniger depressiv fühlten und auch in sexueller Hinsicht sich spontaner und impulsiver verhalten konnten.

Was die Veränderung des sexuellen Verhaltens und Erlebens durch die Bromocriptinbehandlung angeht, äußern sich Müller et al. selbstkritisch eher zurückhaltend, da in der Untersuchung die Einstellungen des Sexualpartners, die später in den Untersuchungen des endokrin-kognitiven Ansatzes von großer Bedeutung sind, als intervenierende Variablen nicht kontrolliert werden konnten.

Ein weiterer Versuch, spezifische psychologische Effekte der Hyperprolaktinämie zu isolieren, wurde von Mastrogiacomo et al. (1982) unternommen. Sie untersuchten in einem Kontrollgruppendesign hospitalisierte Patientinnen mit „physiologischer Hyperprolaktinämie" am 7. Tag post partum und ebenfalls hospitalisierte Patientinnen mit hyperprolaktinämischer sekundärer Amenorrhö mit semistrukturierten Interviews und verschiedenen Fragebögen zu körperlichen und psychischen Beschwerden.

Dabei kommen sie zu dem Ergebnis, daß die Gruppe der Frauen mit hyperprolaktinämischer Amenorrhö und die Gruppe der Frauen mit Hyperprolaktinämie post partum sich in der gleichen hohen Ausprägung in der Dimension Feindseligkeit („hostility") signifikant von der Kontrollgruppe unterschieden. Jedoch zeigten die Frauen mit hyperprolaktinämischer Amenorrhö gegenüber den Frauen post partum signifikant höhere Werte in den Dimensionen Depressivität und Angst.

Mastrogiacomo et al. interpretierten in etwas spekulativer Weise diesen Befund als Hinweis dafür, daß das PRL ein Mutterschaftshormon sein könnte, das den Sinn habe, durch eine induzierte erhöhte Aggressionsbereitschaft den Schutz der Nachkommenschaft zu gewährleisten. Freilich wird dadurch nicht geklärt, weshalb die Frauen mit hyperprolaktinämischer Amenorrhö depressiver sind als die hyperprolaktinämischen Frauen post partum. Schon jetzt sei angedeutet, daß genau an dieser Stelle persönlichkeitsstrukturelle Argumentationen ansetzen (s. 6.5).

Doch wenden wir uns noch einmal kurz der Untersuchung von Müller et al. (1979) zu. Sie wirft nämlich Fragen auf, die weitere Untersuchungen auf der Basis des psychoendokrinen Ansatzes inspiriert haben.

Als erste ist die Frage nach einem möglichen Placeboeffekt zu nennen: wenn die Bromocriptinbehandlung psychologisch so positive Auswirkungen zeigt, könnte dies dann nicht auch ein psychologisch suggestiver Effekt der Behandlungsprozedur und der durch sie ausgelösten Erwartungen sein?

Buckman u. Kellner (1985) konnten diesen möglichen Einwand zurückweisen. In einem doppelten Blindversuch mit Bromocriptin und Placebos konnten sie die Verbesserung psychischer Befindlichkeiten eindeutig auf die PRL-hemmenden Effekte von Bromocriptin zurückführen.

Die 2. Frage bezieht sich auf die möglichen geschlechtsspezifischen Differenzen in der psychischen Auswirkung der Hyperprolaktinämie besonders bei Männern und wurde von Fava et al. (1982) im Anschluß an ihre Studie von 1981 untersucht. Sie verglichen männliche Patienten, die wegen Hyperprolaktinämie hospitalisiert waren, mit normoprolaktinämischen Patienten, die wegen anderer körperlicher Krankheiten in einem Krankenhaus behandelt wurden. Als Kontrollgruppe dienten Angestellte des Krankenhauses.

Diese Untersuchung ergab, daß die hyperprolaktinämischen Männer von signifikant mehr Angstsymptomen und Körperbeschwerden berichteten als die Männer in der Vergleichs- und Kontrollgruppe. Zwar waren die hyperprolaktinämischen Männer signifikant depressiver als die Männer der Kontrollgruppe, sie unterschieden sich aber in ihrer depressiven Stimmungslage nicht von den Männern, die wegen anderer Krankheiten hospitalisiert werden mußten.

Im Hinblick auf die Symptomdimension Feindseligkeit („hostility"), die von Fava et al. (1981) als ein spezifisches psychologisches Korrelat der Hyperprolaktinämie bei Frauen herausgearbeitet wurde, unterschieden sich die hyperprolaktinämischen Männer nicht von den Männern der Vergleichs- und Kontrollgruppe. Dies sind insofern überraschende Ergebnisse, als die psychischen Auswirkungen der Hyperprolaktinämie bei Männern ganz anders sein sollen als bei Frauen. Fava kommt zu dem Schluß, daß Frauen im Gegensatz zu den Männern mit Hyperprolaktinämie wesentlich stärker unter deren angenommenen psychischen Auswirkungen leiden.

Er betrachtet unter Ausblendung möglicher persönlichkeitsstruktureller oder auch sozial-situativer Aspekte in ihrer Bedeutung für psychische Erlebnisweisen die rein endokrinologische Ebene. Er vermutet unter Berufung auf Befunde von Carroll u. Steiner (1978), daß besondere Konstellationen in der Wechselwirkung des PRL mit ovariellen Hormonen gerade bei Frauen zu psychischen Effekten führen, die bei Männern, bei denen solche Interaktionen nicht in demselben Maße vorhanden sind, eben nicht zu beobachten seien.

Offensichtlich wird hier eine Grenze in der psychologischen Erklärungskapazität des psychoendokrinologischen Ansatzes deutlich, der forschungslogisch psychische Zustände und Befindlichkeiten vorab immer nur in strikter Abhängigkeit von der variierenden PRL-Sekretion konzipiert.

Diese Schwierigkeit zeigt sich auch in der Untersuchung von Kellner et al. (1984). Sie kommen in dieser Studie zu dem Ergebnis, daß hyperprolaktinämische Patientinnen gegenüber psychiatrischen Patientinnen, die wegen Angstneurose oder einer depressiven Neurose behandelt wurden, in ihren psychischen Merkmalen wie Depressivität, Ängstlichkeit und Feindseligkeit überhaupt keinen Unterschied zeigten. Auch von dieser Seite her erhebt sich zumindest die Frage, welche psychologisch definierten Persönlichkeitsstrukturen bei den Patientinnen mit Hyperprolaktinämie vorliegen. Es erscheint problematisch, psychische Symptome, die von Persönlichkeitsstrukturen abgeleitet sind, mit psychischen Symptomen, die von physiologisch-endokrinen Zuständen abgeleitet werden, miteinander in Beziehung zu setzen.

Dementsprechend reduziert auch Kellner die Relevanz seiner Forschungsergebnisse auf eine Lösung pragmatischer Probleme der Differentialdiagnose: wenn klinisch Befunde von Depressivität oder hoher Ängstlichkeit vorliegen, soll ihmzufolge eine potentiell existente Hyperprolaktinämie berücksichtigt werden.

Die nun in unserer folgenden Übersicht referierten Ansätze zur Erforschung psychologischer Faktoren, die im hyperprolaktinämischen Krankheitsgeschehen möglicherweise beteiligt sind, können als Versuche begriffen werden, die durch den psychoendokrinen Ansatz aufgeworfenen Fragen insbesondere nach der Persönlichkeitsstruktur der hyperprolaktinämischen Patienten, die der psychischen Befindlichkeit zugrunde liegt, und nach den konkreten sozialen Lebensumständen, in denen diese endokrine Störung sich entwickelte oder weiter verstärkt und aufrechterhalten wird, zu beantworten.

6.3 Endokrinologisch-kognitiver Ansatz (Tabelle 6.2)

Der endokrinologisch-kognitive Ansatz (Tabelle 6.2) kann durch die dem psychoendokrinen Ansatz diametral entgegengesetzte Annahme charakterisiert werden, daß eine strikte und *einfache Abhängigkeit* psychisch-symptomatischer Befindlichkeiten von der Variation der PRL-Sekretion *nicht* angenommen werden kann.

Für diese Grundannahme sind empirische Forschungsergebnisse zum menschlichen Sexualverhalten maßgeblich, die zeigten, daß die verschiedenen Komponenten des sexuellen Verhaltens weitgehend unabhängig von hormonalen Faktoren sind und eher von sozial-kognitiven und kulturellen Determinanten bestimmt werden (Bancroft 1978, Bancroft et al. 1980, Bancroft u. Wu 1983; Ehrhardt 1979; Spitz et al. 1975). Diese These wurde auch detailliert bezüglich der Entstehung, Aufrechterhaltung und Therapie von depressiven Syndromen vorgebracht, die, wie wir bereits gesehen haben, offensichtlich in einem Zusammenhang mit der Hyperprolaktinämie stehen (Beck et al. 1986; Seligman 1986; vgl. Kelly 1986).

Mit diesem um die sozial-kognitive Dimension erweiterten psychoendokrinologischen Forschungsansatz ist in therapeutischer Hinsicht die interessante Perspektive eröffnet, daß die psychischen Beschwerden, die bei Hyperprolaktinämiepatienten in der Regel zu beobachten sind, *nicht allein* durch medizinische Maßnahmen, die auf eine Reduktion des PRL-Spiegels abzielen, beseitigt werden können.

In dem Maße, wie die durch die Hyperprolaktinämie erzeugten psychischen Veränderungen (z.B. Libidoverlust bei Männern) immer zugleich in einem sozialen Beziehungssystem (Partnerschaft) in Erscheinung treten, werden diese notwendig nach Maßgabe der kognitiven Strukturen und Regeln, die in diesem Beziehungssystem institutionalisiert sind, wahrgenommen und verarbeitet. Demnach gäbe es sozusagen kein „objektives" psychisches Symptom, das - wie es z.B. der psychoendokrine Ansatz unterstellt - unabhängig vom Kräftefeld der sozialen Lebenswelt existiert.

Bancroft et al. (1984) entfalteten die verschiedenen Aspekte dieses Forschungsansatzes in folgender interessanter Einzelfallstudie:

Tabelle 6.2. Untersuchungen des endokrinologisch-kognitiven Ansatzes

Autoren	Patienten	PRL-Basiswerte	Vergleichsgruppen	Kontrollgruppe	Fragestellung	Untersuchungsmethoden	Ergebnisse
1) Tolis et al. (1979)	1 m.	2000–3000 ng/ml (Prolaktinom)	–	–	psychosoziale Effekte erfolgreicher medizinischer Behandlung	Kasuistik	sexuelle Impotenz stützte altes Partnerschaftssystem; Scheidung nach erfolgreicher Behandlung
2) Schwartz et al. (1982)	11 m.	>37 ng/ml (bis 9600 ng/ml bei Prolaktinom)	–	doppelter Blindversuch	Einfluß des Partnerschaftssystems auf die sexuelle Symptomatik	Bromocriptin; Psychotherapie Tagebücher	sexuelle Impotenz als Sekundärsymptom erfordert Psychotherapie; Bromocriptin reicht nicht aus.
3) Bancroft et al. (1984)	1 m.	>4670 ng/ml	–	doppelter Blindversuch	Effekte medizinischer und psychotherapeutischer Behandlung	Bromocriptin; Psychotherapie Tagebücher	sexuelle Impotenz als Sekundärsymptom erfordert Psychotherapie; Bromocriptin reicht nicht aus.
4) Buvat et al. (1985)	17 m.	>50 ng/ml	–	Eigenkontrollgruppe (vor/nach Behandlung)	Effekte medizinischer und psychotherapeutischer Behandlung	Bromocriptin; Psychotherapie	Besserung der sexuellen Dysfunktionen durch Bromocriptin; Ergänzung durch Psychotherapie nötig.
5) Rothchild (1985)	8 w. 35 w.	61 ± 2,5 ng/ml 175 ± 22,3 ng/ml (Prolaktinom)	24 w.: stillende Mütter	17 w.: normoprolaktinämisch	psychische Verarbeitung der Galaktorrhö	semistrukturierte Interviews, Beschwerdeböden, MMPI; Bromocriptin	sekundäre Verarbeitungsweisen der Symptomatik bewirken möglicherweise Stabilisierung der Primärsymptomatik

Fallbeispiel

Ein 54jähriger verheirateter Mann, der wegen Libidoverlust und erektiver Impotenz in Behandlung gekommen war, wurde zunächst in einem doppelten Blindversuch abwechselnd mit Testosteron und Placebos in Kombination mit einer psychotherapeutischen Sexualberatung gemeinsam mit der Ehefrau behandelt. In dieser Phase stellte sich heraus, daß während der Verabreichung der Placebos die sexuellen Dysfunktionen allein aufgrund der Sexualtherapie des Paares behoben werden konnten. Das Paar bekam kurz darauf, nach vielen Jahren Unfruchtbarkeit, Zwillinge.

Durch einen Zufall stellte sich einige Jahre später heraus, daß der Patient extrem hyperprolaktinämisch war. Als er erneut einbestellt wurde, klagte er immer noch über ein geringes sexuelles Interesse. Bancroft et al. führten nun mit dem Patienten einen 2. doppelten Blindversuch durch, dieses Mal mit Bromocriptin und Placebos. Während des Versuchs sollte der Patient seine sexuellen Aktivitäten in einem Tagebuch protokollieren. Diese Studie zeigte, daß im Gegensatz zur Placebobehandlung die PRL-Sekretion durch Bromocriptin deutlich normalisiert werden konnte. Im Zusammenhang mit dieser endokrinen Veränderung steigerte sich das sexuelle Interesse (Libido) des Patienten, soweit es über die Tagebuchprotokolle erkennbar war, deutlich. Ein wichtiger Befund bestand darin, daß der Patient durchweg über *keine* erektiven Schwierigkeiten berichtete. Auch die Häufigkeit der sexuellen Aktivitäten war nicht wesentlich verändert. Der Effekt der Bromocriptinbehandlung schien sich also allein in der gesteigerten Tendenz des Patienten niederzuschlagen, aufgrund seines gesteigerten sexuellen Interesses häufiger in dieser Richtung initiativ zu werden.

Bancroft et al. ziehen daraus den Schluß, daß die erektive Impotenz *nicht* in einem direkten Zusammenhang mit der Hyperprolaktinämie stand, sondern eine sekundäre psychologische Reaktion auf den PRL-bedingten Verlust des sexuellen Interesses des Mannes in der Beziehung zu seiner Frau darstellt. Sie betonen dabei besonders die Beeinflussung dieser Reaktion durch die Aktivitäten der Frau. Innerhalb des Partnersystems existierte in diesem Falle die kognitive Regel, daß allein der Mann sexuelle Initiative ergreifen darf. Diese kognitive Regel war insofern konstitutiv für die Symptomatik des Mannes, als er aufgrund der PRL-bedingten „primären" Symptomatik des Libidoverlustes gegenüber seiner Frau nicht mehr so häufig initiativ werden konnte und durch ihre Forderungen und Enttäuschungsreaktionen zunehmend Leistungsdruck und Versagensangst entwickelte, die er schließlich durch ein grundsätzliches sexuelles Vermeidungsverhalten abzuwehren versuchte. Um dieses Vermeidungsverhalten kristallisierte sich dann die „sekundäre" psychische Symptomatik von erektiver Impotenz und gesteigerter sexueller Gleichgültigkeit. Die psychologische Therapie des Paares hatte zum Ziel, die kognitive Regel, die den Ehemann allein auf sexuelle Initiativen festlegte, dahingehend zu verändern, daß auch die Frau lernen sollte, entsprechend ihren Bedürfnissen einfühlsam Initiative zu ergreifen. Nur so konnte die durch sie bedingte Verstärkung seines Vermeidungsverhaltens abgebaut werden. In dem Maße, wie dies gelang, konnte das Ehepaar ein relativ normales Sexualleben führen, obwohl beim Patienten, bedingt durch die Hyperprolaktinämie, weiterhin ein relativ geringes sexuelles Interesse (Libido) vorhanden war.

Die Untersuchungen von Schwartz et al. (1982) und von Buvat et al. (1985) kommen im Hinblick auf dieses von Bancroft et al. (1984) geschilderte Phänomen der die primären PRL-bedingten psychischen Veränderungen überlagernde „sekundäre Neurotisierung" zu ganz ähnlichen Ergebnissen und Interpretationen.

Schwartz et al. (1982) untersuchten ab 1980 in Blutproben von 136 Männern, die im Masters-Johnson-Institut seit 1976 wegen sexuellen Dysfunktionen wie Impotenz, geringem sexuellen Interesse und Orgasmus- sowie Erektionsschwierigkeiten 2 Wochen lang intensiv psychotherapeutisch behandelt wurden, im nachhinein die PRL-Konzentration. Auf diese Weise fanden sie insgesamt 11 hyperprolaktinämische Männer.

Diese Patienten wurden in endokrinologische Behandlung geschickt und telefonisch zusammen mit ihren Partnerinnen in regelmäßigen Abständen interviewt.

Detaillierte Daten über die Lebensgeschichte der Patienten wurden aus den Protokollen der früher durchgeführten 2wöchigen Intensivtherapie, die unter der Berücksichtigung von mehreren Meßzeitpunkten evaluiert wurde, erhoben.

Die Auswertung der Therapieprotokolle ergab, daß die sexuellen Dysfunktionen wie Erektionsschwierigkeiten und Ejakulationsstörungen in ihrer Genese starke individuelle und situationsabhängige Züge der Verarbeitung von sozialen Ereignissen und Gegebenheiten wie Partnerverlust, Heirat, Bindungsangst und Leistungsdruck trugen. Schwartz et al. vermuteten deshalb eine *weitläufig psychogene Ätiologie* der sexuellen Symptome, zumal diese oft in eine Partnerbeziehung eingebunden war und bei allen Patienten keine Schwierigkeiten bei masturbatorischen Befriedigungen vorhanden waren. Darüber hinaus ähnelten sich die Auslösersituationen der sexuellen Problematik in vielen Fällen denjenigen, die auch bei normoprolaktinämischen Patienten mit sexuellen Dysfunktionen beobachtet werden konnten. Unabhängig von der Behandlung der Patienten mit Bromocriptin wurde bei allen Patienten allein über die Paartherapie eine deutliche Besserung der Symptome erzielt. Nach Schwartz et al. konnten sie alle grundsätzlich in befriedigender Weise Geschlechtsverkehr ausüben.

Die katamnestische Untersuchung ergab allerdings, daß diese Effekte keineswegs stabil waren. Vor Beginn der Bromocriptinbehandlung zeigten 3 Patienten Symptomrezidive (Libido- und Erektionsschwäche). Als die Behandlung durchgeführt wurde, stellte sich heraus, daß die bei 7 von 11 Patienten erreichte Normalisierung des PRL-Spiegels durchweg mit einer auffallenden Libidosteigerung korrelierte, was zur Konsequenz hatte, daß sich die Patienten insgesamt gegenüber ihren Frauen selbstbewußter und attraktiver fühlen konnten.

Zu ganz ähnlichen Ergebnissen kommen Buvat et al. (1985), die unter 1053 Männern mit sexuellen Dysfunktionen 11 Patienten mit Hyperprolaktinämie diagnostizierten.

Bei den hyperprolaktinämischen Männern konnte über die medizinische Behandlung durchweg eine Normalisierung der PRL-Sekretion erreicht werden. Jedoch persistierten die sexuellen Dysfunktionen (erektive Impotenz) bei 9 von 17 Patienten, obwohl auch sie, bedingt durch die medizinische Behandlung, eine deutlich gesteigerte Libido erlebten.

Auch Buvat et al. sehen in diesem Befund wie Brancroft et al. und Schwartz et al. einen nicht unerheblichen Anhaltspunkt für eine psychogene Ätiologie der sexuellen Symptomatik und empfehlen parallel zur medizinischen Behandlung eine psychologische Diagnostik mit einer evtl. sich anschließenden Psychotherapie, in die auch der Partner miteinbezogen werden sollte.

Buvat et al. berichteten, daß bei 2 Patienten die sexuelle Symptomatik allein durch psychotherapeutische Intervention behoben werden konnte. In 2 anderen Fällen, in denen die gravierenden Beziehungskonflikte nicht bearbeitet werden konnten, blieb die sexuelle Symptomatik – trotz normalisierter PRL-Sekretion – weiter bestehen.

Wie sehr psychosoziale Faktoren mit dem hyperprolaktinämischen Krankheitsgeschehen verwoben sind und wie sehr eine rein somatisch-endokrinologisch orientierte Therapie sozusagen in „kognitive Dissonanzen" hineingezogen werden kann, wird anschaulich in einer Kasuistik von Tolis et al. (1979) berichtet:

Fallbeispiel

Ein hyperprolaktinämischer 65jähriger verheirateter Mann mit einem Prolaktinom wurde nach der transsphenoidalen Operation erfolgreich mit Bromocriptin behandelt. Dadurch verschwand nicht nur seine Impotenzproblematik, sondern er entfaltete darüber hinaus eine expansive sinnliche Lebensweise. Die Ehefrau des Patienten, die früher die Symptomatik als eine „Alterserscheinung" deutete, fühlte sich durch die lebhafte Veränderung ihres Mannes so bedroht, daß sie leidenschaftlich von den Ärzten den Abbruch der Behandlung forderte. Der Patient hingegen bestand auf einer Fortsetzung der Behandlung und erschien nun bei den Ärzten, mit einer jüngeren, 42jährigen attraktiven Frau, die ihnen berichtete, daß sie mit dem Patienten 3- bis 4mal in der Woche befriedigenden Verkehr habe. Der Patient fühlte sich durch die Behandlung über „40 Jahre verjüngt" und verlangte von den Ärzten für seine Verteidigung ein medizinisches Gutachten, weil seine Frau ihn inzwischen für „verrückt" erklärt habe. Der Patient soll heute mit seiner jüngeren Frau dennoch glücklich verheiratet sein.

In ähnlicher Weise wie die zuvor geschilderten Untersuchungen konzentriert sich Rothchild (1985) in ihrer kontrollierten Studie von 35 Hyperprolaktinämiepatientinnen mit Galaktorrhö auf die kognitive und affektive Verarbeitung des primären Krankheitsgeschehens, indem sie semistrukturierte Interviews und psychometrische Testverfahren einsetzte und das hyperprolaktinämische Klientel mit einer Gruppe von normoprolaktinämischen stillenden Müttern verglich. Andere (mit der Hyperprolaktinämie verknüpfte) Symptome, wie Amenorrhö, Libidoverlust und Depressivität, wurden von ihr nicht berücksichtigt.

Die Erfahrungen der Frauen mit ihrem Brustsymptom deckte eine breite Skala ab, die von Euphorie bis zu tödlichen Krebsängsten reichte: manche Frauen fühlten sich mit ihren geschwollenen Brüsten femininer als zuvor, einige waren stolz darauf, daß sie aus ihren prallen Brüsten (während des Interviews!) Milch in hohem Bogen verspritzen konnten und berichteten über ihre Lust, die sie beim regelmäßigen Abwischen der Milchflüssigkeit erlebten, weshalb sie sogar die ärztliche Behandlung nicht mehr fortsetzen wollten. Andere Patientinnen berichteten über Hemmungen, wenn sie sich immer wieder um ihre Brust kümmern mußten, wieder andere waren von der Angst beherrscht, daß der Milchfluß eine Vorstufe zu einer Krebserkrankung sein könnte und erlebten ihre Brust als beschädigt und schwerkrank.

Entsprechend lustvoll oder tödlich waren auch die kognitiven und affektiven Wahrnehmungsweisen der *Partner* der Frauen. Für manche Partner war die Galaktorrhö ein sexuelles Stimulans, weshalb sie gesteigertes Interesse an ihrer Frau zeigten. Andere Partner wiederum zeigten eher Beunruhigung, waren in der sexuellen Beziehung verunsichert, und manche reagierten sogar phobisch oder paranoid, indem sie befürchteten, daß ihre Frau eine ansteckende Krankheit habe und sie von ihr bzw. von ihrer Milch vergiftet werden könnten!

Vergleichbare Befunde konnten in der normoprolaktinämischen Kontrollgruppe der stillenden Mütter mit Kind nicht angetroffen werden.

Rothchild faßte ihre Beobachtungen dahingehend zusammen, daß sich offensichtlich das gesamte Körper- und Selbsterleben der Frauen auf das durch die Hyperprolaktinämie bedingte Brustsymptom einengt und fixiert.

Vorherrschend sind ihrer Interpretation zufolge Erlebnisweisen, die der Entwicklungsphase der Adoleszenz angehören, wie z. B. Masturbationskonflikte, Ängste, durch Veränderungen des Körpers die Kontrolle über ihn zu verlieren und damit verknüpftes exhibitionistisches und narzißtisches Agieren, das diese Ängste unter Kontrolle bringen soll.

Bei normalen stillenden Müttern fand Rothchild demgegenüber durchweg ein komplikationsloses Erleben der erotischen Lust, das mit dem Stillen des Kindes verknüpft war.

Rothchild stellt schließlich die These auf, daß die im Rahmen einer „*adoleszenten Regression*" wiederbelebten konfliktreichen sekundären Verarbeitungsweisen der primären hyperprolaktinämischen Symptomatik *stabilisierend* auf die körperliche Symptomatik zurückwirken können. Es könnte demnach bei der Galaktorrhö ein psychophysiologischer Wechselwirkungsprozeß wirksam sein, wie er auch von Auerbach u. Avery (1981) beobachtet wurde. Diese Mütter konnten, allein aus einem starken Bedürfnis heraus, ihre Adoptivkinder zu stillen, durch intensive Stimulation ihrer Brüste die Laktation einleiten und aufrechterhalten.

Einen Anhaltspunkt für diese These sieht Rothchild in dem Befund, daß, obwohl *alle* Frauen durch die erfolgreiche Bromocriptinbehandlung zu menstruieren begannen, bei einigen Frauen (6 von 43) die Galaktorrhö persistierte. Zudem gab es auch medizinisch erfolgreich behandelte Frauen, die große ängstliche Vorbehalte gegenüber der nun eingetretenen Menstruation und möglichen Schwangerschaft entwickelten oder sich in einem hypochondrischen Sinne übermäßig Sorgen über ihre früheren Brustsymptome machten.

Diese These wirft aber auch die Frage nach der möglichen oder notwendigen Funktion einer die medizinisch-somatische Behandlung begleitenden konfliktzentrierten psychotherapeutischen Beratung auf.

Rothchild diskutiert diese Frage leider nicht. Die Ergebnisse ihrer Untersuchung legen es aber nahe, daß wenn mit der Galaktorrhö als einem hyperprolaktinämischen Symptom tatsächlich eine „adoleszente Regression" eingeleitet wird, bei diesen Frauen psychosexuelle Konflikte vorhanden sein müßten, die auch unabhängig von ihrer körperlichen Krankheit eine starke Einschränkung ihrer Erlebens- und Handlungsweisen bedingen, was früher oder später eine Psychotherapie indiziert erscheinen läßt.

Zu fragen ist in diesem Zusammenhang aber auch nach den psychologischen Auswirkungen v. a. der chirurgischen Eingriffe, die zur Entfernung des Prolaktinoms vorgenommen werden, nicht nur für die Patienten selbst, sondern auch für deren Angehörige.

In unseren eigenen Forschungsarbeiten (Jürgensen u. Bardé 1982, 1983, 1985; Bardé 1985) fiel auf, daß entsprechend der bewußten und unbewußten kognitiven und affektiven Verarbeitung der Hyperprolaktinämie und des Prolaktinoms die Operation im Gegensatz zu den realen Risiken, häufig als eine „Frage von Leben und Tod", ja sogar als eine mögliche bevorstehende Hinrichtung erlebt werden kann. In Fällen von Tumorrezidiven und wiederholt durchgeführten Operationen waren solche Verfolgungs- und Todesängste in noch viel größerem Ausmaß wirksam.

Da diese psychischen Erlebnisformen in der somatisch-ärztlichen Behandlung in der Regel nicht berücksichtigt werden können, stellt sich auch hier die Frage nach einer die somatische Behandlung begleitenden, stützenden bzw. konfliktverarbeitenden, kognitiv differenzierenden Psychotherapie (Eiser 1981; Galatzer et al. 1981).

Die Untersuchungen innerhalb des endokrin-kognitiven Ansatzes befassen sich mit den psychologischen Mechanismen der „sekundären" Krankheitsverarbeitung. Dabei wird teilweise impliziert (z. B. bei Rothchild), daß diese psychologischen Mechanismen Einflüsse auf die PRL-regulierenden körperlichen Prozesse haben können. Unklar bleibt aber, *wie* dieser offensichtlich psychosomatische Zusammenhang differenziert konzeptualisiert werden kann. Ihn theoretisch zu klären wäre deshalb interessant, weil, wenn er existiert, daraus Aufschlüsse über die Genese der Hyperprolaktinämie selbst – eine Frage, die dieser Ansatz bewußt ausklammert – gewonnen werden könnten.

Der endokrin-kognitive Ansatz hat implizit auch persönlichkeitsstrukturelle Annahmen, die mit der Symptombildung in Beziehung gesetzt werden. Der von Bancroft et al. (1984) geschilderte Mann (S. 141), dürfte, wie aus der Beziehungsschilderung vermutet werden kann, eine depressive Persönlichkeitsstruktur gehabt haben, und die kognitive Psychotherapie hatte wohl zum Ziel, eine stärkere Selbstabgrenzung und zugleich eine differenziertere Selbstdarstellung der Beziehungspartner aufzubauen. Absicht ist es aber, grundsätzlich solche „sekundären" Symptombildungen herauszuarbeiten, die von der hyperprolaktinämischen Pathologie *völlig unabhängig* sind.

In diese Lücke ist der *streßhypothetische Ansatz* sinnvoll einzuordnen, der im folgenden Abschnitt dargestellt werden soll. Seine Grundthese besagt, daß die PRL-Sekretion *direkt* durch psychischen und physischen akuten oder chronischen Streß beeinflußt werden kann. Wir werden sehen, daß uns die Streßhypothese wieder zur Frage der Persönlichkeitsstruktur führen wird, dieses Mal aber unter dem „primären" Aspekt, inwieweit diese selbst dazu neigt, in der Auseinandersetzung mit der sozialen Umwelt Streßsituationen zu konstituieren, die dann ihrerseits zu einer Veränderung oder Entgleisung der PRL-Sekretion führen.

6.4 Streßhypothetischer Ansatz (Tabelle 6.3)

Die von Selye (1977) entwickelte Konzeption des allgemeinen Anpassungsyndroms (GAS = *G*eneral *A*daptation-*S*yndrome) besagt, daß der Organismus auf „bedrohliche" Umweltreize ein systematisch ablaufendes Reaktionsrepertoire mobilisieren kann, das zum Ziel hat, die Selbstintegration des Organismus sicherzustellen.

Endokrine Reaktionen erscheinen im Rahmen dieses Konzepts als eine Funktion der Neuanpassung an eine fluktuierende Umwelt. Eine mißlungene Anpassung an die neuen Umweltgegebenheiten führt nach Selye zu Erschöpfungszuständen, die, wenn sie nicht durch ein wirkungsvolles Widerstandsverhalten abgewendet werden können, schließlich zu körperlichen Schädigungen führen.

Die Attraktivität dieser Streßhypothese besteht für die psychologische Forschung im Bereich der Endokrinologie darin, daß endokrine Reaktionen (Endokrinopathien) als Resultat einer Streßdynamik begriffen werden können. Im Hinblick auf psychosomatische Fragestellungen verknüpft dieses Konzept in logischer Hinsicht die zunächst voneinander unabhängigen Sprachebenen von psychologischen und physiologischen Aussagen, indem psychische „Reize" mit physiologischen „Reaktionen" systematisch in Verbindung gebracht werden (Mason 1968, 1972, 1975a, 1975b).

Tabelle 6.3. Untersuchungen des streßhypothetischen Ansatzes

Autoren	Patienten	PRL-Basiswerte	Vergleichsgruppen	Kontrollgruppe	Fragestellung	Untersuchungsmethoden	Ergebnisse
1) Noel et al. (1972)	Gastroskopie 9 w. 11 m. Proktoskopie 21 w. 11 m. Operation/Narkose 19 w. 7 m. Koitus 7 Paare Gymnastik 8 w. 12 m. Hypoglykämie 7 w.	75,8 ± 34,3 ng/ml 173,8 ± 65,1 ng/ml	–	54 m. 43 w.	PRL-Sekretion in Streßsituationen	Radioimmunoassay	Signifikanter PRL-Anstieg bei Operation, Gastroskopie und Koitus
2) Stearns et al. (1973)	7 Ehepaare	vor/nach Koitus: ⌀ 20 vs. 120 ng/ml	–	–	PRL-Sekretion in Abhängigkeit von Koitus		2 von 6 Frauen zeigten einen PRL-Anstieg von über 100 ng/ml
3) Tyson et al. (1975)	13 w. („Postpill"-Amenorrhö)	80,7 ± 13,2 ng/ml	–	–	Effekte der Bromocriptinbehandlung	Bromocriptin; Anamnese; Beschwerdebögen	Symptomatik hat Schutzfunktion gegenüber Streß in einer hochängstlichen Persönlichkeit
4) Miyabo et al. (1976)	22 „neurotische" Versuchspersonen (12 m., 10 w.)	–	–	20 „normale" Versuchspersonen (11 m. 9 w.)	Einfluß von akutem Streß auf PRL-Sekretion	Spiegel-Zeichen-Test; RIA; Psychodiagnostik: MMPI, CMI, MAS	Neurotische Frauen reagieren empfindlicher auf Streß als Männer

Studie	Stichprobe	PRL	Methode	Thema	Ergebnis
5) Zacur et al. (1976)	3 w.	2: ? 1: bis 80 ng/ml	doppelter Blindversuch mit Bromocriptin; 1 Patient nur Psychotherapie	Wechselwirkung psychosozialer Streß und Hyperprolaktinämie	Interviews; Psychotherapie; Bromocriptin; Beschwerdebögen; MMPI; projektive Tests	Hyperprlaktinämie ist eine psychosomatische Krankheit; bei einer Patientin konnte die Hyperprolaktinämie durch Therapie der psychischen Störung behoben werden.
6) Mathew et al. (1979)	11 angstneurotische Patienten	Ø 13,7 ± 6,9 ng/ml	–	Effekte der Angstreduktion auf PRL-Sekretion	progressive Relaxation nach Jacobson; STAI (State-Trait-Anxiety-Inventory)	Angstzustände haben keinen Einfluß auf PRL-Sekretion
7) Weizman et al. (1983)	59 urämische Patienten (38 m. 21 w.)	–	–	Beziehung zwischen PRL und sexuellen Dysfunktionen	semistrukturiertes Interview Selbsteinschätzung der Sexualität	Hyperprolaktinämie ist wahrscheinlich Resultat von Krankheitsstreß
8) Arana et al. (1977)	71 depressive Patienten	<10 ng/ml	20 nichtdepressive Patienten (<10 ng/ml)	Beziehung zwischen Depression und PRL	Popoff Index of Depression; Beschwerdebögen	Angst hat keinen Einfluß auf PRL-Sekretion

Speziell in der PRL-Forschung hat das Streßkonzept eine große Bedeutung erhalten (de la Fuente u. Rosenbaum 1981; Frantz et al. 1972; Frantz 1978; Horrobin 1974, 1979, 1980; Koninckx 1978; Mills 1985; Sachar 1975; Smith 1979).

Die auf dem streßhypothetischen Ansatz fußenden Untersuchungen zur PRL-Sekretion (Tabelle 6.3) lassen sich logisch im Zusammenhang mit den bisher vorgestellten Forschungsansätzen allgemein dadurch charakterisieren, daß die PRL-Sekretion nun zu einer Variablen umgedeutet wird, die *in Abhängigkeit* von unterschiedlich definierten „Stressoren", also von die Streßreaktion auslösenden Reizen, *variiert*. In dieser Perspektive ist die Hyperprolaktinämie zwar mit bestimmten psychischen und körperlichen Symptomen verknüpft, die Hyperprolaktinämie selbst aber erscheint als ein Resultat von unabhängigen, vorgeordneten Streßfaktoren.

In zahlreichen *Tierversuchen* wurde unter experimentellen Bedingungen inzwischen nachgewiesen, daß die PRL-Sekretion sehr streßempfindlich ist und durch verschiedene Stressoren teilweise ganz erheblich gesteigert werden kann (Bryant et al. 1970; Grosvenor et al. 1965; Neill 1970; Nicoll et al. 1960; Turpen et al. 1976).

Eine in diesem Bereich besonders eindrucksvolle Untersuchung stammt von Bowman et al. (1978), die er an Talapoin-Affen durchgeführt hat. Diese Affen leben in sozialen Gruppen, in denen die gegenseitigen Beziehungen über eine Dominanzhierarchie reguliert werden. Über regelmäßig stattfindende aggressive Auseinandersetzungen werden die Rollen der dominanten Mitglieder (Sieger) und die Rolle der subdominanten Mitglieder (Verlierer) den einzelnen Tieren zugewiesen. Dabei ist mit der Rolle des dominanten Mitgliedes, die in der Regel von Männchen eingenommen wird, zugleich auch die sexuelle Verfügungsgewalt über die Weibchen des Verbandes verknüpft. Bowman et al. fanden nun heraus, daß die dominant/subdominante Rollenverteilung in den Tieren auch Konsequenzen für das neuroendokrine System, insbesondere auch für die PRL-Sekretion hat. Er stellte fest, daß v. a. subdominante Tiere, die in dieser Rolle offensichtlich chronischen Streß erleben, den sie nicht bewältigen können, häufig eine Hyperprolaktinämie entwickeln und unfruchtbar werden.

Im *Humanbereich* wurde unter Anleitung des Streßkonzepts die PRL-Sekretion zunächst in Abhängigkeit von eingegrenzten körperlichen Reizsituationen untersucht.

So fand Noel et al. (1976) eine erhöhte PRL-Ausschüttung bei Fallschirmspringern kurz nach dem Absprung aus dem Flugzeug. Stearns et al. (1973) fanden bei 2 von 6 Frauen einen 8- bis 10fachen PRL-Anstieg kurze Zeit nach dem Koitus, wohingegen bei Männern keine vergleichbare Reaktion festgestellt werden konnte.

Bereits Salkin et al. (1949) und Giusti (1951) machten die Beobachtung, daß im Anschluß an thoraxchirurgische Eingriffe bei Frauen eine Galaktorrhö zu beobachten war, was aus heutiger Sicht mit einer Hyperprolaktinämie in Verbindung gebracht werden kann. Noel et al. (1972) griffen wohl diesen Sachverhalt auf und untersuchten die PRL-Sekretion bei 19 Frauen und 7 Männern in einem Kontrollgruppendesign in Abhängigkeit von akuten Reizsituationen, wie z. B. Operationen unter Narkose, Gastroskopie und Proktoskopie, und kamen zu dem Ergebnis, daß besonders bei Frauen in allen diesen Situationen die PRL-Sekretion signifikant anstieg. Freilich blieb hier der Sinn dieser endokrinen Reaktion unklar, weshalb Noel et al. hier von einer unspezifischen Streßreaktion sprechen.

Darüber hinaus wurden dann aber auch komplexer strukturierte psychische Reize als mögliche Stressoren untersucht.

Miyabo et al. (1977) untersuchten unter experimentalpsychologischen Bedingungen den Einfluß von akutem psychischem Leistungsdruck, der durch einen Spiegelzeichentest (Stressor) induziert wurde, bei 20 „normalen" und 22 „neurotisch" eingestuften Versuchspersonen. Miyabo et al. kamen zu dem Ergebnis, daß im Vergleich zur Kontrollgruppe v. a. die „neurotischen" Frauen angesichts der Leistungsstreßsituation einen signifikant höheren PRL-Anstieg zeigten. Bei Männern – auch bei den „neurotischen" – konnte demgegenüber kein vergleichbarer Anstieg festgestellt werden.

Zwar bewegen sich die PRL-Werte durchaus in einem nichtpathologischen Bereich. Die Autoren interpretieren die gefundenen Unterschiede dennoch unter dem Aspekt einer unterschiedlichen Fähigkeit, gekonnt mit einer akut belastenden Situation fertig zu werden („coping"), die bei „normalen" und „neurotischen" Individuen unterschiedlich ausgeprägt sei. Die differentielle Auswirkung des Geschlechts mußte allerdings ungeklärt bleiben.

Die Studie von Weizman et al. (1983) ist, wenn auch nicht ganz schlüssig, so aber doch interessant im Hinblick auf die Hypothesenbildung über die Auswirkung länger andauernder Streßsituationen auf die PRL-Sekretion.

Hämodialysepatienten sind in der Regel chronisch schweren seelischen Belastungen ausgesetzt, die von allgemeiner Hilf- und Hoffnungslosigkeit in sozialer und beruflicher Isolation, über intensive Ambivalenzkonflikte gegenüber dem gesunden Partner bis zu intensiven Todesängsten reichen. Weizman et al. fanden bei der Untersuchung von 59 urämischen Patienten (38 Männer, 21 Frauen) 18 hyperprolaktinämische Männer und 10 hyperprolaktinämische Frauen, die alle auch sexuelle Dysfunktionen zeigten. Die Autoren interpretieren diesen Sachverhalt dahingehend, daß 50% der urämischen Patienten als Folge des durch die Hämodialyse bedingten Stresses eine Hyperprolaktinämie entwickelten. Freilich wurde diese Interpretation nicht durch die Untersuchung der differentiellen Formen der Streßverarbeitung, wie sie etwa von Miyabo et al. angedeutet wurde, abgesichert (vgl. dagegen Kap. 4, S. 95).

Die Hypothese, daß psychische Stressoren zur Hyperprolaktinämie und der mit ihr verknüpften Symptomatik führen, ist verschiedentlich angedeutet (Fenasse et al. 1972; Muller et al. 1962) und schließlich von Tyson et al. (1975) (vgl. Tyson u. Chapanis 1978) detaillierter untersucht worden.

Tyson et al. geben dem streßhypothetischen Ansatz dadurch eine interessante Wendung, daß er zu dem Ergebnis kommt, daß die hyperprolaktinämische Symptomatik zusätzlich den Sinn erhält – sozusagen als ein Widerstandsversuch –, Streß im Bereich von Sexualität und Partnerschaft zu reduzieren.

Er untersuchte 14 hyperprolaktinämische Frauen (ohne Adenom), die nach Absetzen der oralen Antikonzeptiva amenorrhoisch waren und behandelte 12/13 dieser Frauen erfolgreich mit Bromocriptin. Die Katamnese ergab, daß bei 6 Frauen die Hyperprolaktinämie nach einem Monat, bei den restlichen Frauen sich innerhalb eines Jahres wieder einstellte. Alle Frauen erschienen darüber gar nicht beunruhigt. Die Ergebnisse der psychologischen Interviews führten Tyson et al. zu der Einschätzung, daß schwere ängstigende und traumatisch belastende Situationen, wie Abbruch einer unerwünschten Schwangerschaft, Angst vor einer

Schwangerschaft oder auch schwere Ehekonflikte, die teilweise mit Scheidung endeten, mit den Menstruationsstörungen eng in Verbindung standen. Im Zusammenhang mit der Lebens- und Konfliktgeschichte dieser Frauen erschien die hyperprolaktinämische Symptomatik – mit Ausnahme der häufiger bestehenden Furcht vor der Ausbildung eines Prolaktinoms – eher als ein spezieller Schutz vor Streßsituationen, deren Inhalt um Themen von Sexualität und Partnerschaft zentriert war.

Die hier von Tyson et al. angedeutete Konflikt-Abwehr-These wurde von Zacur et al. (1976) etwas näher illustriert. Sie stellten am Beispiel von 3 psychodiagnostisch untersuchten Frauen mit Hyperprolaktinämie (Interviews, projektive und psychometrische Tests) die Vermutung auf, daß die Hyperprolaktinämie Ergebnis eines chronisch wirkenden Stresses ist, der durch eine spezifisch pathologische Persönlichkeitsstruktur bedingt ist. Nach ihrer knappen Darstellung war die Persönlichkeit aller 3 Frauen durch ungelöste, vorrangig depressiv verarbeitete Trennungskonflikte gekennzeichnet.

Eine Frau, deren Konflikte konzentriert psychotherapeutisch behandelt worden waren, konnte allein aufgrund der Psychotherapie ein relativ spannungsfreies und befriedigendes Leben einrichten. Die Tatsache, daß nach der Psychotherapie die Hyperprolaktinämie verschwand und die Menstruation wieder einsetzte, interpretierten Zacur et al. als Beweis dafür, daß die Hyperprolaktinämie durch den mit den ungelösten Konflikten verknüpften Streß verursacht wurde. Die Hyperprolaktinämie ist demnach eine psychosomatische Krankheit (vgl. 4.6.3, S. 114).

Die Bromocriptinbehandlung, die bei den anderen beiden Frauen erfolgreich angewendet wurde, ist nach Zacur et al. eine letztlich zu kurz greifende Oberflächentherapie, die in jedem Fall mit einer konsequenten Umstrukturierung der psychosomatisch pathogenen Basispersönlichkeit verknüpft werden müßte.

Jedoch scheinen psychisch belastende Zustände wie Angst oder Depression nicht in jedem Falle die PRL-Sekretion zu beeinflussen.

Mathew et al. behandelten 8 chronisch angstneurotische Patienten mit der psychotherapeutischen Methode der progressiven Relaxation nach Jacobson und untersuchten, inwieweit die psychologisch erzeugte Angstreduktion mit einer veränderten PRL-Sekretion in Verbindung gebracht werden kann. Zwar konnten Mathew et al. (1979) am Ende der Psychotherapie eine signifikante Reduktion der Angstwerte nachweisen, jedoch konnte ein Zusammenhang mit der PRL-Sekretion *nicht* festgestellt werden.

Mathew et al. (1979) vermuteten unter Hinweis auf oben bereits erwähnte Studien, daß möglicherweise eher akute Angstzustände die PRL-Sekretion beeinflussen können.

Beachtlich ist auch die Studie von Arana et al. (1977), in der 71 depressive bzw. larviert-depressive Patienten in einem Kontrollgruppendesign auf ihre PRL-Werte untersucht wurden. Die Autoren kommen zu dem für die psychologische Prolaktinforschung erstaunlichen Ergebnis, daß *kein* Zusammenhang zwischen der belastenden Symptomatiksituation der larvierten oder offenen Depression und der PRL-Sekretion besteht. Sie betonen allerdings, daß in ihrer Stichprobe keine schweren, sondern eher milde bis gemäßigte reaktive Depressionen vorhanden waren.

Meltzer et al. (1978) konnten diese Befunde bestätigen. Sie berichteten aus eigenen Untersuchungen schwer gestörter Patienten mit psychotischer Depression, bei denen auch sie keinen Zusammenhang zwischen depressivem, quälendem Erleben und PRL-Sekretion feststellen konnten.

In nichtsystematischen Gelegenheitsuntersuchungen bei psychotisch-depressiven Patienten wurden allerdings teilweise erhöhte PRL-Werte festgestellt, was Meltzer et al. dann mit kurzen, akuten Streßsituationen, die von ihnen nicht näher bezeichnet werden, oder mit üblichen Tagesschwankungen in Verbindung bringen.

Diese widersprüchlichen Befunde können freilich kaum als Einwand gegen die Streßhypothese schlechthin gelesen werden. Sie lassen zunächst eher an eine spezifisch-individuelle somatische Konstitution denken (Alexander 1977; Reiser 1966) die in ihren Funktionskreisen nach Maßgabe einer bestimmten „Vulnerabilität" von Stressoren unterschiedlich beeinflußt oder gestört werden könnte.

Berücksichtigt man die von Miyabo et al., Tyson et al. und Zacur et al. vorgebrachten Argumente, daß differentielle Effekte der Persönlichkeitsstruktur in der Vermittlung von Stressoren mit der PRL-Sekretion eine wichtige Rolle spielen, so fällt auf, daß gerade der Aspekt der spezifischen Persönlichkeitsstruktur in den Untersuchungen des streßhypothetischen Ansatzes entweder nur oberflächlich und global angedeutet, oder im Falle der letztgenannten Untersuchungen von Mathew et al., Arana et al. und Meltzer et al., die eher auf der Symptomoberfläche bleiben, so gut wie gar nicht differenziert entfaltet wird.

Diese Frage nach der möglichen Rolle der Persönlichkeitsstruktur im hyperprolaktinämischen Krankheitsgeschehen führt uns nun weiter zu Untersuchungen, die dem psychoanalytischen Ansatz verpflichtet sind, der sich auf diese Frage besonders spezialisiert hat.

6.5 Psychoanalytischer Ansatz (Tabelle 6.4)

Die Streßhypothese besagt, daß bestimmte äußere Reizsituationen zu bestimmten physiologischen und psychischen Reaktionen führen.

Jedoch kann es sich, wie bereits einige Untersuchungen, die im vorigen Abschnitt dargestellt wurden, angedeutet haben, im Humanbereich nicht um eine einfache und lineare Reiz-Reaktions-Beziehung handeln. Vielmehr muß berücksichtigt werden, durch welche inneren Strukturen des Organismus die Reizverarbeitung und deren Umsetzung in bestimmte Handlungsweisen vermittelt wird. Diese innere Struktur, die ihrerseits wiederum als Niederschlag von Erfahrungen in den Auseinandersetzungen des Organismus mit der Umwelt begriffen werden kann, ist die komplexe individuelle Persönlichkeit.

Gemäß ihrer differentiellen Ausprägung ist zu erwarten, daß das, was einen Stressor oder eine belastende Situation darstellt, im wesentlichen durch die jeweils *spezifische Struktur* und das mit ihr verknüpfte Handlungsrepertoire *konstituiert* wird.

Eine identische Reizsituation kann in der Perspektive der differentiellen Persönlichkeitsstruktur das eine Mal Stressorwirkung zeigen, das andere Mal aber auch nicht. Dies ist der Grund dafür, daß Elemente der psychoanalytischen Persönlichkeits- und Abwehrlehre, die diesen differentiellen Aspekt besonders berücksich-

Tabelle 6.4. Untersuchungen des psychoanalytischen Ansatzes

Autoren	Patienten	PRL-Basiswerte	Vergleichsgruppe	Kontrollgruppe	Fragestellung	Methoden der Untersuchung	Ergebnisse
1) Rojas et al. (1981)	15 w.	?	–	–	Persönlichkeitsmerkmale, die mit Hyperprolaktinämie korrelieren	Interviews; psychometrische Tests (MMPI)	Depressiv-narzißtische Krankheitsbilder; häufig Traumatisierungen in der Kindheit
2) Nunes et al. (1980)	101 w. (35 mit Prolaktinom)	23–6000 ng/ml	–	34 w. (8,5 ± 4,7 ng/ml)	Ist oral-fixierte Persönlichkeitsstruktur ätiologisch für die Hyperprolaktinämie relevant?	Interviews unter Supervision	Gestörte Triangulation, väterliche Deprivation, Trennungskrisen werden durch Somatisierung verarbeitet
3) Sobrinho et al. (1984)	71 w.	?	–	72 w.	Die Geschwister von Hyperprolaktinämiepatientinnen müßten auch hyperprolaktinämisch sein, weil sie derselben väterlichen Deprivation ausgesetzt waren	Interviews (unter Supervision)	Hyperprolaktinämische Patientinnen und ihre Geschwister hatten signifikant höhere PRL-Werte
4) Jürgensen u. Bardé (1982, 1983, 1985)	23 w. 11 m.	> 2000 mE/ml (s. 5)	–	–	Gibt es eine für die Hyperprolaktinämie prädisponierende Persönlichkeitsstruktur?	Psychoanalytische Interviews und O.R.T.	Typisch ist eine depressiv-narzißtische Persönlichkeitsstruktur mit Vorherrschaft einer malignen Symbiose zur Mutter
5) Bardé (1985)	26 w. (14 mit Prolaktinom)	> 2000 mE/ml	11 m. (alle mit Prolaktinom; > 2000 mE/ml)	–	Überprüfung der psychodynamischen Modelle der Psychosomatose (Kutter) und der Konversion (Rangell)	Psychoanalytische Interviews und O.R.T.	Hyperprolaktinämische Patienten zeigen häufig die Psychodynamik der Psychosomatose oder der ihr verwandten chronisch funktionellen Störung
6) Stephanos u. Auhagen-Stephanos (1982)	2 w. (ohne Prolaktinom)	660 mE/ml 400 mE/ml	–	–	Hyperprolaktinämie ist eine Somatisierung unbewältigter Konflikte	Psychoanalytische Interviews; Psychotherapie	Depressive Persönlichkeitsstruktur mit negativen Vaterbildern; Krankheit entsteht im Zusammenhang mit der Wiederbelebung früher Traumatisierung

tigt, in die psychoendokrinologische Forschung miteinbezogen wurden (vgl. Mason 1972; 1975a; 1975b; Roessler et al. 1967; Rubin et al. 1968; Poe et al. 1970; Katschnig 1980).

Die im folgenden vorgestellten Untersuchungen (Tabelle 6.4) lassen sich allgemein dadurch charakterisieren, daß sie versuchen, aus der individuellen Lern- und Lebensgeschichte die Struktur der Persönlichkeit des Patienten abzuleiten, um dann Aussagen über die Möglichkeiten der Wahrnehmungs- und Handlungsbewältigung in schwierigen Lebenssituationen machen zu können. Es wird in dieser Forschungsperspektive dann danach gefragt, inwieweit die Hyperprolaktinämie mit einer bestimmten Persönlichkeitsstruktur zusammenhängt, die bestimmte Schwellensituationen, wie sie etwa in dem Konzept von Erikson (1966) zu den „normalen" Entwicklungs- und Reifungskrisen systematisch vorgestellt werden, als pathogene Stressoren erlebt, die von ihr nicht adäquat bewältigt werden können (s. Kap. 9.1).

Rojas et al. (1981) untersuchte 15 hyperprolaktinämische Patientinnen mit tiefenpsychologischen Interviews und psychometrischen Tests unter der Fragestellung, inwieweit vor Beginn der Hyperprolaktinämie bereits emotionale Störungen vorhanden waren. Ihnen zufolge hatten alle 15 Patientinnen „depressive Probleme", 8 Patientinnen wurden als „schizoide Persönlichkeit" diagnostiziert.

Die Auswertung der Interviews ergab, daß 12 Frauen in einer zerbrochenen und hochproblematischen Familie relativ vernachlässigt aufwuchsen. Bei 13 Frauen wurden Beziehungsprobleme mit der Mutter diagnostiziert, die noch bis heute die aktuelle Lebenssituation der Frauen bestimmten. Jedoch können Rojas et al. keine kausale Relation zwischen Persönlichkeitsstruktur, emotionaler Störung und Entstehung der Hyperprolaktinämie behaupten und müssen ihre Aussagen auf einen korrelativen Status beschränken.

Demgegenüber versuchte die Lissabonner Arbeitsgruppe um Sobrinho eine psychogene Ätiologie der Hyperprolaktinämie, also den Nachweis eines kausalen Effekts psychostruktureller und psychodynamischer Faktoren auf die Entstehung der Hyperprolaktinämie, nachzuweisen:

Nunes et al. (1980) stellten anhand einer Untersuchung von 19 hyperprolaktinämischen Frauen die These auf, daß die Hyperprolaktinämie eine *psychosomatische Krankheit* sei. In struktureller Hinsicht kam er zu der Beurteilung, daß die Persönlichkeit der untersuchten Frauen durch orale Fixierungen der Triebentwicklung und durch symbiotische Objektbeziehungen, insbesondere zur Mutter charakterisiert ist. Die typische hyperprolaktinämische Persönlichkeit funktionierte aufgrund einer unvollständigen ödipalen Triangulation (vgl. Rotmann 1978) auf einer prägenitalen Organisationsebene. Es fiel in psychogenetischer Perspektive auf, daß die Väter der Patientinnen häufig entweder psychisch oder physisch abwesend, gewalttätig oder alkoholabhängig waren. Retrospektiv gesehen entwickelte sich die Hyperprolaktinämie immer im Zusammenhang mit prägnanten Trennungssituationen wie Menarche, Heirat, Geburt eines Kindes oder im Zusammenhang mit dem Verlust wichtiger Bezugspersonen, der aufgrund der oralen Persönlichkeitsstruktur als eine schwere und nicht zu bewältigende Streßsituation erlebt wurde.

Zur Evaluation dieser persönlichkeitsstrukturellen und psychodynamischen Hypothese zur Ätiologie der Hyperprolaktinämie führten Nunes et al. eine über

3 Jahre laufende prospektive und kontrollierte Studie an 101 hyperprolaktinämischen Patientinnen durch.

Die Auswertung der tiefenpsychologischen Interviews, die alle supervidiert wurden, erbrachte beträchtliche Evidenz für die These, daß die Hyperprolaktinämie eine psychosomatische Krankheit sei. Von 101 untersuchten Patientinnen wuchsen 51 in ihrer Kindheit entweder ohne Vater oder ohne leibliche Eltern auf. Bei den restlichen Frauen der Stichprobe fiel auf, daß der Vater während der Kindheit unter Alkoholabhängigkeit litt und/oder sich in der Familie roh gewalttätig verhielt.

Diese Familienkonstellation unterschied sich statistisch signifikant von derjenigen, die typisch für die Kontrollgruppe war. Sie erschien als ein spezifisches Merkmal der Hyperprolaktinämiegruppe.

Ferner konnten Nunes et al. eine enge zeitliche Beziehung zwischen affektiv hochbesetzten Lebensereignissen wie Objektverlust, Heirat oder Geburt eines Kindes und dem Beginn der Hyperprolaktinämie und den mit ihr verknüpften Symptomen wie Amenorrhö, Gewichtszunahme, Kopfschmerzen und Frigidität beobachten. Jedoch finden sich in dieser Studie keine detaillierten Analysen über die spezifisch individuellen Verarbeitungsweisen solcher belastender Krisensituationen. Eine Besonderheit bestand darin, daß besonders bei den Patientinnen mit Prolaktinomen die Hyperprolaktinämie gehäuft nach Objektverlust, Heirat oder nach der Geburt eines Kindes einsetzte.

Ungeklärt bleibt u. E. die 3. Untersuchungsgruppe (n = 53), die normoprolaktinämisch war, aber dennoch aufgrund einer vorhandenen Galaktorrhö in die psychologische Auswertung der Hyperprolaktinämiegruppe miteinbezogen wurde.

Sobrinho et al. (1983) interpretiert auf der Grundlage dieser Ergebnisse die Hyperprolaktinämie als ein „Spektrumssyndrom", das sich über eine prädisponierende Persönlichkeitsstruktur im Rahmen der von ihr konstituierten spezifischen psychosozialen Streßsituationen entwickelt und das neben psychologischen Symptomen wie Depressivität und Libidoverlust auch metabolische Symptome wie Dickleibigkeit, Hyperprolaktinämie und neurovegetative Symptome wie Reizbarkeit, Völlegefühl etc. umfaßt.

Sobrinho et al. (1984) führten dann eine weitere empirische Studie mit der Absicht durch, die von Nunes et al. aufgestellte psychodynamisch-ätiologische Hypothese zu validieren.

Der Grundgedanke von Sobrinho et al. besteht darin, daß in der Gruppe der Schwestern von hyperprolaktinämischen Patientinnen mit Prolaktinom, die denselben schädigenden Familienstrukturen ausgesetzt waren, ebenfalls eine erhöhte Inzidenz von Hyperprolaktinämie zu beobachten sein müßte. Die weiblichen Geschwister von 71 hyperprolaktinämischen Frauen wurden ebenfalls wie die Frauen in den vorhergehenden Studien mit psychoanalytischen Interviews unter Supervision untersucht.

Unter dem Kriterium der „väterlichen Deprivation" konnten 37 Frauen klassifiziert werden. Als Kontrollgruppe dienten 72 Frauen, die wegen geringfügiger Schilddrüsenvergrößerungen in Behandlung waren.

Sobrinho et al. kamen zu dem Ergebnis, daß 23 von 37 Geschwistern und 27 von 72 Frauen der Kontrollgruppe (also insgesamt 50 Frauen) unter „väterlicher Deprivation" aufwuchsen. Der durchschnittliche PRL-Wert der „Deprivationsgruppe" war gegenüber dem Wert der Frauen mit „normaler" Kindheit signifikant höher (14,7 ng vs. 9,4 ng/ml, p≤0,001). Ein signifikanter Unterschied im durchschnittlichen PRL-Wert fand sich auch zwischen der Untergruppe der „väterlich deprivierten" und der Untergruppe der „normalen" Schwestern (12,9 vs. 7,2 ng/ml; p≤0,01) sowie zwischen den Untergruppen der „deprivierten" und den „normalen" Frauen in der Kontrollgruppe (16,5 vs. 10,1 ng/ml p≤0,04)[1].

Jedoch gab es keinen Unterschied zwischen der Gruppe der Schwestern der hyperprolaktinämischen Patientinnen und den Frauen der Kontrollgruppe! Dies veranlaßte Sobrinho et al., die Verteilungen der PRL-Werte in den beiden Gruppen im einzelnen zu untersuchen, um statistische Nivellierungseffekte zu umgehen. Die hohen Werte („outliners") dominierten dieser Analyse zufolge dann doch in der Gruppe der „väterlichen Deprivation".

Aufgrund dieser Ergebnisse kann Sobrinho et al. zufolge die Hypothese, daß die Hyperprolaktinämie bei Frauen eine psychogene Ätiologie hat und sie deshalb als eine psychosomatische Krankheit anzusehen sei, nicht verworfen werden.

Offen bleibt aber in der sehr quantitativ orientierten und das Konzept der ödipalen Triangulation eher verkürzenden Untersuchung, wie die Diskrepanz zu erkären ist, daß nur 23 von 37 Schwestern der hyperprolaktinämischen Frauen eine depravierte Kindheit erlebt haben sollen, wenn doch von der strukturellen These her gesehen auch diese Frauen unter „väterlicher Deprivation" aufwuchsen. Ebenfalls ungeklärt bleibt, warum Männer, die unter „väterlicher Deprivation" aufwuchsen, keine Hyperprolaktinämie entwickeln.

Diese ungeklärten Fragen und Widersprüche verweisen jenseits quantitativer Betrachtung auf die Notwendigkeit differenzierter Einzelfallanalysen, in denen ein präziser Einblick in die Komplexität psychostruktureller Dynamik gewonnen werden kann.

Zudem kann nicht unerwähnt bleiben, daß in der Stichprobe der Schwestern und auch der hyperprolaktinämischen Patientinnen PRL-Werte gefunden wurden, die vom Normbereich nicht sehr erheblich abweichen. So fanden Sobrinho et al. nur 3 Patientinnen mit „persistierender Hyperprolaktinämie", definiert als 5 Meßwerte über 20 ng/ml, die aber 60 ng/ml nicht überschritten. Möglicherweise greift hier auch das alleinige strukturelle Kriterium „väterliche Deprivation" zu kurz, um die Bedingungen für die Konstitution von Streßsituationen zu klären.

In einer eigenen Studie (Jürgensen u. Bardé 1982, 1983, 1985; Bardé 1985) wurde deshalb der Versuch gemacht, ein differenziertes objektpsychologisches Modell der Psychosomatose (Kutter 1982) anhand des kasuistisch gewonnenen Materials zu überprüfen, wobei allerdings zugunsten einer methodisch-qualitativen Orientierung statistisch-experimentelle Methoden eher vernachlässigt wurden.

Kutter (1980, 1981, 1982) konzipiert die Psychosomatose funktional als ein Abwehrgeschehen gegenüber einem „Basiskonflikt".

Der Basiskonflikt konstelliert sich auf einer sehr frühen Entwicklungsstufe der Eltern-Kind-Beziehung. Dieser Grundkonflikt läßt sich idealtypisch charakterisieren durch traumatisierende Beziehungsformen, in denen die frühen Bezugspersonen dem Kind entweder die notwendigen empathisch-symbiotischen Einstellungen und Befriedigungen verweigern, oder es aufgrund eigener drängender

---

[1] Keiner dieser Werte liegt im hyperprolaktinämischen Bereich (vgl. 4.2).

Bedürfnisse im Sinne einer Überprotektion durch eine kontrollierende Beschlagnahme jeder spontanen Eigenständigkeit berauben. Dieser basale Beziehungskonflikt, in dem es sozusagen um psychisches und physisches Sein oder Nichtsein geht, ist im Kind mit sehr intensiven primitiven, archaischen Affekten von Wut und Schmerz verknüpft, die aber gerade nicht in den vorherrschenden Beziehungsformen untergebracht werden können.

Das Modell Kutters postuliert an dieser Stelle die Entwicklung einer für psychosomatische Erkrankungen prädisponierende Charakterstruktur, die durch die Aufgabe gekennzeichnet ist, die mit dem Basiskonflikt verknüpften Uraffekte aus dem Erleben und Handeln auszugrenzen, damit eine möglichst erfolgreiche Anpassung an die genannten elterlichen Beziehungsformen erreicht werden kann.

Eine Besonderheit dieser Charakterabwehr ist ihre Rigidität und geringe Belastungsfähigkeit gegenüber chronisch oder aktuell belastenden Lebenssituationen.

Grundsätzlich gehen diese Patienten narzißtisch-symbiotische Beziehungen zu aktuellen Bezugspersonen ein. Werden diese Beziehungen gefährdet, reicht die Charakterabwehr nicht mehr aus, was zur Folge hat, daß der abgewehrte Basiskonflikt und die mit ihm verknüpften Uraffekte in Form einer schweren Krise wiederbelebt werden. Eine derartige schwere Krise wird nun psychosomatisch dadurch abgewehrt, daß an die Stelle der Affektkrise ein somatisches Symptom gesetzt wird (Mitscherlich 1967). Zwar verschwindet das heftige Krisenerleben, zugleich treten aber Störungen der Körperfunktionen auf.

Mit diesem Modell der psychosomatischen Störung ist zugleich ein Konzept praktischer psychotherapeutischer Veränderung verknüpft. Soll im Sinne der Prophylaxe oder eines kausaltherapeutischen Eingriffs diese Dynamik der psychosomatischen Symptombildung unwirksam gemacht werden, müssen der im körperlichen Symptom abgewehrte und sozusagen „eingekapselte" Basiskonflikt und die mit ihm verbundenen Uraffekte in einer therapeutischen Situation wiederbelebt werden, da er nur auf diese Weise korrigiert werden kann.

Im Gegensatz zu dem psychodynamischen Modell von Nunes und Sobrinho, die im wesentlichen auf die mißlungene ödipale Triangulation durch defizitäre Väter abheben, liegt hier der Schwerpunkt eher auf den schädigenden, malignen Beziehungserfahrungen in einer engen Symbiose mit der Mutter.

Im einzelnen wurden 26 hyperprolaktinämische Frauen und 11 hyperprolaktinämische Männer psychoanalytisch mit einem freien Interview (Argelander 1967, 1976) in Verbindung mit der projektiven „Object-relation technique" (ORT, Phillipson 1955) untersucht.

Von den 26 Frauen hatten 14 ein gesichertes Prolaktinom, 7 waren 1- bis 2mal daran operiert worden. Von den 11 Männern hatten alle ein gesichertes Prolaktinom, 8 wurden daran teilweise mehrere Male operiert. Alle Patienten wurden während der Untersuchung mit Bromocriptin behandelt.

Die Ergebnisse der Interviews und der ORT, die alle in einer Supervisionsgruppe (vgl. Argelander 1972) vorgestellt und diskutiert wurden, wurden nach genetischen, strukturellen und dynamischen Gesichtspunkten ausgewertet. Insbesondere wurde gefragt nach a) den manifesten Phantasien über die Krankheit, b) nach der unbewußten Bedeutung der Krankheit, c) nach den Objektbeziehungen in Vergangenheit und Gegenwart und in der Übertragungs- und Gegenübertragungsbeziehung, d) nach der Struktur der Abwehr, e) nach der Verfassung der

Ich-Funktionen, f) nach dem subjektiven Erleben, das mit dem Kranheitsbeginn in Zusammenhang stand und g) nach der Bedeutung des Kinderwunsches bzw. der in 11 von 26 Fällen während der Behandlung geborenen Kinder. Zusammenfassend wurde eine tiefenpsychologische Diagnose gestellt und eine am Psychosomatosemodell Kutters orientierte zusammenfassende Beurteilung der strukturierten Daten abgegeben.

Im Zusammenhang mit dem Interview wurde immer dann ein Beratungsangebot, also eine Fortsetzung der Gespräche, gemacht, wenn im Dialog eine schwierige aktuelle Lebenssituation gemeinsam herausgearbeitet werden konnte, unter der der Patient oder die Patientin litt (vgl. Thomä u. Kächele 1973; Thomä 1980).

Die Untersuchung, die hier nur in äußerst komprimierter und typisierender Form vorgetragen werden kann, ergab, daß sich im gesamten Klientel ein auffallend hoher Anteil von depressiven und narzißtischen Krankheitsbildern mit hochpathogenen Mutterbeziehungen fand, die entweder durch chronische Beschlagnahme, chronische Verweigerung oder durch ein abruptes Wechseln von Beschlagnahme und Verweigerung charakterisiert waren. Die Väter waren demgegenüber, wenn sie nicht durch die Mutter stark abgewertet wurden, wegen Tod, beruflicher Karriere, Alkoholismus oder wegen sonstiger Krankheiten abwesend. Über sie konnte deshalb die überwiegend maligne Symbiose mit der Mutter kaum konstruktiv korrigiert oder aufgebrochen werden. Dieser Befund ließ unter genetischen Gesichtspunkten häufig eine Beziehungsdynamik vermuten, die mit dem von Kutter beschriebenen Basiskonflikt übereinstimmt.

Die typisch zu beobachtende Abwehrmodalität gegenüber der Basiskonfliktdynamik war die Spaltung in „gute" und „böse" Objekte. Diese Spaltung ist ein Versuch, in dem über äußere soziale Aktivitäten wie Partnerschaft, Mutterschaft oder berufliche Karriere „gute" Objekte einverleibt werden sollen. Die angeeigneten „guten" Objekte sollen die destruktiven und bedrohlichen internalisierten „bösen" Objekte (maligne Introjekte) in ihren belastenden und quälenden Auswirkungen außer Kraft setzen.

Unter dem Aspekt der Krankheitsverarbeitung war zu beobachten, daß an die Stelle des unbewußten „bösen" inneren Objekts sehr häufig die Krankheit selbst, insbesondere symbolisiert im Prolaktinom, gesetzt wurde. Diese wurde häufig auf der bewußten Ebene mit Phantasien von Tod und Hoffnungslosigkeit erlebt. Auf der unbewußten Ebene hatte die Krankheit häufig die Bedeutung eines verfolgenden und zerstörenden malignen elterlichen Introjekts.

Deutlich wurde der Abwehrkampf gegen das maligne Introjekt in der Beziehung zum Partner oder zu dem gewünschten Kind. In den meisten Fällen erhielt die Partnerschaft die Bedeutung einer Wiederholung einer malignen symbiotischen Beziehungskonstellation zu einer einverleibenden oder verachtenden/ gleichgültigen „bösen" Mutter. In einigen Fällen schien die Partnerschaft auch einen Versuch darzustellen, eine primär traumatische Objektbeziehung über ein „gutes" und besseres Objekt (Partner) zu reparieren. Ein zusätzlicher Hinweis für diese Einschätzung war die Dynamik der Übertragungs- und Gegenübertragungsbeziehung, in der viele Patienten im Interviewer einen idealisierten „guten" Partner phantasierten, der sie aus einer quälenden Lebenssituation „erretten" sollte.

In dem Kampf gegen das maligne elterliche Introjekt (vgl. Giovacchini 1965, 1967) hatte das oft heiß ersehnte Kind ebenfalls die Bedeutung eines idealisierten

„guten" Objektes, das die Patientin aus einer oft sehr hautnah erlebten Verbannung in einer bedrohten oder zerstörten sinnlichen Lebendigkeit und Selbstintegration befreien sollte.

Gleichzeitig erschien die so sehr ersehnte triebhafte Sinnlichkeit und Vitalität häufig eher als ein gefährlicher „böser" Selbstanteil, da sie drohte, die - wie immer auch pathogene - Symbiose zur Mutter zu sprengen. Diese Sinnlichkeit wurde häufig der durch den abwesenden oder abgewerteten Vater verhärmten Mutter, der man doch so sehr zu entkommen suchte, dadurch geopfert, daß später ein ebenfalls schwacher und unbefriedigender Partner gewählt wurde, der die symbiotisch-destruktive Abhängigkeit zur Mutter nicht in Frage stellte, was dann durchaus einem Neuabdruck des Klischees eines nicht anwesenden, abgewerteten Vaters entsprach.

Interessanterweise erhielt gerade in diesem psychodynamischen Zusammenhang die Hyperprolaktinämie mit ihrer Symptomatik - Libidoverlust, Depression, Amenorrhö - einen sehr spezifischen Sinn: die körperlichen Defekte schienen die sinnliche Triebhaftigkeit und spontane kreative Generativität und Expansivität zu zensieren und dadurch eine - wenn auch quälende - symbiotische Beziehung zur Mutter zu sichern.

Konsistent ordnet sich in diesen Sinnzusammenhang der Beginn der Krankheit ein. Sie entwickelte sich oft in einem engen zeitlichen Zusammenhang mit Trennungssituationen entweder von der Mutter oder im Zusammenhang mit Pubertätsveränderungen wie Menarche und erste Partnerwahl. Typischer Anlaß für die somatischen Störungen waren auch Trennungen von einem späteren Partner, der die Bedeutung einer kompensatorisch phantasierten „guten" Mutter zugewiesen bekommen hatte.

In modelltheoretischer Hinsicht fiel auf, daß das Krankheitsgeschehen im zeitlichen Zusammenhang mit 2 verschiedenen Beziehungskonstellationen beobachtet werden konnte, die mit heftigen dysphorischen Affekten verknüpft waren. Zum einen entwickelte sich die Krankheit nach dem Zusammenbruch einer Abwehrformation, in der ein symbiotisch besetzter Partner verlorenging, zum anderen erschien die Entwicklung der Krankheit eher schleichend im Zusammenhang mit chronisch belastenden „sadomasochistisch" anmutenden Abhängigkeitskonflikten in der Beziehung zur Mutter oder zum Partner.

Die 1. Konstellation konnte in Kutters Modell gut eingeordnet werden, die 2., die eher den Charakter einer chronisch-funktionellen Krankheitsentwicklung zeigte, dagegen nicht. Hier schien die Basiskonfliktdynamik eher „direkt" in das somatische Geschehen einzuwirken. Gerade die chronisch-funktionelle Variante der Krankheitsentstehung erschien bei den untersuchten Männern besonders gehäuft. Ihre Lebensläufe waren auffallend häufig gekennzeichnet durch chronische Belastungen und Hyperaktivitäten (anstelle des Kinderwunsches bei Frauen). Durch die im Vergleich zu den Frauen anders verlaufenden Symptombildungen der Hyperprolaktinämie erkannten sie ihre Erkrankung erst durch die neurologischen Auswirkungen des Prolaktinoms. Die lange vorher schon eintretenden Symptome wie Dickleibigkeit oder sexuelle Impotenz (Libidoverlust) wurden dabei weniger als Symptom gewertet.

Die Ich-Funktionen der untersuchten Patienten waren insgesamt intakt und erschienen eher im Rahmen überspannt anmutender Aktivitäten stark beansprucht. Zwar wurden im Zusammenhang mit den affektiven Krisen, in denen sich die Symptomatik entwickelte, immer wieder Einschränkungen der Ich-Funktionen im Sinne einer depressiven Reaktion oder einer schweren narzißtischen Kränkung beschrieben. Zusammenbrüche im Sinne psychotischer Episoden wurden selten berichtet.

Die Resistenz gegenüber psychotherapeutischen Hilfsangeboten war auffällig. Im Verlauf der Untersuchung wurde insgesamt 17 von 38 Patienten ein Beratungsangebot gemacht (46%). Außer in 2 Fällen, in denen nur ein Zweitgespräch stattfand, wurden alle Angebote abgelehnt. Die häufigste Begründung war die Befürchtung, die persönlichen Gespräche könnten zu anstrengend und zugleich erfolglos sein. Statt dessen wurde, trotz Einsicht in die vorhandene psychische Problematik, alle Hoffnung auf die medizinische Behandlung gelegt, die in diesem Falle dann ungefährlicher erschien. Möglicherweise spielten aber hier auch institutionelle Fragen eine Rolle.

Die Ergebnisse dieser Studie führten so zu einer recht deprimierenden Landschaft von oft tragischen und ausweglosen Lebensschicksalen, deren Destruktivität endgültig in der Hyperprolaktinämie zu kulminieren schien.

Etwas optimistischer stellten Stephanos u. Auhagen-Stephanos (1982) die Situation in ihrer Schilderung von 2 hyperprolaktinämischen Patientinnen dar. Sie kommen zu dem Ergebnis, daß die Hyperprolaktinämie mit in Partnerschaft und Beruf aktualisierten Beziehungskonflikten einer depressiven Persönlichkeitsstruktur steht, die die Patientinnen in eine chronische Anspannung und schließliche Erschöpfung versetzten.

Fallbeispiel

Die Mutter wurde in beiden Fällen als emotional sich verweigernd und sogar verachtend geschildert. Der Vater war entweder beruflich abwesend und emotional nicht erreichbar oder starb relativ früh. Die durch diese familiale Konstellation bedingte gestörte emotionale Entwicklung führte dazu, daß beide Frauen aus einer tiefliegenden Angst vor Hilflosigkeit und Kontrollverlust zur Abwehr von Depressionen sich nicht mit Grundvertrauen passiv-sinnlich hingeben konnten.

In einer Frau setzte die Hyperprolaktinämie nach der Geburt von Zwillingen ein, die über eine homologe Insemination gezeugt wurden. Der Kinderwunsch war dabei stark von der Angst durchsetzt, daß sie ihren Mann verlieren könnte, wenn sie kinderlos bliebe.

In psychodynamischer Hinsicht löste aber die Geburt der Kinder das ungelöste Trauma des Vaterverlustes aus, der bei einem Verkehrsunfall im 12. Lebensjahr der Patientin ums Leben kam. Die Patientin geriet nun mit ihrer zwanghaften Vorstellung, ihren Kindern könnte etwas Tödliches zustoßen, in eine schwere chronische Streßsituation. Sie versuchte diese dadurch in den Griff zu bekommen, daß sie sich mit ihren Kindern total isolierte.

Die durch die Geburt der Kinder eingeleitete psychische Dekompensation (Wochenbettpsychose?) führte bei der Patientin zu einer Hyperprolaktinämie und zu anderen vegetativen körperlichen Symptomen wie Kopfschmerzen und Bronchialbeschwerden, wegen sie sogar eine Zeitlang stationär behandelt werden mußte. Ein Sohn, auf den sie vorrangig ihre Verlustangst projizierte, entwickelte zwischen dem 6. und 8. Lebensmonat eine anaklitische Depression, was als eine Reaktion auf die durch die zwanghafte Hilflosigkeit gestörte „primäre Mütterlichkeit" der Patientin interpretiert wurde.

Im Falle der anderen Patientin soll allein durch eine psychotherapeutische Behandlung, in der v. a. übersteigerte und unerfüllbare Leistungsansprüche der Patientin im Zusammenhang mit der Entwicklung einer grundlegenden Selbstakzeptanz bearbeitet wurde, eine Normalisierung der PRL-Werte erzielt worden sein.

6.6 Ein logisches Modell der psychosomatischen Forschung – Versuch einer Integration der verschiedenen Untersuchungsansätze

Die vorgestellten Ergebnisse der verschiedenen Untersuchungsansätze beleuchten jeweils besondere Bereiche, die durch die jeweils gekennzeichneten logischen Grundannahmen bestimmt und voneinander abgegrenzt werden können.

Es soll abschließend hier der Versuch gemacht werden, diese Ansätze in ein kohärentes und umfassendes logisches Modell zu bringen, so daß durch die verschiedenen partikularen Sichtweisen hindurch der Gegenstand als Ganzes möglicherweise in Erscheinung tritt (Graham 1972; Stadler 1982).

Ein gängiger Ansatz in der empirisch-psychosomatischen Forschung ist das einfache Reiz-Reaktions-Modell. Unterstellt wird dabei grundsätzlich eine 2stellige Relation: der Organismus, auf den ein bestimmter Reiz trifft, zeigt eine bestimmte Reaktion. Der Organismus und der Reiz wird als eine unabhängige Variable, die Reaktion als eine abhängige Variable definiert. Die Hypothesen dieses Ansatzes haben formal die Struktur (x) – R – (y) (s. Abb. 6.1).

Diese 2stellige Relation muß aber erweitert werden, wenn die spezifisch individuelle Subjektivität, die Persönlichkeitsstruktur berücksichtigt werden soll.

Dieses Subjektivitätsargument muß zwingend gerade angesichts empirisch experimenteller Untersuchungen akzeptiert werden, in denen objektive und operational definierte Belastungen, jeweils vermittelt durch eine differentielle Persönlichkeitsstruktur, ganz unterschiedliche somatische Effekte zeigten.

Stressoreffekte, die methodisch im Sinne einer „objektiven Ursache" für „somatische Veränderungen" (Wirkungen) objektiviert werden können, verweisen deshalb auf die subjektive Persönlichkeitsstruktur, weil sie *als solche* durch diese erst *konstituiert* werden.

Das bedeutet, daß subjektive mentale Phänomene wie Wünsche, Phantasien, Gefühle etc. letztlich konstitutive Funktionen für mögliche objektivierbare Stressoreffekte haben. Die differenzierteste und heute fortgeschrittenste Methodik in der wissenschaftlichen Erforschung mentaler Realitäten, die Gegenstand der Psychologie sind, ist die Psychoanalyse (vgl. Werthmann 1982). *Die mit der psychoanalytischen Methodik objektivierten mentalen Daten sind zugleich aber auch als konditionale Aussagen für mögliche Ursachen interpretierbar, die unter bestimmten Umständen physiologische Wirkungen hervorbringen können.*

Mit diesem Argument wäre forschungslogisch eine 3stellige Relation eingeführt. Sie hat die Form: (x) bedingt (oder verhindert), daß (y) eine somatische Störung (z) verursacht (s. Abb. 6.1). Die Objektivation der Relation (x) R_1 (y), also die Relation der subjektiven *mentalen* Konstitution objektiver Ursachen somatischer Störungen erfordert, wie bereits erwähnt, eine psychologische, insbesondere psychoanalytische Methodik.

Die *kausale Relation* (y) R_2 (z), also die Beziehung zwischen den als extrem belastend erlebten Lebenssituationen (z. B. Objektverlust) und dem Entstehen der somatischen Störung, ist durchaus objektivierbar mit Verfahren der positivistischen Methodologie im Sinne von Campbell u. Stanley (1963).

Ein „zweidimensionaler Ansatz" (Kutter 1985), der psychoanalytisch-hermeneutische und kausal-positivistische Forschungsmethodik aufeinander bezieht, erscheint gerade dem Gegenstand der Psychosomatik in spezifischer Weise angemessen.

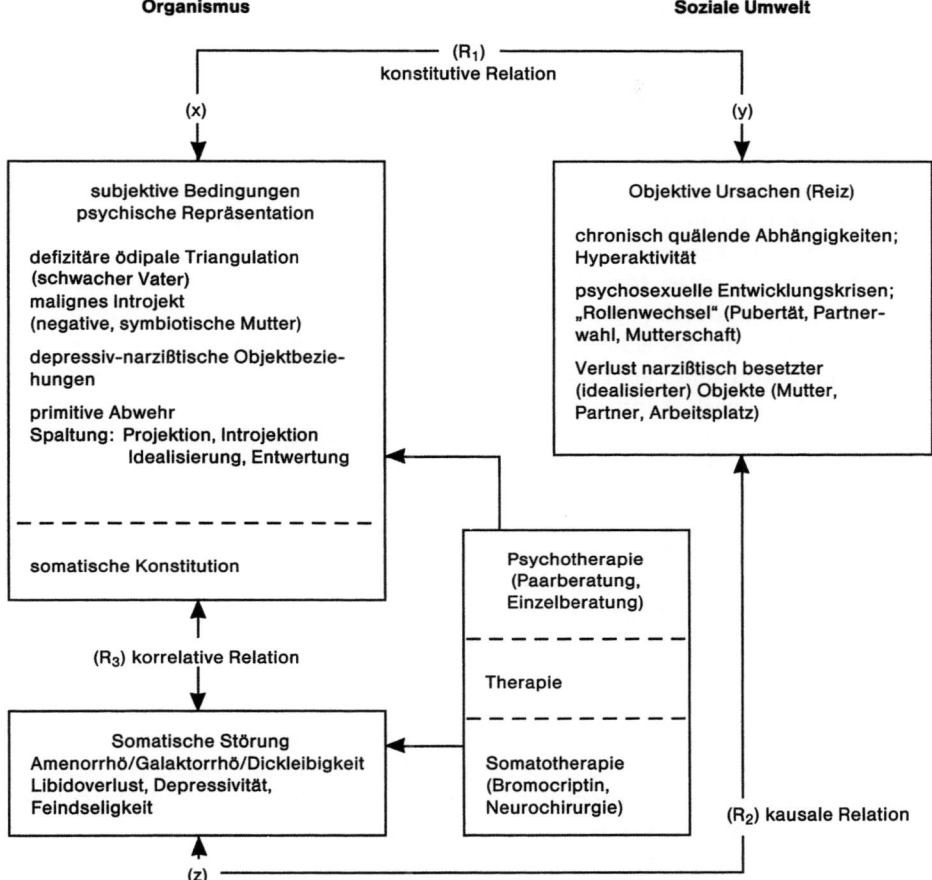

Abb. 6.1. Logisches Modell psychosomatischer Forschung

Die *konstitutive Relation* (x) R_1 (y), also die Bestimmung der subjektiven persönlichkeitsstrukturellen Bedingungen, unter denen ein soziales Ereignis, wie z. B. Objektverlust, als so extrem belastend erlebt werden muß, daß es kausale Relevanz für das somatische Krankheitsgeschehen erhält, und die festgestellte *kausale Relation* (y) R_2 (z), also die Objektivierung und die Tatsache, daß bestimmte soziale Ereignisse tatsächlich eine somatische Störung verursachen, kann nun zu einer logischen Gestalt durch die *korrelative Relation* (z) R_3 (x) geschlossen werden.

An dieser Stelle sind Aussagen einzuordnen über den Zusammenhang von bestimmten subjektiven Persönlichkeitsstrukturen und bestimmten somatischen Störungen.

Psychotherapeutische Interventionen können forschungslogisch bestimmt werden als ein Versuch, entweder durch die Umstrukturierung der subjektiven Repräsentationen der sozialen Umwelt die pathologischen mentalen Konstitutionsprozesse von für die somatische Störung kausal relevanten Ursachen aufzulösen oder solche Konstitutionsprozesse im Rahmen des sekundären Prozesses der Krankheitsverarbeitung zu korrigieren (vgl. Thomä u. Kächele 1973; Thomä 1980).

Somatotherapeutische Maßnahmen haben demgegenüber die Funktion, spezifisch an der somatischen Störung selbst, unabhängig von ihrem Bedingungsgefüge anzusetzen[1].

Diese kann aber teilweise, wie aus Untersuchungen über die Anwendung von Bromocriptin bekannt wurde, durchaus Auswirkungen auf die subjektive Repräsentationsstruktur haben.

Die Validierung dieses logischen Modells der psychosomatischen Störung kann pragmatisch allein durch psychotherapeutische Interventionen vorgenommen werden. Nur durch die systematische und kontrollierte Veränderung der subjektivmentalen Struktur und damit durch die Reorganisation der durch sie konstituierten sozialen Umwelt kann das kausale Bedingungsgefüge psychosomatischer Störungen verändert und die Erwartung überprüft werden, daß mit dieser Veränderung auch eine Veränderung der somatischen Störung korreliert (Thomä 1980). Freilich setzt dies voraus, daß der psychosomatische Zusammenhang bzw. das psychosomatische „Simultangeschehen" (Mitscherlich 1967) nicht definitiv zerrissen ist, was im Falle der Hyperprolaktinämie wohl bei langjähriger Chronifizierung mit Prolaktinombildung der Fall sein dürfte (Jürgensen 1979). Unter einer solchen Voraussetzung könnte Psychotherapie im funktionalen Sinne nur noch auf die Bearbeitung der Effekte „sekundärer" Krankheitsverarbeitung bezogen werden.

Die von uns referierten Ergebnisse der verschiedenen Forschungsansätze zur Hyperprolaktinämie können nun im Rahmen dieses logischen Modells einer endokrinen Psychiatrie (Bleuler 1955) in ihrer Reichweite näher bestimmt werden.

Der *psychoendokrinologische Ansatz* beschränkt sich auf die korrelative Relation (x) R_3 (z), wobei er das Moment der Persönlichkeitsstruktur sehr verkürzt auf der Ebene von Beschwerdefragebögen, Symptomlisten o. ä. berücksichtigt und diese mit endokrinen Variationen in einen korrelativen Zusammenhang bringt. Typisch hierfür sind v. a. die Arbeiten der Gruppe um Fava (Tabelle 6.1, S. 135).

Der *streßhypothetische Ansatz* konzentriert sich auf die kausale Relation (y) R_2 (z). Exakt objektivierbare Belastungssituationen werden eindeutig als Ursache konzipiert, die ebenso exakt objektivierbare somatisch-endokrine Veränderungen bewirken. Typisch hierfür ist die Arbeit von Noel et al. (1972). Jedoch wird hier die spezifisch individuelle Subjektivität eliminiert (Tabelle 6.3, S. 146).

Auch da, wo tendenziell interindividuelle Unterschiede in der Verarbeitung von Streßsituationen berücksichtigt werden (Miyabo et al. 1977), bleiben diese abstrakt auf der Ebene von relativ leeren Bestimmungen wie „neurotisch" und „normal". Allerdings konnten bereits in Abhängigkeit von den durch diese groben Unterscheidungen angegebenen *subjektiven* Bedingungen kausal differentielle Effekte auf endokrin-somatische Zustände festgestellt werden.

Der *endokrinologisch-kognitive Ansatz* interessiert sich weniger für die primären kausalen Prozesse des Krankheitsgeschehens, sondern unterstellt zuerst die korre-

---

[1] Vgl. Psychose durch Bromocriptinbehandlung (Brook et al. 1978; Cabeza et al. 1984; Johnson 1981; Le Feuvre et al. 1982; MacKay 1980; Pearson 1981; Shukla et al. 1985; Turner et al. 1984; Weingarten et al. 1985; Wilson et al. 1975) und Kap. 9.4, S. 214.

lative Relation (x) R_3 (z), um dann aber ganz im Gegensatz zum psychoendokrinologischen Ansatz nach ihrer konstitutiven Bedeutung für mögliche kausale Beziehungen für ein *zusätzliches,* sekundäres, Krankheitsgeschehen zu fragen. So weist v. a. Bancroft et al. (1984) kausale Effekte subjektiver interpersonaler Konstitutionsakte von Belastungssituationen auf somatische Störungen nach, indem er durch eine mentale Umstrukturierung auch eine Veränderung der somatischen Symptomatik nachweisen kann. Seine Absicht ist dabei allerdings, Symptome zu identifizieren, die unabhängig von der PRL-Regulation erzeugt werden (vgl. Tabelle 6.2, S. 140).

Der *psychoanalytische Ansatz* ist unter den gegenwärtig verfügbaren Forschungsansätzen allein derjenige, der schwerpunktmäßig die Frage nach der Subjektivität und den spezifisch individuellen, mentalen Konstitutionsbedingungen krankheitsbedingender sozialer und objektivierbarer Ursachen zu klären versucht. Die Forschungen, die von diesem Ansatz ausgehen, versuchen die konstitutive Relation (x) R_1 (y) aufzuklären. Diese führten bisher zu dem Ergebnis, daß eine als depressiv-narzißtisch charakterisierte Persönlichkeitsstruktur in besonderem Maße dazu prädisponiert ist, in typischen Objektbeziehungen und typischen Entwicklungs- und Reifungskrisen Stressoren aufzubauen, die im Sinne des Streßsyndroms zu somatischen Störungen, in unserem Falle zur Hyperprolaktinämie führen (Tabelle 6.4, S. 152).

Literatur

Abram HS (1969) Pseudocyesis followed by true pregnancy in the termination phase of an analysis. Br J Med Psychol 42: 255-262
Alexander F (1977) Psychosomatische Medizin. Grundlagen und Anwendungsgebiete. De Gruyter, Berlin New York
Arana G, Boyd AE, Reichlin S, Lipsitt D (1977) Prolactin levels in mild depression. Psychosom Med 39: 193-197
Argelander H (1967) Das Erstinterview in der Psychotherapie. Teil 1-3. Psyche (Stuttg) 21: 34ff., 492ff., 473ff.
Argelander H (1972) Gruppenprozesse. Wege zur Anwendung der Psychoanalyse in Behandlung, Lehre und Forschung. Rowohlt, Reinbek
Argelander H (1976) Im Sprechstunden-Interview bei Freud. Technische Überlegungen zum Fall Katharina. Psyche (Stuttg) 8: 665ff.
Argelander H (1978) Das psychoanalytische Interview und seine Methode. Ein Nachtrag zum Fall Katharina. Psyche (Stuttg) 10: 1089ff.
Aruffo RN (1971) Lactation as a denial of separation. Psychoanal Q 40: 100-122
Auerbach K, Avery JL (1981) Induced lactation. Am J Dis Child 135: 340-343
Bancroft J (1978) The relationship between hormones and sexual behavior in humans. In: Hutchison JB (ed) Biological determinants of sexual behavior. Wiley, Chichester New York Brisbane Toronto, pp 493-519
Bancroft J (1981) Hormones and human sexual behavior. Br Med Bull 37: 153-158
Bancroft J, Wu FCW (1983) Changes in erectile responsiveness during androgen replacement therapy. Arch Sex Behav 12/1: 59-66
Bancroft J, Davidson DW, Warner P, Tyrer G (1980) Androgenes and sexual behavior in woman using oral contraceptives. Clin Endocrinol 12: 327-340
Bancroft J, O'Carroll R, McNeilly A, Shaw RW (1984) The effects of bromocriptine on the sexual behavior of hyperprolactinemic man. A controlled case study. Clin Endocrinol 21: 131-137
Bardé B (1985) Zur Psychodynamik der Hyperprolaktinämie. Eine klinisch-psychoanalytische Studie zur Amenorrhö. Diss, Institut für Psychoanalyse Frankfurt am Main

Barglow P (1964) Pseudocyesis and psychiatic sequelae of sterilization. Arch Gen Psychiatry 11: 571–580
Beck AT, Rush AJ, Shaw BF, Every G (1986) Kognitive Therapie der Depression. Urban & Schwarzenberg, München
Beckmann D, Richter HE (Hrsg) (1972) Gießen Test (GT). Huber, Bern Stuttgart Wien
Besser GM, Thorner MO (1976) Bromocriptine in the treatment of the hyperprolactinaemia-hypergonadism syndromes. Postgrad Med J 52 (Suppl 1): 46–70
Bleuler M (1955) Endokrinologische Psychiatrie. Thieme, Stuttgart
Bowman LA, Dilley SR, Keverne EB (1978) Suppression of oestrogen-induced LH surges by social subordination in talapoin monkeys. Nature 275: 56–58
Bressler B, Nyhus P, Magnussen F (1958) Pregnancy fantasies in psychosomatic illness and symptom formation. Psychosom Med 3: 187–202
Brook NM, Cookson IB (1978) Bromocriptin-induced mania? Br Med J 1: 790
Brown, E, Barglow P (1971) Pseudocyesis. A paradigm for psychophysiological interactions. Arch Gen Psychiatry 24: 221–229
Bryant GD, Linzell JL, Greenwood FC (1970) Plasma prolactin in goats measured by radioimmunoassay: The effect of teat stimulation, mating behavior, stress, fasting and of Oxytocin, Insulin, and Glucose injections. Hormones 1: 26–35
Buckman MT, Kellner R (1985) Reduction of distress in hyperprolactinemia with bromocriptin. Am J Psychiatry 142: 2, 242–244
Buvat J, Lemaire A, Buvat-Herbaut M, Fourlinnie JC, Racadot A, Fossati P (1985) Hyperprolactinemia and sexual function in men. Horm Res 22: 196–203
Cabeza GA, Flores LF, Iniguez IE, Calarco ZE, Valencia PF (1984) Acute psychosis secundary to bromocriptine treatment in a patient with a prolactinoma. Rev Invest Clin (Mexico): 36: 147–149
Campbell DT, Stanley JC (1963) Experimental and quasi-experimental designs for research. McNally, Chicago
Carroll BJ (1978) Neuroendocrine function in psychiatric disorders. In: Lipton MA, Dimascio A, Killam KF (eds) Psychopharmacology: a generation of progress. Raven, New York
Carroll BJ, Steiner M (1978) The psychobiology of premenstrual dysphoria: the role of prolactin. Psychoneuroendocrinology 3: 171–183
Carter JN, Tyson JE, Tolis G, Vliet S van, Faiman C, Friesen HG (1978) Prolactin-secreting tumors and hypogonadism in 22 men. N Engl J Med 299/16: 847–852
Cohen LM (1982) A current perspective of pseudocyesis. Am J Psychiatry 139/9: 1140–1144
Cohen LM, Greenberg DB, Murray GB (1984) Neuropsychiatric presentation of men with pituitary tumors. Psychosomatics 25/12: 925–928
Cramer B (1971) Delusion of pregnancy of a girl with drug-induced lactation. Am J Psychiatry 127: 960–963
Djawari D, Weidner FO (1985) Impotentia coeundi bei Prolactinom. Z Hautkr 60/3: 251–253
Drago F, Canonico PL, Scapagnini U (1980) Psychoneuroendocrine actions of prolactin. In: Brambilla F, Racagni G, Wied D de (eds) Progress in psychoneuroendocrinology. Elsevier/North Holland Biomedical Press, Amsterdam
Drago F (1984) Prolactin and sexual behavior: A review. Neurosci Biobehav Rev 8: 433–439
Ehrhardt AA (1979) Psychosexual adjustment in adolescence in patients with congenital abnormalities in their sex organs. In: Vallet HL, Porter SH (eds) Proceedings of the birth defects. Genetic mechanisms of sexual development. Symposium on genetic mechanisms of sexual development. Academic Press, New York, pp 473–483
Eiser C (1981) Psychological sequelae of brain tumors in childhood. A retrospective study. Br J Clin Psych 20: 35–38
Elizur A, Segal S, Yeret A, Ben-David M (1979) Prolactin response and extrapyramidal side effects during propranolol and neuroleptic drugs treatment in chronic schizophrenic patients. Isr Ann Psychiatry Rel Disc 17: 318–327
Erikson EH (1966) Identität und Lebenszyklus. Suhrkamp, Frankfurt am Main
Fava GA (1984) More Data on hyperprolactinemia. Am J Psychiatry 141: 1131–1132
Fava GA, Fava M, Kellner R, Serafini E, Mastrogiacomo I (1981) Depression, hostility and anxiety in hyperprolactinemia. Psychother Psychosom 36: 122–128
Fava M, Fava GA, Kellner R, Serafini E, Mastrogiacomo I (1982) Depression and hostility in hyperprolactinemia. Prog Neuropsychopharmacol Biol Psychiatry 6: 479–482

Fava M, Mastrogiacomo I, Fava GA, Kellner R, Grismondi G, Cetera C (1982) Postpartum hostility and prolactin. Int J Psychiatry Med 12/4: 289-294
Fava M, Fava GA, Kellner R, Serafini E, Mastrogiacomo I (1982) Psychological correlates of hyperprolactinemia in males. Psychother Psychosom 37: 214-217
Fava M, Fava GA, Kellner R, Buckmann M, Lisansky J, Serafini E, Debisi L, Mastrogiacomo I (1983) Psychosomatic aspects of hyperprolactinemia. Psychother Psychosom 40: 527-562
Fenasse R, Mazet M, Serment H (1972) A propos de l'étiologie des syndromes aménorrhée-galactorrhée. Rev Franc Gynéc 67/11: 625-631
Fioretti P, Corsini U, Muru S, Medda F, Romagnino S, Genazzani AR (1978) Psychoneuroendocrinological effects of 2-α-Bromo-Ergocriptine therapy in cases of hyperprolactinemic amenorrhea. In: Carenza L, Pancheri P, Zichella L (eds) Clinical psychoneuroendocrinology in reproduction. Academic Press, London
Franks S, Jacobs HS, Martin N, Nabarro JDN (1987) Hyperperprolactinemia and impotence. Clin Endocrinol 8: 277-287
Frantz AG, Kleinberg D, Noel GL (1972) Studies on prolactin in man. Rec Progr Hormone Res 28: 527-590
Frantz AG (1978) Prolactin. N Engl J Med 298/4: 201-207
Fried PH, Rakoff AE, Schopbach RR (1951) Pseudocyesis: a psychosomatic study in gynecology. J Am Med Assoc 145/17: 1329-1335
Fuente JR de la, Rosenbaum AH (1981) Prolactin in psychiatry. Am J Psychiatry 138: 1154-1160
Galatzer A, Nofar E, Breit-Halachmi N, Aran O, Shalit M, Roitman A, Laron Z (1981) Intellectual and psychosocial functions of children, adolescents and young adults before and after operation for craniopharyngioma. Child Care Health Dev 7: 307-316
Gangbar R, Swinson RP (1983) Hyperprolactinemia and psychiatric illness. Am J Psychiatry 140/6: 790-791
Giovacchini PL (1965) Maternal introject and ego-defect. J Child Psychiatry 48: 61 ff.
Giovacchini PL (1967) The frozen introject. Int J Psychoanal 48: 61 ff.
Giusti (1951) In: Selye H Annual report on Stress. Acta Inc Medical Publishers Montreal, Canada
Graham DT (1972) Psychosomatic medicine. In: Greenfield NS, Sternbach RA (eds) Handbook of psychophysiology. Holt Rinehardt & Winston, New York
Greaves DC, Green PE, West LJ (1960) Psychodynamic and psychophysiological aspects of pseudocyesis. Psychosom Med 22/1: 24-31
Grosvenor CE, McCann SM, Nallar R (1965) Inhibition of nursing-induced and stress-induced fall in pituitary Prolactin concentration in lactating rats by injection of acid extracts of bovine hypothalamus. Endocrinology 76: 883-889
Halbreich U, Grunhaus L, Ben-David M (1979) Twenty-four-hour rhythm of Prolactin in depressive patients. Arch Gen Psychiatry 36: 1179-1186
Horrobin DF (1974) Prolactin and mental illness. Br J Psychiatry 124: 456-457
Horrobin DF (1979) Prolactin: role in health and disease. Drugs 17: 409-417
Horrobin DF (1980) Prolactin 8. Annual Res Rev. Eden Press, Quebec
Johnson JM (1981) Treated mania excerbated by bromocriptine. Am J Psychiatry 138/7: 980-982
Jürgensen O (1979) Gynäkologische Endokrinologie. Kindler, München (Die Psychologie des XX. Jahrhunderts, Bd IX), S 662-677
Jürgensen O, Bardé B (1982) Zur Psychodynamik der Hyperprolaktinämie. Gynäkologe 15: 190-197
Jürgensen O, Bardé B (1983) Psychodynamic findings in women with elevated prolactin. Results of psychoanalytic studies. In: Dennerstein L, Senarclens M (eds) The young woman. Psychosomatic aspects of obstetrics and gynecology. Excerpta Medica, Amsterdam Oxford Princeton, pp 138-148
Jürgensen O, Bardé B (1985) Psychosomatic findings in patients with elevated Prolactin. In: Auer LM, Leb G, Tscherne G, Urdl W, Walter GF (eds) Prolactinomas. An interdisciplinary approach. De Gruyter, Berlin New York, pp 425-429
Katschnig H (1980) Lebensverändernde Ereignisse als Ursache psychischer Krankheiten. Eine Kritik des globalen Ansatzes der Life-Event-Forschung. In: Katschnig H (Hrsg) Sozialer Streß und psychische Erkrankung. Urban & Schwarzenberg, München Wien Baltimore, pp 1-86
Kelly GA (1986) Die Psychologie der persönlichen Konstrukte. Junfermann, Paderborn
Kellner R, Sheffield BS (1973) A self-rating scale of distress. Psychol Med 3: 88-100

Kellner R, Buckmann MT, Fava GA, Pathak D (1984) Hyperprolactinemia distress and hostility. Am J Psychiatry 141/6: 759-763

Kolodny RC, Jacobs LS, Daughaday WH (1972) Mammary stimulation causes prolactin secretion in non-lactating woman. Nature 238: 284

Koninckx P (1978) Stress hyperprolactinemia in clinical practice. Lancet (Feb 4): 173

Kutter P (1980) Emotionalität und Körperlichkeit. Prax Psychother Psychosom 25: 131-145

Kutter P (1981) Sein oder Nichtsein. Die Basisstörung der Psychosomatose. Prax Psychother Psychosom 26: 47-60

Kutter P (1982) Der Basiskonflikt der Psychosomatose und seine therapeutischen Implikationen. Jb Psychoanal 13: 93-115

Kutter P (1985) Psychoanalytische Interpretation und empirische Methoden. Ein zweidimensionaler Ansatz von Forschung und Psychoanalyse. Fachbuchhandlung Psychologie, Frankfurt am Main

Lal S, Vasavan Nair NP, Iskandar HI, Thavundayil JX, Etienne P, Wood PL, Guyda H (1982) Drug-induced growth-hormone and prolactin responses in schizophrenia research. Progr Neuropsychopharmacol Biol Psychiatr 6: 631-637

Lambert-Netter A, Netter A (1975) L'adénome hypophysaire à prolactine est-il du à un trouble fonctionnel hypothalamique? Hypothèse. Rev Fr Endocrinol Clin Nutr Metabol 16: 141-145

Le Feuvre CM, Isaacs AJ, Frank OS (1982) Bromocriptine-induced psychosis in acromegaly. Br Med J 285: 1315

Lerner B, Raskin R, Davis EB (1967) On the need to be pregnant. Int J Psychoanal 48: 288-297

MacKay AVP (1980) Positive and negative schizophrenic symptoms and the role of Dopamine. Br J Psychiatry 137: 379-386

Mason JW (1968) A review of psyachoendocrine research on the pituitary-adrenal-cortical System. Psychsom Med 30: 576-597

Mason JW (1972) Organization of psychoendocrine mechanisms. A review and reconsideration of research. In: Greenfield NS, Sternbach RA (eds) Handbook of psychophysiology. Holt, Reinhart & Winston, New York, pp 3-91

Mason JW (1975a) Emotions as reflected in patterns of endocrine integration. In: Levi L (ed) Emotions - their parameters and measurement. Raven, New York, pp 143-181

Mason JW (1975b) Psychologic stress and endocrine function. In: Sachar EJ (ed) Topics in psychoneuroendocrinology. Grune & Stratton, New York, pp 1-18

Mastrogiacomo I, Fava M, Serafini E, DeBesi L, Fava G (1983) Quadro psicologico nell'amenorrea iperprolattinemica valutato mediante vari tests. Med Psicosomatica 28: 267-276

Mathew RJ, Ho BT, Kralik P, Claghorn JL (1979) Anxiety and serum prolactin. Am J Psychiatry 136/5: 716-717

Meltzer HY, Fang VS (1976) The effect of neuroleptics on serum prolactin in schizophrenic patients. Arch Gen Psychiatry 33: 279-286

Meltzer HY, Goode DJ, Fang VS (1978) The effect of psychotropic drugs on endocrine function. Vol I: Neuroleptics, precursors and agonists. In: Lipton MA, DiMascio A, Killam KF (eds) Psychopharmacology: A generation of progress. Raven, New York, pp 509-529

Meltzer HY (1981) Prolactin in Psychiatry. Am J Psychiatry 138: 1203-1206

Mendlewicz E, Cauter E van, Linkowski P, Hermite ML, Robyn C (1980) The 24-hour profile of prolactin in depression. Life Sciences 27: 2015-2024

Mills FJ (1985) The endocrinology of stress. Aviat Space Environ Med (July): 642-650

Mitchell J, Popkin M (1983) The pathophysiology of sexual dysfunction associated with antipsychotic drug therapy in males. A review. Arch Sexual Behav 12/2: 173-183

Mitscherlich A (1967) Krankheit als Konflikt. Studien zur psychosomatischen Medizin II. Suhrkamp, Frankfurt am Main

Miyabo S, Asato T, Mizushima N (1977) Prolactin and growth hormone responses to psychological stress in normal and neurotic subjects. J Clin Endocrinol Metab 44: 947-951

Moulton R (1942) The psychosomatic implications of pseudocyesis. Psychosom Med 4: 376-389

Müller P, Musch K, Wolf AS (1979) Prolactin, variables of personality and sexual behavior. In: Zichella L, Panchieri P (eds) Psychoneuroendocrinology of reproduction. An interdisciplinary approach. Elsevier/North Holland, Amsterdam New York Oxford, pp 359-372

Muller P, Schick R, Levy G (1962) Le syndrome aménorrhée-galactorrée d'origine diencephalique. Comptes rendues Soc franc Gyn 32/7: 557-571

Neill JD (1970) Effect of stress on serum prolactin and luteinizing hormone levels during the estrous cycle of the rat. Endocrinology 87: 1192-1197
Nickel JC, Morales A, Condra M, Fenemore J, Surridge DH (1984) Endocrine dysfunction in impotence: Incidence, significance and cost-effective screening. J Urol 132: 40-43
Nicoll CS, Talwalker PK, Meites J (1960) Initiation of lactation in rats by nonspecific stress. Am J Physiol 198: 1103-1106
Noel GL, Suh HK, Stone JG (1972) Human prolactin and growth hormone release during surgery and other conditions of stress. J Clin Endocrinol 35: 840-851
Noel GL, Diamond RC, Earll JM, Frantz AG (1976) Prolactin Thyrotropin and growth hormone release during stress associate with parachute jumping. Aviat Space Environ Med 47: 543-547
Nunes MCP, Sobrinho LG, Calhaz-Jorge C, Santos MA, Mauricio JC, Sousa FF (1980) Psychosomatic factors in patients with hyperprolactinemia and or galactorrhea. Obstet Gynecol 55: 591-595
Pearson KC (1981) Mental disorders from low dose bromocriptine. N Engl J Med 305: 173
Phillipson H (1955) The object relations technique. Tavistock, London
Poe RO, Rose RM, Mason JW (1970) Multiple determinants of 17-Hydroxycorticosteroid excretion in recruits during basis training. Psychosom Med 32: 369-378
Procter AW, Littlewood R, Fry AH (1983) Bromocriptine-induced psychosis in acromegaly. Br Med J 286: 50
Pye IF, Abbott R (1983) Bromocriptine-induced psychosis in acromegaly. Br Med J 286: 50-51
Reiser M (1966) Toward an integrated psychoanalytic-physiological theory of psychosomatic disorders. Essays in honor of Heinz Hartmann. In: Loewenstein RM, Newman LM, Schur M, Solnit AJ (eds) Psychoanalysis. A general psychology. Int Univ Press, New York, pp 570-582
Robbins RJ, Kern PA, Thompson TL (1984) Interactions between thioridazin and bromocriptine in a patient with a prolactin-secreting pituitary adenoma. Am J Med 76: 821-923
Roessler R, Burch NR, Meferd RB (1967) Personality correlates of catecholamine excretion under stress. J Psychosom Res 11: 181-185
Rotmann M (1978) Über die Bedeutung des Vaters in der Wiederannäherungsphase. Psyche (Stuttg) 12: 1105 ff.
Rojas LM, Sthory I, Canales ES, Zarate A (1981) Factores psicogénicos en el sindrome de amenorrea-galactorrea. Ginec Obstst Méx 49/295: 291-295
Rothchild E (1985) Psychologic aspects of galactorrhea. J Psychosom Obstet Gynecol 4: 185-196
Rubin RT, Young WM, Clark BR (1968) 17-Hydroxycorticosteroid and vanillynmandelic acid excretion in a rapidly cycling manic-depressive. Psychosom Med 30: 162-170
Sachar EJ, Finkelstein J, Hellman L (1971) Growth hormone responses in depressive illness. Arch Gen Psychiatry 25: 263-269
Sachar EJ, Frantz AG, Altman N, Sassin A (1973) Growth hormone and prolactin in unipolar and bipolar depressed patients. Responses to Hypoglycemia and L-Dopa. Am J Psychiatry 130/12: 1363-1367
Sachar EJ (1975) Hormonal changes in stress and mental illness. Hosp Practice 49-55
Salkin D, Hopemont W, Davis E (1949) Lactation following thoracoplasty and pneumonectomy. J Thoracic Surg 18: 580-590
Schildkraut JJ (1972) The catecholamine hypothesis of affective disorders. A review of supporting evidence. Am J Psychiatry 122: 509-522
Schorsch E, Schmidt G (1975) Ergebnisse zur Sexualforschung. Kiepenheuer & Witsch, Köln
Schwartz MF, Baumann JE, Masters WH (1982) Hyperprolactinemia and sexual disorders in men. Biol Psychiatry 17/8: 861-876
Seligman MEP (1986) Erlernte Hilflosigkeit. Urban & Schwarzenberg, München Wien Baltimore
Selye H (1977) Streß. Lebensregeln vom Entdecker des Streß-Syndroms. Rowohlt, Reinbek
Serby M, Angrist B, Lieberman A (1978) Mental disturbances during bromocriptine and Lergotile treatment of parkinson disease. Am J Psychiatry 135: 1227-1229
Shukla S, Turner WJ, Newman G (1985) Bromocriptine-related psychosis and treatment. Biol Psychiatry 20: 326-328
Spitz CJ, Gold AR, Adams DB (1975) Cognitive and hormonal factors affecting coital frequency. Arch Sex Behav 4/3: 249-262
Stadler P (1982) Triebrepräsentanz, Orientierungsreflex, Alarmreaktion. Eine Skizze zu Gegenstand und Forschungslogik der Psychosomatik. Psyche (Stuttg) 36/2: 97-122

Stearns EL, Winter SD, Faiman C (1973) Effects of coitus on gonadotropin prolactin and sex steroid levels in man. J Clin Endocrinol Metab 37/5: 687–691

Steinberg A, Pastor N, Winheld EB, Segal HI, Shechter FR, Colton NH (1946) Psychoendocrine relationship in pseudocyesis. Psychosom Med 8: 176–179

Stephanos S, Auhagen-Stephanos U (1982) Psychosomatische Theorie und Praxis in der Frauenheilkunde. Psychother Med Psychol 32: 101–106

Smith PH (1979) Stress prolactin and infertility. Lancet 1: 52–53

Sobrinho LG, Nunes MCP, Calhaz-Jorge C, Santos MA, Sousa MFF (1983) Psychosomatic component on the pathogenesis of prolactinomas and other hyperprolactinemic conditions. In: Dennerstein L, Senarclens M (eds) The young woman. Psychosomatic aspects of obstetrics and gynecology. Excerpta Medica, Amsterdam Oxford Princeton, pp 149–157

Sobrinho LG, Nunes MCP, Calhaz-Jorge C, Afonso AM, Pereira MC, Santos MA (1984) Hyperprolactinemia in woman with paternal deprivation during childhood. Obstet Gynecol 64/4: 465–468

Spielberger CD, Gorsuch RL, Lushene RE (1970) Manuel for the state-trait-anxiety-inventory. Consulting Psychologists' Press, Palo Alto, CA

Theohar C, Fischer-Cornellson K, Akesson HO, Ansari J, Gerlach J, Harper P, Ohman R, Ose E, Stegnik AJ (1981) Bromocriptine as antidepressant. Double-blind comparative study with Imipramine in psychogenic and endogenous depression. Curr Ther Res 30: 830–824

Thomä H (1980) Über die Unspezifität psychosomatischer Erkrankungen am Beispiel der Neurodermitis mit zwanzigjähriger Katamnese. Psyche (Stuttg) 7: 590ff.

Thomä H, Kächele H (1973) Wissenschaftstheoretische und methodologische Probleme der klinisch-psychoanalytischen Forschung. Psyche (Stuttg) 7: 590ff.

Tolis G, Bertrand G, Pinter E (1979) Divorce and remarriage in a 65-year-old male following transphenoidal surgery and bromocriptine of hyperprolactinemic impotence. A dilemma. Psychosom Med 41/8: 657–659

Turkington RW (1972) Human prolactin. An ancient molecul provides new insights for clinical medicine. Am J Med 53: 389–394

Turner TH, Cookson JC, Wass JA, Drury PL, Price PA, Besser GM (1984) Psychotic reactions during treatment of pituitary tumors with dopamine agonists. Br Med J 289: 1101–1103

Turpen C, Johnson DC, Dunn JD (1976) Stress-induced Gonadotropin and prolactin secretory patterns. Neuroendocrinology 20: 339–351

Tyson JE, Chapanis NP (1978) Awareness of psychological distress among women with hyperprolactinemic galactorrhea-amenorrhea (HGA). The Endocrine Society, 60th Annual Meeting, Abstr (21205), p 206

Tyson JE, Andreasson B, Huth J, Smith B, Zacur H (1975) Neuroendocrine dysfunction in galactorrhea-amenorrhea after oral contraceptive use. Obstet Gynecol 46: 1–11

Vlissides DN, Gill D, Castelow J (1978) Bromocriptine-induced mania? Br J Med 1: 510

Weingarten JC, Thompson TL (1985) The effect of thioridazine on prolactinoma growth in a shizophrenic man. Case report. Gen Hosp Psychiatry 7: 364–366

Weizman R, Weizman A, Levi J, Gura V, Zevin D, Maoz B, Wijsenbeek H, Ben-David M (1983) Sexual dysfunction associated with hyperprolactinemia in males and females undergoing hemodialysis. Psychosom Med 45: 259–269

Werthmann HV (1982) Zur Anwendung des Hempel-Oppenheim-Schemas der wissenschaftlichen Erklärung auf die Psychoanalyse. Psyche (Stuttg) 36: 888–907

Wilson RG, Hamilton JR, Boyd WD, Forrest PM, Cole EN, Boyns AR, Griffiths K (1975) The effect of long term Phenothiazine therapy on plasma prolactin. Brit J Psychiatry 127: 71–74

Winnicott DW (1985) Vom Spiel zur Kreativität. Klett, Stuttgart

Yen SSV, Rebar RW, Quesenberry W (1976) Pituitary function in pseudocyesis. J Clin Endocrinol Metabol 43: 133–143

Zacur HA, Chapanis NP, Lake CR, Ziegler M, Tyson JE (1976) Galactorrhea-amenorrhea. Psychological interaction with neuroendocrine function. Am J Obstet 125/6: 859–862

Teil 3. Therapie

7 Chirurgische Therapie der Hyperprolaktinämie

D. K. Lüdecke *

7.1 Problemstellung

Die Lage der Hypophyse in der Mitte der Schädelbasis und die unterschiedliche Ausdehnung raumfordernder Prozesse bestimmt die chirurgischen Möglichkeiten bei Raumforderungen mit Hyperprolaktinämie.

Von den verschiedenen Versuchen, operativ an die Hypophysengegend heranzukommen, sind im wesentlichen 2 Operationstechniken in alternativer Anwendung: die *transsphenoidale* und die *transkranielle Operation*.

Für die Entscheidung der Therapie sind die diagnostischen Voraussetzungen zu berücksichtigen. Deshalb wird hier kurz auf die wesentlichen radiologischen Untersuchungen eingegangen, die aber gerade bei der Hyperprolaktinämie nicht isoliert von den Hormondaten und klinischen Befunden bewertet werden können.

Die Ergebnisse klinisch-experimenteller Untersuchungen der letzten 15 Jahre nach Isolierung des Prolaktins sprechen dafür, daß das Überfunktionssyndrom der Hyperprolaktinämie durch ein Adenom mit Prolaktinbildung oder durch Druck einer Raumforderung auf den Hypophysenstiel bedingt sein können (s. S. 15, 20, 91). Bei Vorliegen eines Prolaktinoms kann die vollständige Entfernung des Tumors die Erkrankung heilen.

Trotz der grundsätzlichen Möglichkeit einer Früherkennung gerade bei Frauen mit tumorbedingter Hyperprolaktinämie, finden sich häufig schon große Adenome, die zu kompressionsbedingten Störungen der Hypophyse oder nervöser Strukturen geführt haben können. Somit ergeben sich auch bei hormonell aktiven Adenomen dieselben neurologisch-ophthalmologischen Begleitsymptome, die bei nicht hormonell aktiven Tumoren bei der Diagnosestellung im Vordergrund stehen.

7.2 Diagnostik

7.2.1 Funktionsdiagnostik

Hormondiagnostik

Entscheidend für die Wahl der Therapie ist zunächst die Hormondiagnostik. Einzelheiten s. Kap. 3.

---

* Herrn Prof. Herrmann, Direktor unserer Abteilung, danke ich für die Durchsicht des Manuskripts und wertvolle Anregungen. Außerdem haben Frau Dr. Niedworok, Radiologische Abteilung, Frau Bohlken, MTA im Neuroendokrinologischen Labor und meine Tochter Janina beim Schreiben geholfen. Herr Freist, Fotograf unserer Abteilung, hat die Abbildungen zusammengestellt. Den Kollegen der vielen Kliniken, mit denen wir zusammenarbeiten, danke ich für ihr Vertrauen, das mir die Möglichkeit gab, auch an der Entscheidung zur nichtchirurgischen Behandlung der Prolaktinome mitzuwirken und über den weiteren Verlauf informiert zu bleiben.

Für die Indikationsstellung zur Operation muß geklärt sein, ob alternative Behandlungsmöglichkeiten infrage kommen. Bei der Feststellung eines Hypophysentumors müssen deshalb umgehend die Plasmaspiegel der Hypophysenhormone und der abhängigen Drüsen gemessen werden.

Bei fehlender klinischer Überfunktionssymptomatik ist die Kenntnis des Prolaktinspiegels von herausragender Bedeutung. Bei Plasmaspiegeln über 150 µg/l kann vom Vorliegen eines Prolaktinoms ausgegangen werden. Liegen die Prolaktinspiegel im Zwischenbereich über 50 µg/l, kommen noch kleinere Prolaktinome in Frage. Bei erhöhten Prolaktinspiegeln unter diesem Bereich ist eine Prolaktinbildung aus der gestörten Hypophyse wahrscheinlicher (Riedel et al. 1986) (s. S. 110, 113).

Die differentialdiagnostische Abgrenzung gegenüber hormonell inaktiven Tumoren mit Hypophysenstielstörung kann äußerst schwierig sein, deshalb sollten bei der Entscheidung zum medikamentösen Behandlungsversuch immer auch Kontrollen des morphologischen Befundes im *Computertomogramm* (CT) oder in der *Kernspintomographie (MRT[1])* erfolgen.

Viele endokrinologische Tests wurden daraufhin überprüft, ob eine echte tumoröse Hyperprolaktinämie differenzierbar ist. Leider haben alle Tests für den individuellen Fall keine ausreichende Trenngenauigkeit bewiesen (vgl. Kap. 3).

Bedeutung für die Therapieentscheidung: Diese Differenzierung erlangt ihre herausragende Bedeutung durch die Möglichkeit einer initialen medikamentösen Therapie bei Prolaktinomen mit *Dopaminagonisten* (Bromocriptin, Dopergin) zur *Tumorverkleinerung* (Lüdecke et al. 1983). Bei guter Verträglichkeit bietet sich auch eine Dauertherapie an (s. Abb. 7.1 und 7.2) (s. S. 205).

Bei den nicht selbst endokrin aktiven Adenomen kommen medikamentöse Behandlungsversuche nach bisherigen Erfahrungen nicht infrage.

Die Ergebnisse der Hypophysenfunktionsdiagnostik entscheiden, ob für die Operationsphase eine Hormonsubstitution erforderlich ist. Außerdem kann eine Störung der Vorderlappenfunktionen, die sich im Therapieversuch mit Dopaminagonisten nicht bessert, die Indikation zur chirurgischen Entlastung des Tumors oder Zystendrucks unterstützen.

Augenbefund

Der *neuroophthalmologische* Befund bestimmt die Dringlichkeit des Eingriffs. Eine Prüfung des *Visus, Gesichtsfeldes* und der Augenmotilität bildet die Grundvoraussetzung. Bei deutlicher Visusminderung oder absoluter Hemianopsie sollte der Patient umgehend stationär aufgenommen werden. Im Falle einer kurz zurückliegenden Visuseinschränkung, die nur noch das Sehen von groben Umrissen erlaubt, führt eine sofortige Entlastung des Chiasmas häufig zu einer raschen Besserung.

---

[1] *Magnet Resonanz Tomografie.*

Chirurgische Therapie der Hyperprolaktinämie 173

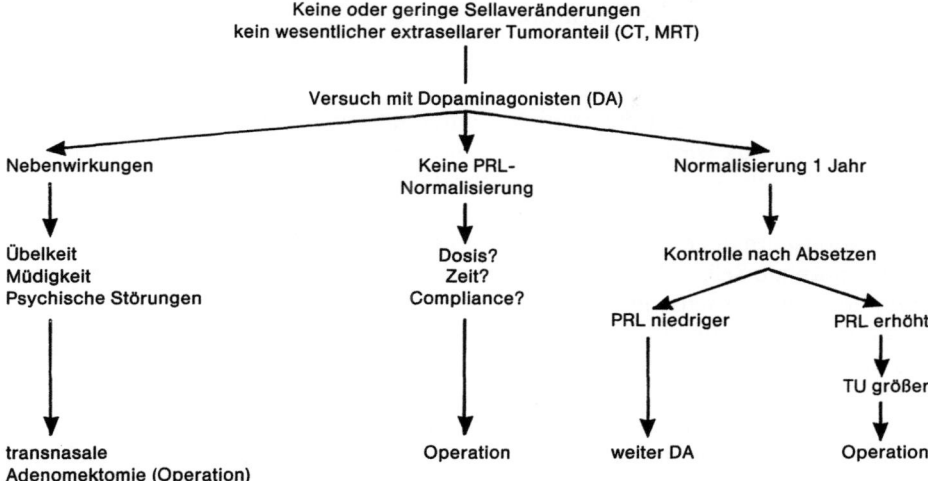

Abb. 7.1. Therapie vorwiegend intrasellärer Prolaktinome. (Mod. nach Lüdecke 1982)

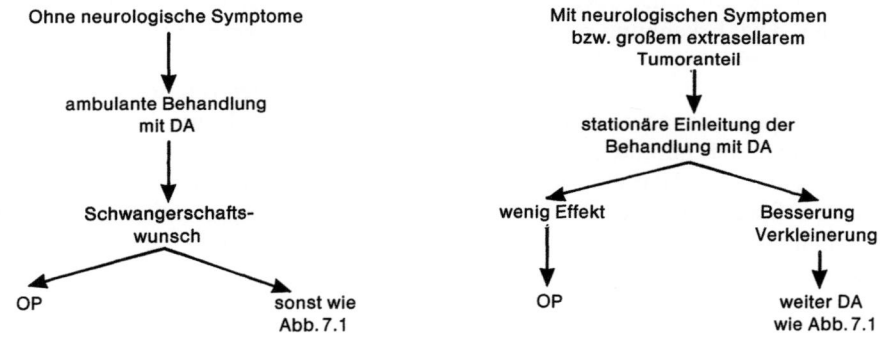

Abb. 7.2. Therapie der großen Prolaktinome. (Mod. nach Lüdecke 1982)

Hier bleibt es dem erfahrenen Endokrinologen in Absprache mit dem Neurochirurgen vorbehalten, auch akute Behandlungsversuche mit Dopaminagonisten zu riskieren (Abb. 7.2).

Für leichtere Störungen ist hervorzuheben, daß auch eine sorgfältige Gesichtsfeldüberprüfung im Gegenüberversuch kaum geeignet ist, relative Gesichtsfeldeinschränkungen aufzudecken. Somit läßt sich die perimetrische Untersuchung hierdurch nicht ersetzen.

7.2.2 Neuroradiologische Diagnostik

Kraniale Computertomographie (CT)

An erster Stelle steht jetzt die kraniale Computertomographie. Die konventionelle Röntgendiagnostik wird nur noch ergänzend zur Feststellung der knöchernen Verhältnisse im Sella-Keilbein-Bereich durchgeführt.

Eine seitliche Schädelaufnahme ist bei adäquater CT-Technik als ergänzende Summationsaufnahme für eine etwaige Operationsplanung ausreichend.

Eine normale Sella schließt weder einen kleinen intrasellaren noch einen supra- und parasellar gewachsenen Tumor aus.

Die konventionelle *Röntgensellatomographie* hat ihre Bedeutung bei guter CT-Technik also verloren.

Die seit einigen Jahren zur Verfügung stehenden CT-Geräte ermöglichen insbesondere bei *koronarer Schichtführung* die Identifizierung intrasellarer Mikroadenome ab 4 mm Durchmesser (s. Abb. 7.3). Dies gilt für günstige Fälle, die sich eindeutig meist als hypodenser Bezirk von der komprimierten Hypophyse abheben. Gerade bei größeren intrasellaren Adenomen kann in einer Grenzsituation die eindeutige Unterscheidung erschwert sein.

Ein besonderer Vorteil des CT ist, daß auch geringe Strukturveränderungen des Sellabodens mit einer speziellen „Knochenfenster"einstellung sichtbar gemacht werden. Die Erkennung extrasellarer Tumoranteile, deren Abgrenzung für die Operationsplanung entscheidend ist, bereitet keine Schwierigkeiten mehr.

Abb. 7.4 zeigt die beiden Standardschichtführungen bei Verdacht auf Vorliegen eines Hypophysenadenoms. Durch die axiale Schichtführung kann gleichzeitig der Hirnbereich mituntersucht werden, während bei der direkten koronaren Einstellung nur der Hypophysenbereich und die mittleren Hirnanteile einbezogen werden. Speziell bei der Differentialdiagnose der Hyperprolaktinämie kann eine ausschließliche Konzentrierung auf die Hypophysenregion zu – wenn auch sicher seltenen – Fehlentscheidungen führen.

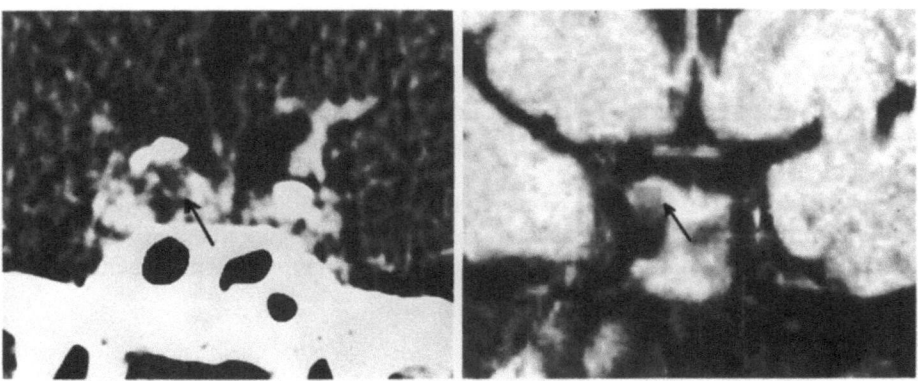

Abb. 7.3. Computertomographie *(links)* und Magnetresonanztomographie *(rechts)* in koronarer Schichtführung bei Mikroadenom. Der hypodense laterale Bezirk *(Pfeil)* entspricht dem chirurgisch gesicherten Adenom (MRT aus Praxis für Radiologie, Bremen, weitere CT-Bilder aus der Neuroradiologie, UKE, Prof. Dr. Zeumer)

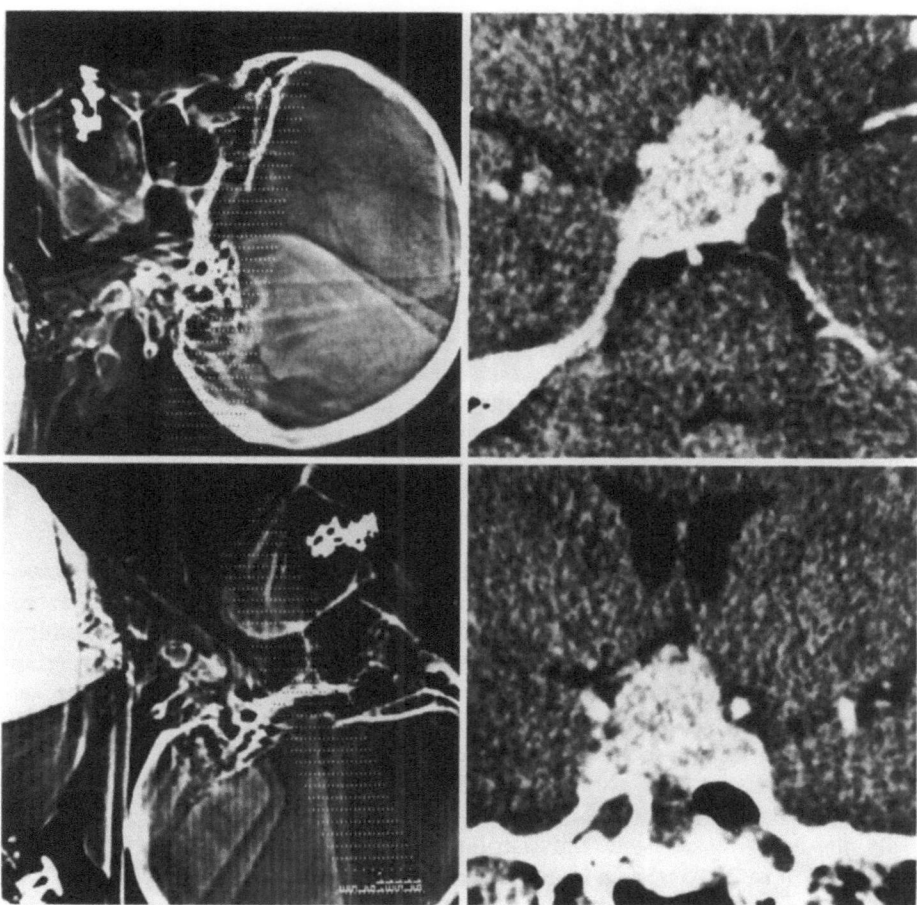

Abb. 7.4. CT in 2 Ebenen bei Makroadenom der Hypophyse mit deutlich suprasellarer Ausdehnung. Das Topogramm zeigt an der Schädelaufnahme die Schichtebenen, oben orbitomeatale, unten koronare Einstellung. Die Schädelaufnahmen geben die Lagerung des Patienten bei der Untersuchung wieder. Die starke Retroflexion des Kopfes kann durch Halswirbelsäulenveränderungen für den Patienten unangenehm oder unmöglich sein

Tumoren im hinteren Hypothalamus und Pinealisbereich, die mit Hyperprolaktinämie einhergehen können, sind so nicht sicher auszuschließen.

Luftenzephalographien wurden völlig entbehrlich. Arteriographien werden nur noch in besonderen Fällen als letzter diagnostischer Schritt, insbesondere vor transkranieller Operation erforderlich.

Magnetresonanztomographie (MRT)

Eine besondere Bedeutung in der präoperativen Diagnostik von Hypophysenprozessen gewinnt die *Kernspintomographie* (Magnetresonanztomographie) bei der

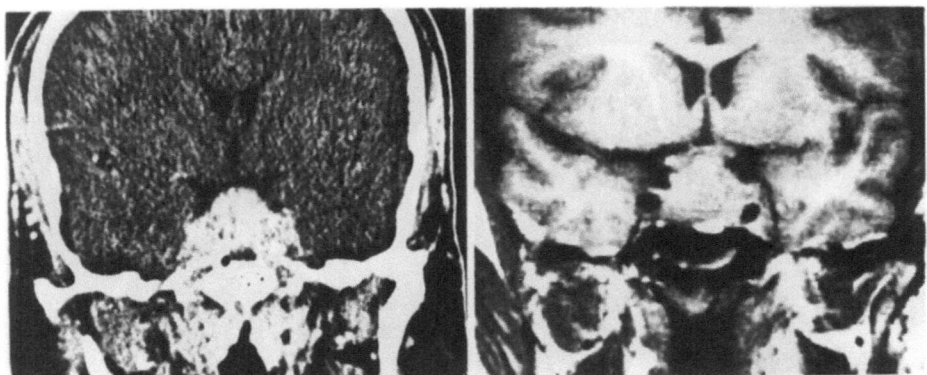

Abb. 7.5. Magnetresonanztomographie (MRT) eines Makroprolaktinoms nach hochdosierter partiell wirksamer Therapie mit Dopaminagonisten. Das T1-gewichtete Bild liefert mit kurzer Untersuchungszeit ein gutes anatomisches Bild. Die A. carotis ist durch die parasellare Adenomausdehnung z.T. umwachsen. *Links* daneben entsprechendes CT in koronarer Schichtführung. (MRT aus der Abteilung für Röntgendiagnostik, UKE, Prof. Dr. Bücheler)

Abklärung der Hyperprolaktinämie, weil in kurzer Zeit eine vollständige Hirnuntersuchung ohne Risiko für den Patienten durchgeführt werden kann. Die Darstellung der Hypophysenregion gelingt gerade für die hier interessierenden Strukturen mit hoher anatomischer Auflösung. Hypophysenvorderlappen (HVL), Hinterlappen (HL), Hypophysenstiel, Chiasma und Hypothalamus mit Pinealisregion lassen sich mit keiner Methode so klar reproduzierbar darstellen.

Bisher stellt noch eine Überempfindlichkeit gegen Kontrastmittel die Hauptindikation dar. Es ist aber anzunehmen, daß die Indikationsstellung im Sinne der diagnostischen Sicherheit in Zukunft ausgedehnt wird.

In der MRT lassen sich Tumorstrukturen aufgrund verschiedener Protonendichte schon in Nativbildern identifizieren.

Vor einer endgültigen Operationsplanung sollte in jedem Falle ein MRT vorliegen. Die Carotiden lassen sich mit dieser Technik in allen Ebenen als schwarze Strukturen abbilden. Abb. 7.5 zeigt ein Beispiel eines parasellar und suprasellar gewachsenen Prolaktinoms. In diesem Fall war es bereits nach der Vorbehandlung mit Bromocriptin zu einer Schrumpfung des suprasellaren Adenomanteils gekommen. Die Gefäße im Tumorbereich sind deutlich zu erkennen. Alle Schichtebenen lassen sich ohne Umlagerung des Patienten darstellen. Lediglich die feineren kompakten Knochenstrukturen kommen nicht zur Darstellung. Somit wird häufig doch zumindest die seitliche Schädelaufnahme notwendig.

7.2.3 Liquor-Sella-Syndrom (s. S. 47 und 48)

Auch eine Invagination der suprasellaren Zisterne in die Sella, das sog. „*Empty-sella-Syndrom*" oder besser Liquor-Sella-Syndrom, das häufig zur Hyperprolaktinämie führt, läßt sich im MRT eindeutig differenzieren. Damit läßt sich die bisher durchgeführte Darstellung mit Luft oder wasserlöslichem Kontrastmittel (Amipaque), die mit Nebenwirkungen behaftet sind, vermeiden.

Ein mehr oder weniger ausgeprägtes Liquor-Sella-Syndrom findet sich häufig nach medikamentöser Behandlung oder Operation. Eine leichte Hyperprolaktinämie ist auch typisch für das Liquor-Sella-Syndrom unklarer Genese.

7.3 Operationstechnik

7.3.1 Geschichte

Die erste Hypophysenexploration wurde 1889 von Sir Victor Horsley durchgeführt. Nach Freilegung des Tumors durch frontalen transkraniellen Zugang wurde der Eingriff abgebrochen, da der Tumor nicht operabel erschien.

Wegen der hohen Mortalität und Morbidität intrakranieller Eingriffe, wurden bereits im ersten Jahrzehnt dieses Jahrhunderts verschiedene extrakranielle Zugänge zur Sella entwickelt. Im Jahre 1906 berichtete Schloffer über die erste erfolgreiche transsphenoidale Operation. Bei diesem heroischen Eingriff wurde allerdings noch die Nase regelrecht zur Seite geklappt, um lediglich eine partielle Tumorentfernung zu ermöglichen. Schon 1910 beschrieb der Österreicher Oskar Hirsch einen endonasalen Zugang. Auch Cushing veröffentlichte ebenfalls in JAMA 1914 einen sublabialen-transseptalen Zugang unter Benutzung eines speziellen selbsthaltenden Nasenspekulums. Diese Operationstechnik wird noch heute von den meisten Neurochirurgen angewendet (Übersichtsliteratur bei Landolt 1980).

Cushing gab dieses Operationsverfahren, trotz zufriedenstellender Ergebnisse hinsichtlich der Mortalität (5,3%), zugunsten des transkraniellen Zugangs auf. Der transkranielle Eingriff erschien wegen besserer Sichtverhältnisse und geringerer Infektionsmöglichkeiten sicherer. Die Mortalität von Cushings transkranieller Serie lag erstaunlich niedrig, während seine neurochirurgischen Kollegen, die ebenfalls den transkraniellen Zugang bevorzugten, noch bis in die 70er Jahre Mortalitätsraten von durchschnittlich 10% angeben mußten (s. Tindall u. Barrow 1986).

Neuere Entwicklungen

Hirsch und ein Schüler Cushings, Dott, behielten den transsphenoidalen Zugang bei. Über Dott kam Guiot auf die transseptale Technik und verbesserte sie durch Benutzung von Operationslupe und intraoperativer Röntgenkontrolle. Die Anpassung des Operationsmikroskopes durch Jules Hardy in Canada vor etwa 20 Jahren führte zur entscheidenden Verbesserung der Möglichkeiten dieser Methode und machte sie seitdem zum häufigsten Eingriff bei Hypophysentumoren. In den größeren Zentren werden nur noch etwa 5–7% der Hypophysenadenome primär transkraniell operiert.

Gerade bei Prolaktinomen kann wegen der medikamentösen Vor- oder Nachbehandlung (s. S. 200) meist auf transkranielle Eingriffe oder Bestrahlungen verzichtet werden. Bei einer von uns seit 10 Jahren kontrollierten Gruppe sehr großer und subradikal operierter Prolaktinome war unter Behandlung mit Lisurid, einem

Dopaminagonisten der Firma Schering (Dopergin), nur einmal wegen einer akuten Tumoreinblutung eine weitere Operation erforderlich.

7.3.2 Aktueller Stand

Weitere Fortschritte sehen wir in der Verfeinerung einer endonasalen Methode, wie wir sie seit 1978 anwenden, und in einer Verbesserung des Instrumentariums. Durch Einführung eines speziellen mikrochirurgischen Spülsaugsystems konnten in den letzten 6 Jahren die Ergebnisse bei der Entfernung großer Tumoren mit para- oder suprasellären Tumoranteilen deutlich verbessert werden.

Einen wesentlichen Beitrag zur Hypophysenchirurgie leisteten die endokrinologischen Meßmethoden. Sie ermöglichten neben einer exakten präoperativen Diagnostik eine genaue postoperative Qualitätskontrolle.

Eine intraoperative Überprüfung der Radikalität der Tumorentfernung wie bei Akromegalie (Lüdecke 1985) ist allerdings bei Prolaktinomen wegen des zu langsamen Abfalls der Prolaktinplasmaspiegel noch besonderen Fällen vorbehalten.

Transnasale Operationstechnik: Adenomektomie

Der Begriff *Hypophysektomie* sollte nicht mehr synonym für Hypophysentumorentfernung benutzt werden, sondern der Hypophysenentfernung bei Palliativoperationen vorbehalten bleiben.

Nach Einleitung der endotrachealen Vollnarkose wird der Patient, wie in Abb. 7.6 dargestellt, gelagert, so daß die gesamte Operation unter dem Mikroskop vom Operateur im Sitzen durchgeführt werden kann. Mit einer Röntgendurchleuchtungseinheit mit digitalem Bildspeicher können Aufnahmen in 2 Ebenen angefertigt werden.

Bei uns hat sich seit fast 10 Jahren eine Modifikation der transseptal-transsphenoidalen Technik mit Eingehen über einen Schnitt im Nasenloch bewährt. Dieses Vorgehen ist weniger traumatisierend als der *sublabiale Zugang,* der sonst meist als Standardmethode angewandt wird.

Nach submuköser Präparation und Luxation des Septums zur Seite, wird die Keilbeinhöhlenvorderwand beidseits mit einem Spezialsperrer dargestellt und dann herausgetrennt. Dieses Knochenstück wird für den späteren Verschluß der Sellaöffnung aufgehoben. Nach Entfernung der Keilbeinschleimhaut und der Septen wird der Sellaboden aufgebohrt und so weit wie nötig entfernt. Nach Koagulation und Eröffnung der Sellakapsel wird der Tumor schrittweise mit Küretten, Faßzangen und Spülsauger entfernt. So läßt sich, bis auf seltene Ausnahmen, die zur Seite und nach oben gedrängte und komprimierte Hypophyse identifizieren. Unter Vergrößerung mit dem Operationsmikroskop kann in der Regel der Vorder- und Hinterlappen vom Tumor unterschieden und geschont werden.

Chirurgische Therapie der Hyperprolaktinämie 179

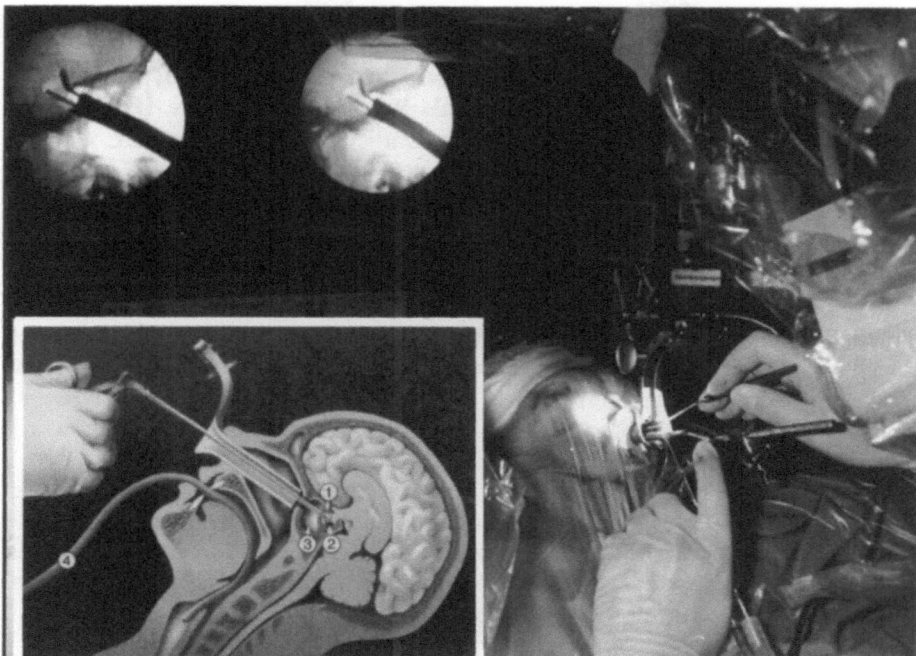

Abb. 7.6. Direkte transnasale mikrochirurgische Operation durch ein Nasenloch unter Benutzung eines speziellen Druck-Spül-Saugsystems (linke Hand) und Kürette (rechte Hand).
Ein kleiner Spiegel in einem gewinkelten Handstück ist an einer hierfür modifizierten biegsamen Halterung fixiert. Hiermit wird in diesem Falle das Diaphragma sellae nach oben gehalten. Die Situation wird im seitlichen Durchleuchtungsbild wiedergegeben (digital gespeichertes Bild).
Auf dem schematischen Bild ist eine kleine Biopsiezange eingezeichnet. Hypophyse *(1)*, Tumor *(2)*, Keilbeinhöhle *(3)*, Intubationssystem grob schematisch *(4)*. (Mod. mit Genehmigung des Verlags Gruner & Jahr, Hamburg)

Laser

Die Anwendung von Lasern bietet beim Stand von 1988 keine wirklichen Vorteile und führt eher zu einem höheren Risiko von Komplikationen. In den Problemzonen an der Karotis und am Übergang zur komprimierten Hypophyse und dem Hinterlappen können mit dem Laser leicht unerwünschte Läsionen verursacht werden.

Entscheidend ist gerade bei der chirurgischen Therapie der Prolaktinome, deren Behandlung medikamentöse Alternativen erlaubt, eine Vermeidung von Nebenwirkungen.

Schnellschnitte

Im Zweifelsfall werden *Mikrobiopsien* sofort histologisch untersucht. Für weiches Tumorgewebe und Hinterlappen genügen stecknadelkopfgroße Partikel in Quetschpräparattechnik, während zur Untersuchung festerer Tumoren und von

Vorderlappen Gefrierschnitte notwendig sind. Im Gefrierschnitt kann bereits eine vorläufige histologische Diagnose gestellt werden. Bei uns hat sich die Beurteilung durch Neuropathologen und Operateur bewährt. Obwohl bei Hyperprolaktinämien nur selten andersartige Ursachen als Prolaktinome, andere Hypophysenadenome oder Kraniopharyngeome, also sämtlich gutartige Tumoren, vorkommen, ist es für den Patienten psychologisch sehr hilfreich, gleich nach der Operation die Bestätigung zu erhalten, daß der Tumor sicher gutartig war (s. S. 31).

Perioperative Hormonkontrollen (s. S. 201)

Nur bei nachgewiesener Störung der Vorderlappenfunktion wird eine Hormonsubstitution durchgeführt. Kortisolplasmamessungen aus der Aufwachphase und am 1. postoperativen Tag ergeben erste Hinweise über den Zustand der Hypophysenfunktion. Substitutionsbedürftigkeit als Folge einer Tumorentfernung wurde zur seltenen Ausnahme.

Nicht selten besteht ein passagerer postoperativer Diabetes insipidus, dessen Substitution mit dem Vasopressinanalogon DDAVP (Minirin) unproblematisch ist. Bei der Anwendung forcierterer Maßnahmen, wie Laser und früher Kryochirurgie, kommen auch längerdauernde Polyurien vor, die bei vorsichtiger „konventioneller" Mikrochirurgie seltene Ausnahmen sind.

Hormonkontrolle. Hormonhypersekretionen normalisieren sich bei den einzelnen Patienten entsprechend der präoperativen Höhe der Plasmaspiegel unterschiedlich schnell in 2–12 h nach Operation. Mehrere Normalwerte für PRL am ersten postoperativen Tag sprechen für die Radikalität der Tumorentfernung. Die Senkung in den Normbereich, der etwa einheitlich für Frauen mit 5–20 µg/l und für Männer mit 5–15 µg/l angegeben wird, verspricht einen langfristigen Erfolg. Für neurochirurgische Erfolgsstatistiken wurden die Werte häufig höher und wenig differenziert angesetzt, so daß sich hierdurch zumindest z. T. die hohe Rezidivrate erklärt. Diese Patientengruppe ist z. T. zu keinem Zeitpunkt nach der Operation wirklich normalisiert gewesen.

Eine Woche nach der Operation, also am Tag vor der Entlassung, werden sämtliche relevanten Hypophysenhormone oder deren peripher abhängige Hormone überprüft. Kortisol und Schilddrüsenhormonwerte sollten bei Entlassung vorliegen, um über die Substitutionsbedürftigkeit dieser vital notwendigen Hormone entscheiden zu können. Funktionstests halten wir in dieser Phase ohne spezielle klinische Fragestellung für entbehrlich. So werden dem Patienten unnötige Belastungen und den Krankenkassen unnötige Kosten erspart.

7.4 Ergebnisse mikrochirurgischer Therapie

7.4.1 Normalisierung des Prolaktinspiegels

Wie aus Tabelle 7.1 hervorgeht, lassen sich bei etwa 75 % der Patienten mit Mikroprolaktinomen (weniger als 10 mm Tumordurchmesser) postoperativ normale Prolaktinspiegel feststellen. Die Normalisierungsrate liegt bei den größeren Adeno-

Tabelle 7.1. Ergebnisse der transsphenoidalen Mikrochirurgie bei Prolaktinomen. Normalisierung von Prolaktin in %

Autor	Ort	Jahr	Geschlecht	Mikroadenom n [%]	Makroadenom n [%]
Bertrand	Montreal	83			92 (61)
Fahlbusch	Erlangen	85	w.	25 (72)	24 (20)
Hardy	Montreal	83	w.	186 (77)	266 (64)
Landolt	Zürich	81		33 (73)	37 (27)
Lüdecke	Hamburg	82		20 (80)	60 (38)
Randall	Mayo Clinic	83	w.	54 (72)	30 (30)
Tindall	Atlanta	85			211 (59)

men mit etwa 33 % deutlich niedriger. Diese Ergebnisse werden von Experten in der Hypophysenchirurgie erzielt. Es ist zu erwarten, daß die Normalisierungsraten bei vertretbar niedriger Häufigkeit unerwünschter Nebenwirkungen bei Operateuren mit weniger Erfahrung ungünstiger ausfallen.

Die Operationsstatistiken geben das besondere Dilemma gerade bei den Prolaktinomen wieder, daß selbst bei hochspezialisierten Operateuren nur bei kleineren Adenomen eine gute Chance auf eine Heilung besteht. Diese Tumorgruppe wird aber zunehmend zunächst medikamentös behandelt. Die größere Anzahl von Prolaktinomen in den Operationsstatistiken bestimmter Zentren spiegelt noch die frühere Indikationsstellung wieder. Wir haben uns insbesondere wegen der raschen Schrumpfung der Prolaktinome unter Dopaminagonisten sehr bald mehr für die medikamentöse Initialtherapie entschieden.

Medikamentöse oder/und chirurgische Therapie (vgl. 8.3.3; 8.4; 8.10)

Seit 1978 mehren sich die Mitteilungen über z.T. dramatische Tumorverkleinerungen unter Therapie mit Dopaminagonisten (DA) (Thorner et al. 1981, Desaga et al. 1983).

Nachdem wir diese Effekte bei der Mehrzahl der von uns behandelten Patienten bestätigen konnten, haben wir uns seit 1980 zur kontrollierten Vorbehandlung auch sehr großer Prolaktinome entschlossen (vgl. Abb. 7.2, S. 173).

Bei einer Analyse der von 1976-1981 operierten Prolaktinome (Lüdecke et al. 1983) stellten wir fest, daß sich die Normalisierungsraten nach Vorbehandlung mit Dopaminagonisten bei der Gruppe der mittelgroßen Prolaktinome von etwa 40 auf 80 % verdoppeln ließen.

Die größeren Adenome ließen sich nach Schrumpfung der extrasellären Tumoranteile zwar leichter operieren, aber eine wesentliche Erhöhung der Rate der vollständig in den Normbereich gesenkten Prolaktinspiegel war nicht festzustellen. Ebenso war keine wesentliche Verbesserung der ohnehin zufriedenstellenden Ergebnisse bei den Mikroprolaktinomen zu verzeichnen. Eine Verschlechterung der Operationsresultate, wie sie von Landolt et al. (1982) auf die Entstehung von Vernarbungen zurückgeführt wurde, konnten wir nicht feststellen. Eine verstärkte

Nekrose- und Narbenbildung wurde von uns auch bei der operativen und histologischen Beurteilung im Vergleich zur unbehandelten Patientengruppe beobachtet (Lüdecke u. Saeger 1980).

Durch die medikamentöse Therapie stellten die Prolaktinompatienten mit 10-15% von 100-120 Hypophysenoperationen pro Jahr die kleinste Gruppe dar. Inzwischen nimmt die Zahl wieder zu, da sich immer mehr Patienten wegen Unverträglichkeit der medikamentösen Therapie zur Operation entschließen.

Im Vordergrund steht eine Beeinträchtigung der Leistungsfähigkeit, die häufig von der Dosis abhängig ist. Wenn sich hier nach 2-3 Monaten trotz Wechsel des Präparates und Modifikation der Einnahme kein Gewöhnungseffekt einstellt, empfehlen wir dem Patienten die Operation. In der Regel ist nach der Operation, wenn auch in Abhängigkeit von der Tumorausdehnung mit unterschiedlichem Ergebnis, eine Normalisierung oder Verbesserung der Ausgangslage zu erzielen. Die Tendenz geht in den operativen Zentren mehr in Richtung einer operativen Empfehlung nach 1- bis 3monatiger Vorbehandlung (Fahlbusch u. Buchfelder 1985). Wir sind der Meinung, daß nur selten eine zwingende Operationsindikation gegeben ist und man dem Patienten ausreichend Gelegenheit zur individuellen Erprobung der medikamentösen Möglichkeiten geben sollte. Im Falle der sehr guten Verträglichkeit eines der üblichen Präparate bei ausreichender Senkung der Prolaktinwerte und ggf. hiermit verbundener Verkleinerung des Adenoms liegt die Entscheidung bei dem über die operativen Möglichkeiten ausführlich aufgeklärten Patienten.

Ob eine Abwandlung des im Handel befindlichen Dopaminagonisten Dopergin, Tergurid (Dihydrolisurid), das sich bei uns seit 3 Jahren als Alternativpräparat bewährt hat, langfristig mehr medikamentöse Dauerbehandlungen ermöglicht, bleibt noch abzuwarten (vgl. S.191).

Eine zwingende Indikation zur Operation sehen wir bei supra- und parasellär gewachsenem Adenom und Kinderwunsch der Patientin. Auch eine persistierende partielle Hypophysenunterfunktion sollte bei bestehender Kompression der Hypophyse durch eine zystische Formation oder einen Resttumor bald an eine operative Entlastung denken lassen. Bei persistierenden oder ungenügend gebesserten Sehstörungen ist ohne Frage sehr bald eine Operation anzustreben (s. Abb. 7.2, S.173).

Komplikationen medikamentöser und chirurgischer Therapie

Die psychosomatischen Nebenwirkungen der Dopaminagonisten, wie Müdigkeit, Fremdheitsgefühle und unbestimmtes Unwohlsein werden von den Patienten zunächst meist ertragen, um die Operation zu umgehen. Diese Toleranz hängt auch wesentlich von der primären Motivierung und Aufklärung der Patienten vor Beginn der Therapie ab. Wird die Operation als gefährlich für die Hypophysenfunktion und gar für das Leben geschildert, entscheiden sich die ohnehin ängstlichen Patienten eher für die medikamentöse Behandlung und bleiben auch dabei, selbst wenn die Lebensqualität beeinträchtigt ist. Wird das geringe Risiko der Operation hervorgehoben und den ständig drohenden Nebenwirkungen der Dauertherapie gegenübergestellt, werden sich mehr Patienten lieber operieren lassen.

Tabelle 7.2. Nebenwirkungen primärer transnasaler Mikrochirurgie bei Prolaktinomen im Vergleich mit medikamentöser Therapie

Komplikation	Mikrochirurgie persönliche Serie 1976–1986 (n = 138[a])	Dopaminagonisten primär in Hypophysenambulanz (n = 110)
Liquorfistel	3	2
Meningitis	2	1
Doppelbilder	2	2
Intrazerebrale Blutung	–	1 (tödlich)
Chiasmasyndrom	–	2
Hypophysenunterfunktion	2	unklar
Todesfälle	–	1

[a] Relativ kleine Zahl, da primär Versuch mit Medikamenten.

In Tabelle 7.2 sind die Nebenwirkungen der medikamentösen und chirurgischen Therapie gegenübergestellt. Die Daten wurden in Anlehnung an eine frühere Zusammenstellung aktualisiert (Lüdecke et al. 1983). Es ist ersichtlich, daß beide Therapien ein ganz ähnliches Nebenwirkungsspektrum aufweisen. Patienten, die nicht primär bei uns vorgestellt wurden und direkt aufgrund von Nebenwirkungen der DA zur Operation überwiesen wurden, sind hier nicht berücksichtigt.

Der letzte Fall einer Meningitis bei unseren Prolaktinompatienten wurde vor 3 Jahren festgestellt. Es handelte sich um eine spontan aufsteigend entstandene Infektion bei einem invasiv in den Nasenrachenraum vorgewachsenen Tumor. Nach weitgehender transnasaler Tumorentfernung mit plastischem Verschluß der Schädelbasis und anschließender DA-Therapie ist der Patient bei normalen Prolaktinspiegeln beschwerdefrei.

Nicht erfaßt wurden die Fälle von partieller Hypophyseninsuffizienz unter DA, die möglicherweise durch Operation zu bessern wären.

Eine Verschlechterung der Hypophysenfunktion durch das Operationstrauma ist bei unseren Patienten sehr selten festzustellen. Bei Normalisierung des Prolaktinspiegels kommt es bei prämenopausalen Frauen mit seltenen Ausnahmen wieder zur Menstruation. Der Kinderwunsch erfüllt sich bei etwa der Hälfte der Patientinnen ohne zusätzliche DA-Behandlung.

Zusammenfassung

Somit spricht nur die grundsätzliche, aber geringe Gefahr, schwerwiegender und akut zu erwartender Nebenwirkungen, sowie die je nach Ausgangssituation unterschiedlich hohe Anzahl nicht voll erfolgreicher Operationen gegen ein primär operatives Vorgehen. Bei kleinen bis mittelgroßen Adenomen (bis 20 mm Durchmesser) bietet sich bei geringem Risiko eine gute Chance für einen langfristigen operativen Erfolg.

Die Rezidivrate liegt bei uns und in vergleichbaren Statistiken sicher unter 20%. Die hohe Rezidivquote bei Hardy (1983) und Serri et al. (1983) von mehr als 50%

bezieht sich auf Patienten, die in einer frühen Phase der Hypophysenchirurgie operiert wurden. Es ist anzunehmen, daß mit zunehmender Erfahrung und Perfektionierung des Instrumentariums bessere Ergebnisse zu erzielen sind.

Bei großen, invasiv gewachsenen Adenomen sind die Heilungschancen durch eine Operation gering, so daß hier, wenn möglich, wie eine multizentrische Studie gezeigt hat (Molitch et al. 1985), eine medikamentöse Dauertherapie anzustreben ist, da diese ohnehin auch nach der Operation meist erforderlich bleibt.

Starre Behandlungsschemata können nicht gegeben werden. Unter Heranziehung erfahrener Spezialisten bei mitverantwortlicher Einbeziehung des Patienten muß die dem Einzelfall am besten angepaßte Behandlung versucht und ggf. modifiziert werden.

In folgender Übersicht sind abschließend Gründe für eine operative bzw. medikamentöse Therapie gegenübergestellt:

Gründe für operative Therapie durch transnasale Mikrochirurgie:	Gründe für medikamentöse Therapie mit Dopaminagonisten (DA):
- rasche Sehverschlechterung, - großer Tumor,	- fehlende neurologische Symptome, - präoperative Tumorschrumpfung, - Tumorrest nach Operation eines großen Tumors,
- Kinderwunsch (geringeres Risiko für Mutter und Kind), - jugendliches Alter, - Vermeidung einer Langzeittherapie, - Unverträglichkeit von DA, - Liquorfistel unter DA,	- Kinderwunsch (geringeres Risiko für Hypophysenschaden), - hohes Alter, - Vermeidung einer Vollnarkose, - hohes Narkoserisiko bei Risikopatienten, - Vermeidung des Operationsrisikos.

Literatur

Bertrand G, Tolis G, Montes J (1983) Immediate and longterm results of transsphenoidal microsurgical resection of prolactinomas in 92 patients. In: Tolis G et al (eds) Prolactin und prolactinomas. Raven, New York, pp 441–452

Desaga U, Lüdecke D, Kühne D (1983) Prolactin lowering effect of lisuride and reduction of tumor size in patients with prolactinomas. Periodicum Biologorum 85 [Suppl 1]: 73–82

Fahlbusch R, Buchfelder M (1985) Present status of neurosurgery in the treatment of prolactinomas. Neurosurg Rev 8: 195–205

Hardy J (1983) Transsphenoidal microsurgery of prolactinomas. In: Tolis G et al (eds): Prolactin and prolactinomas. Raven, New York, pp 431–441

Landolt AM (1981) Surgical treatment of pituitary prolactinomas: Postoperative prolactin and fertility in seventy patients. Fertil Steril 35: 620–625

Landolt AM, Strebel P (1980) Technique of transsphenoidal operation for pituitary adenomas. In: Krayenbühl H (ed) Advances and technical standards in neurosurgery, vol 7. Springer, Wien New York, pp 119–177

Landolt AM, Keller PJ, Froesch ER, Mueller J (1982) Bromocriptine: Does it jeopardise the result of later surgery for prolactinomas? Lancet II: 657–658

Lüdecke DK (1982) Behandlung der Hypophysentumoren. In: Nieschlag E (ed) Endokrinologische Therapie in der Reproduktionsmedizin. Dtsch Ärzte-Verlag, S 89–119

Lüdecke DK (1985) Recent developments in the treatment of acromegaly. Neurosurg Rev 8: 167–173

Lüdecke DK, Saeger W (1980) Characteristics and surgical problems in prolactinomas in comparison with GH-secreting adenomas. Acta Endocrinol (Kbhn) [Suppl] 234: 54–55

Lüdecke DK, Herrmann H-D, Hörmann C, Desaga U, Saeger W (1983) Comparison of effects of dopamine-agonists and microsurgery in GH- and PRL-secreting adenomas. In: Calne DB, McDonald RJ, Horowski R, Wuttke WD (eds) Lisuride and other dopamine-agonists. Raven Press, New York, pp 271–289

Molitch ME, Elton RL, Blackwell RE et al (1985) Bromocriptine as primary therapy for prolactin-secreting macroadenomas: results of a prospective multicenter study. J Clin Endocrinol Metab 60: 698–705

Randall RV, Laws ER, Abboud CF, Ebersold MJ, Kao PC, Scheithauer BW (1983) Transsphenoidal microsurgical treatment of prolactin-producing pituitary adenomas. Mayo Clin Proc 58: 108–121

Riedel M, Noldus J, Saeger W, Lüdecke DK (1986) Sellar lesions associated with isolated hyperprolactinaemia. Acta Endocrinol (Copenh) 113: 196–203

Serri O, Rasio E, Beauregard H, Hardy J, Somma M (1983) Recurrence of hyperprolactinemia after selective transsphenoidal adenomectomy in women with prolactinoma. N Engl J Med 309: 280–283

Thorner MO, Perryman RI, Rogol AD, Conway BP, Macleod RM, Login IS, Morris JL (1981) Rapid changes of prolactinoma volume after withdrawal and reinstitution of bromocriptine. J Clin Endocrinol Metab 153: 480–483

Tindall GT, Barrow DL (1986) Disorders of the pituitary. Mosby, St Louis Toronto Princeton

8 Pharmakotherapie der Hyperprolaktinämie

*E. Jungmann und P.-H. Althoff**

8.1 Vom Mutterkorn zum Bromocriptin

Im Jahre 1676 beobachtete Dodart, daß es bei Vergiftungen mit dem auf Getreideähren schmarotzenden Pilz Claviceps purpurea, dem Mutterkorn, auch zu einer Laktationshemmung kommt. Shelesnyak entdeckte 1954, daß Mutterkornalkaloide bei der Ratte die Implantation der befruchteten Eizellen in die Uterusschleimhaut verhindern. Er führte seine Beobachtungen auf eine Hemmung der *Prolaktinsekretion* durch diese Substanz zurück, da Prolaktin bei der Ratte in der Frühschwangerschaft als luteotropes Hormon wirksam ist (Althoff et al. 1982). Anfang der 60er Jahre wurden diese Befunde von Baseler Wissenschaftlern wieder aufgegriffen und der Nachweis erbracht, daß das 1965 erstmals synthetisierte Mutterkornalkaloid 2-Brom-α-ergocryptin *(Bromocriptin)* ein selektiver Hemmstoff der Prolaktinsekretion ist. Zu diesem Zeitpunkt war noch keineswegs geklärt, ob es das Prolaktin beim Menschen als Hypophysenhormon überhaupt gäbe. Dieser Nachweis gelang erst 1970. Parallel dazu konnte sehr früh schon gezeigt werden, daß Bromocriptin die Prolaktinfreisetzung durch eine direkte Wirkung auf die *Dopaminrezeptoren* in der *Hypophyse* blockiert. Es gelang der Nachweis, daß Bromocriptin nicht nur die basale, sondern auch die durch physiologische oder pathologische Mechanismen gesteigerte Prolaktinsekretion vermindert. Die Namen von Wissenschaftlern wie Flückiger, Frantz, Kleinberg, Freisen, Lutterbeck, Besser, del Pozo, Hoekfelt, Fuxe und Pasteels sind eng mit der Entdeckungsgeschichte sowohl von Bromocriptin als auch von Prolaktin selbst verbunden (Thorner et al. 1980; Althoff et al. 1982).

8.2 Pharmakotherapien

8.2.1 Bromocriptin

Die Therapie mit Bromocriptin (Pravidel, Sandoz; s. Abb. 8.1) ist mittlerweile aus klinischer Sicht zur dopaminergen Standardbehandlung erhöhter Prolaktinwerte geworden (Beardwell 1981; Althoff et al. 1982; Franks u. Jacobs 1983; Thorner 1985; Boyd III et al. 1984; Schatz 1985; Althoff u. Schöffling 1985; Flückiger

---

* Herrn Prof. Dr. med. Hans Hacker, Leiter der Abteilung für Neuroradiologie am Klinikum der Johann-Wolfgang-Goethe-Universität, danken wir für die Überlassung und Kommentierung der gezeigten computertomographischen Bilder (Abb. 5b–5d). Frau Dr. med. Ulrike Kreher, Frankfurt am Main, sind wir für die penible Dokumentation der Krankengeschichten der Prolaktinompatienten unserer endokrinologischen Abteilung zu Dank verpflichtet.

Pharmakotherapie der Hyperprolaktinämie

DOPAMIN

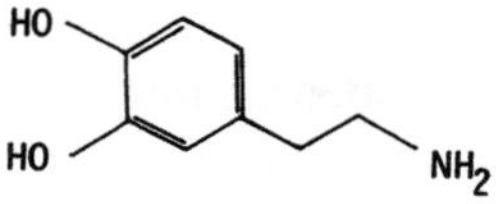

BROMOCRIPTIN
(Pravidel)

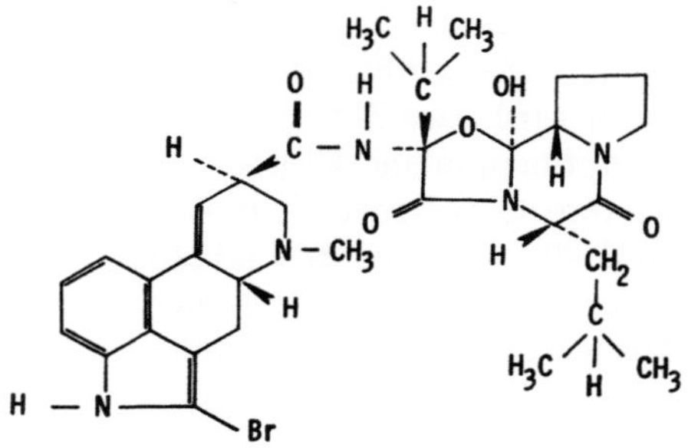

LISURID
(Dopergin)

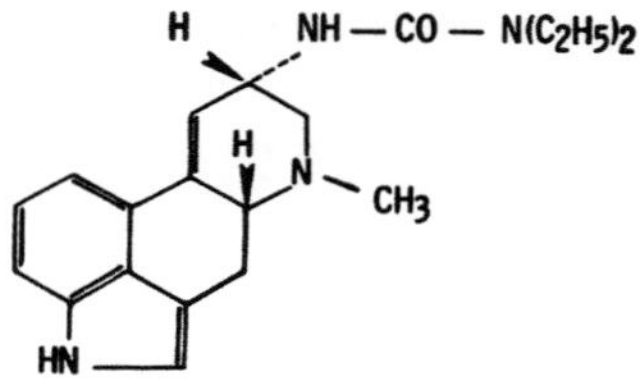

PERGOLID

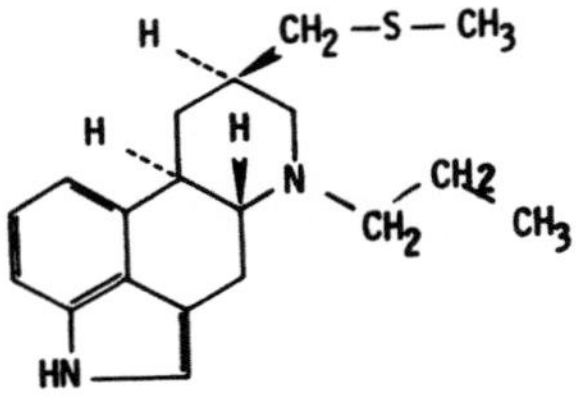

TERGURID

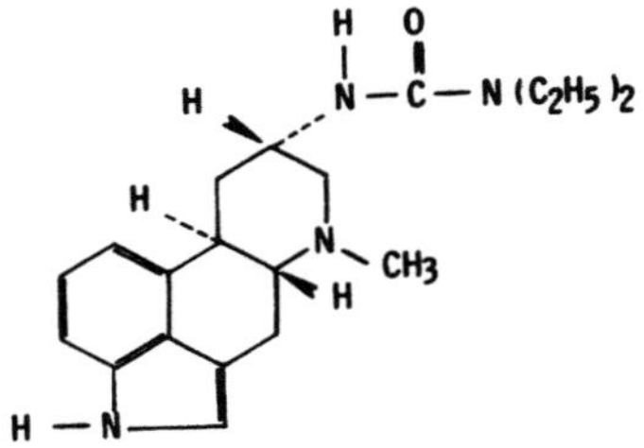

Abb. 8.1. Dopamin und die dopaminergen Agonisten

1985). Pharmakokinetische Studien unter Verwendung radioimmunologischer Untersuchungsmethoden konnten zeigen, daß Bromocriptin rasch resorbiert wird. Beim nüchternen Probanden werden 1–2 h nach Aufnahme von 2,5 mg Bromocriptin (1 Tablette) die Gipfelwerte für die Bromocriptinplasmaspiegel erreicht.

Die *Plasmahalbwertszeit des Bromocriptin* liegt bei nahezu 3½ h. Es gibt keine Hinweise darauf, daß Bromocriptin bei chronischer Anwendung akkumulieren könnte. Die größte Bromocriptinwirkung auf die Prolaktinkonzentration im Serum wird etwa 3–5 h nach Einnahme einer Einzeldosis erreicht, 9 h nach Bromocriptineinnahme läßt seine prolaktinhemmende Wirkung merklich nach. Die Diskrepanz zwischen dem Verhalten der Bromocriptinspiegel und seinem Wirkprofil läßt sich dadurch erklären, daß Bromocriptin an die Dopaminrezeptoren länger gebunden und dort auch länger wirksam ist, als es im Kreislauf zirkuliert. Dies wird durch experimentelle Beobachtungen an Kulturen von Hypophysenzellen bestätigt (Beardwell 1981).

Die Bromocriptintherapie wird mit einer abendlichen Gabe von 1,25 mg Bromocriptin (½ Tablette) begonnen, die zu einer Mahlzeit eingenommen werden sollte. Die erste Dosis wird häufig schlecht vertragen, typische initiale *Nebenwirkungen* sind Übelkeit, Erbrechen, Hypotonie mit Schwindel und Kreislaufstörungen. Bei empfindlichen Patienten ist es daher ratsam, die erste Bromocriptindosis im Bett

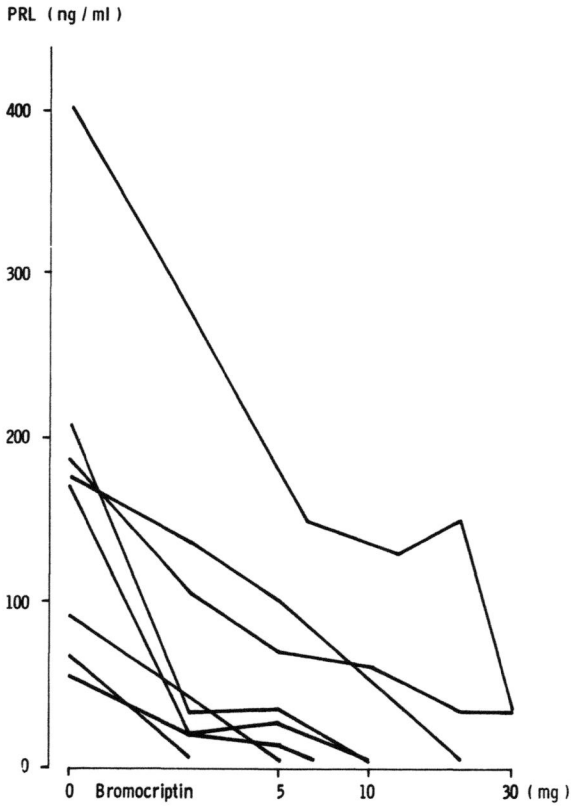

Abb. 8.2. Die prolaktinsenkende Wirkung von Bromocriptin bei 8 Patienten mit Prolaktinom – Beispiele für das Verhalten der Prolaktinspiegel bei Beginn der Bromocriptintherapie

einnehmen zu lassen. Eine schlechte Verträglichkeit der ersten Bromocriptindosis sagt nichts darüber aus, wie die weitere Bromocriptintherapie vertragen wird.

Die Dosierung kann dann im 3-Tages-Rhythmus um 1,25 mg täglich gesteigert werden. Bei einer Dosis von 2mal 2,5 mg sollte eine erste Therapiekontrolle der Prolaktinspiegel erfolgen. Wenn die Prolaktinwerte noch nicht normalisiert oder um mehr als 80% des Ausgangswertes abgesunken sind, kann die Bromocriptindosis im 3-Tages-Abstand in 2,5-mg-Schritten weiter gesteigert werden, wobei 3- bis 4mal tägliche Tabletteneinnahmen ratsam sind. In der Regel sind Bromocriptindosen über 20 mg/Tag in der Behandlung der *Hyperprolaktinämie* nicht erforderlich. In Ausnahmefällen wird jedoch erst durch 4mal 10 mg Bromocriptin eine Wertenormalisierung erreicht.

Einen tendenziellen Anhalt für die Notwendigkeit des Einsatzes *höherer Bromocriptindosierungen* (Abb. 8.2) geben die Prolaktin-Ausgangswerte: je höher diese sind, desto eher muß damit gerechnet werden, daß eine höhere Bromocriptin-Dosis erforderlich werden kann (Abb. 8.3). Für Patienten, die 20 mg Bromocriptin oder mehr einnehmen müssen, stehen Pravidel Kapseln zu 5 mg oder 10 mg zur Verfügung.

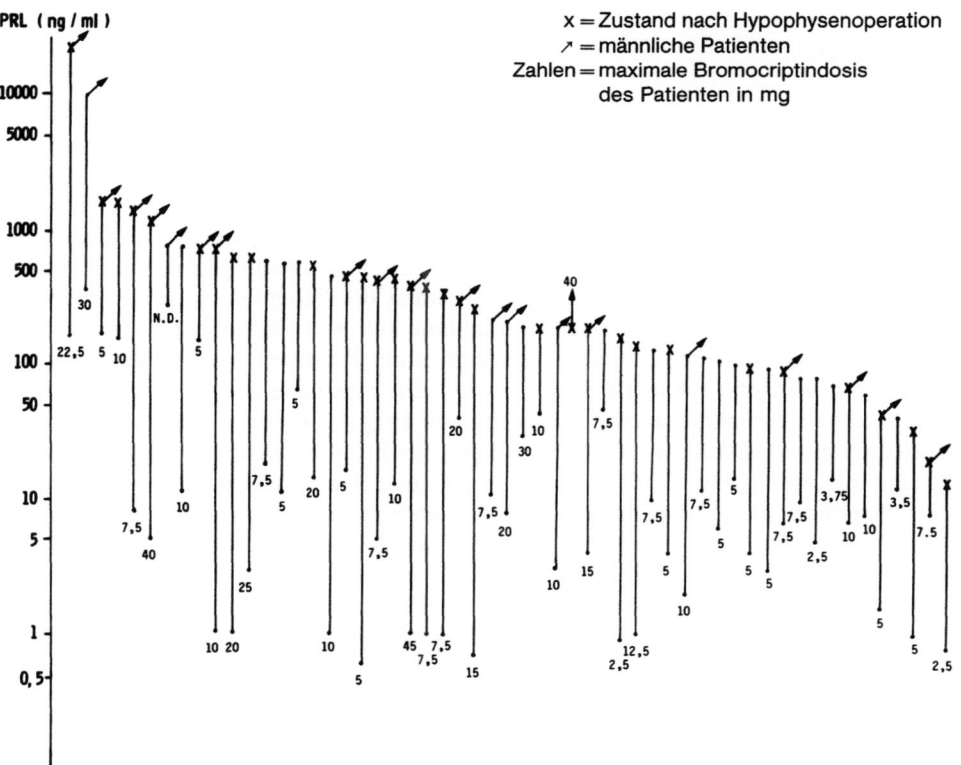

Abb. 8.3. Prolaktinspiegel im Serum vor Beginn und während Bromocriptinlangzeittherapie bei 55 Patienten

8.2.2 Lisurid

Lisurid (Dopergin, Schering; s. Abb. 8.1) ist wie Bromocriptin ein Mutterkornderivat. Seine Stimulationswirkung auf dopaminerge Rezeptoren und damit seine prolaktinhemmende Wirksamkeit ist mehr als 10mal stärker als die von Bromocriptin (Übersichten bei Calne et al. 1983). Bereits ½-1 h nach Einnahme von 0,2 mg Lisurid (1 Tablette) werden im Akutversuch maximale Lisuridplasmaspiegel erreicht. Die Plasmahalbwertszeit der Substanz liegt bei etwa 2 h. Auch bei Lisurid kann der Wirkstoff unter klinischen Bedingungen nicht kumulieren. Das Wirkmaximum von Lisurid auf die Prolaktinkonzentrationen liegt bei 2-4 h, nach 8 h etwa läßt die Wirksamkeit zunehmend nach. Auch die Lisuridtherapie wird zur Vermeidung schwerer Nebenwirkungen einschleichend mit abends 0,1 mg Lisurid (½ Tablette) begonnen, das zusammen mit einer Mahlzeit und bei besonders empfindlichen Patienten im Bett liegend eingenommen werden soll. In 3tägigen Abständen wird auf 2mal 0,2 mg bzw. 3mal 0,1 mg Lisurid gesteigert, dann erstmals der Prolaktinspiegel kontrolliert. Bei unzureichendem therapeutischem Erfolg kann – wieder im 3-Tages-Rhythmus – eine weitere Dosissteigerung erforderlich sein, als *maximale Dosierungen* werden 4mal 0,4 bis 4mal 0,6 mg Lisurid empfohlen.

8.2.3 Pergolid

Pergolid (Eli Lilly; s. Abb. 8.1) ist ein weiteres, dopaminerg wirksames Mutterkornderivat. Pergolid ist noch nicht im Handel erhältlich. Es wird jedoch derzeit weltweit klinisch geprüft (Franks et al. 1981); L'Hermite u. Debusscher 1982; Jungmann et al. 1988). Pergolid besitzt eine etwa 50fach größere dopaminerge Potenz als Bromocriptin. Außerdem hält aufgrund seiner deutlich längeren Plasmahalbwertszeit, die allerdings noch nicht exakt bestimmbar ist, seine prolaktinsenkende Wirkung über mehr als 24 h an. Damit kommen die Patienten mit einer einmal täglichen, abendlichen Medikamenteneinnahme aus, was allgemein als angenehm empfunden wird und die Einnahmegenauigkeit der Patienten sicher erhöht.

Wie Bromocriptin erreicht Pergolid nach 1-2 h maximale Blutkonzentrationen, die maximale prolaktinsenkende Wirkung von Pergolid setzt im Akutversuch bei Patienten mit *Prolaktinom* nach etwa 4 h ein, wie bei Bromocriptin. Pergolid steht derzeit in Kapseln bzw. Tabletten zu 25 µg, 50 µg, 250 µg und 1 mg zur Verfügung. Die Pergolidtherapie wird mit einer abendlichen Dosis von 25 µg begonnen, die Nebenwirkungen der ersten Dosis sind bei Pergolid gleich häufig und gleich ausgeprägt wie bei Bromocriptin oder Lisurid. Die Dosis wird in 3tägigem Abstand um 25 µg gesteigert, bei einer Dosis von 50 µg Pergolid sollte eine erste Prolaktinkontrolle erfolgen. Er erscheint fraglich, ob der Einsatz von mehr als 1 mg Pergolid/Tag sinnvoll ist (Abb. 8.4).

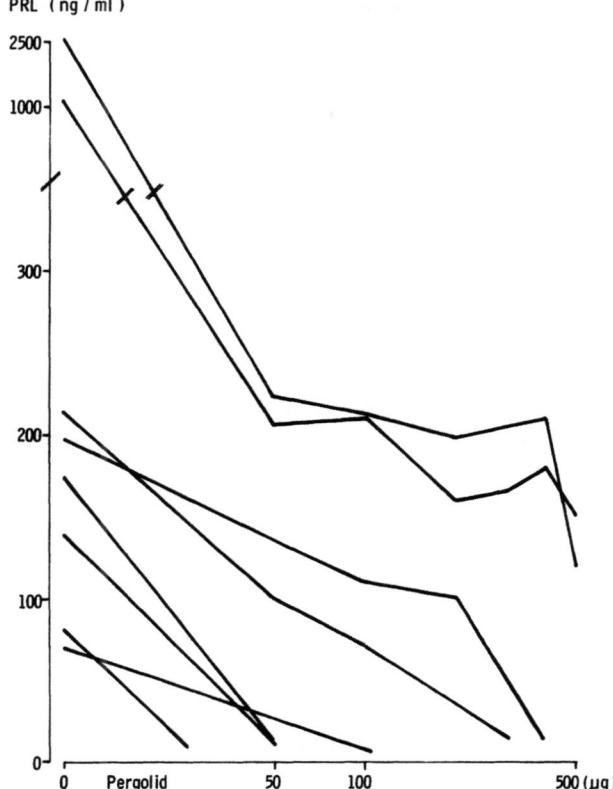

Abb. 8.4. Das Verhalten der Prolaktinspiegel bei Beginn einer Therapie mit Pergolid bei 8 Patienten – die Kurvenverläufe unterscheiden sich kaum von denen bei Beginn einer Bromocriptintherapie

8.2.4 Tergurid

Tergurid, Transdihydrolisurid (Abb. 8.1), das seit einiger Zeit klinisch erprobt wird, unterscheidet sich von den älteren Dopaminagonisten dadurch, daß es nur ein partieller dopaminerger Agonist ist. Während es in seiner prolaktinsenkenden Wirkung dem Lisurid vergleichbar erscheint, bei allerdings möglicherweise etwas geringerer Wirksamkeit, soll sich sein Nebenwirkungsprofil günstig von dem der anderen Mutterkornderivate unterscheiden (Calne et al. 1983; Gräf 1987). Im Akutversuch bei Gesunden fiel v. a. auf, daß dem Tergurid die blutdrucksenkende Wirkung zu fehlen schien. Auch Übelkeit trat nach Einnahme von Tergurid seltener auf.

8.2.5 Weitere prolaktinsenkende Substanzen

Neben Bromocriptin und Lisurid sowie den Prüfpräparaten Pergolid und Tergurid werden in vielen Zentren und von zahlreichen Herstellern weitere dopaminagonistisch wirkende Substanzen auf ihre Anwendbarkeit bei Patientinnen und Patien-

Tabelle 8.1. Pharmakotherapie der Hyperprolaktinämie

Substanz	Präparat	Initialdosis	Mittlere Erhaltungsdosis	Maximaldosis
Bromocriptin	Pravidel	1mal 1,25 mg	4mal 2,5 mg	4mal 10 mg
Lisurid	Dopergin	1mal 0,1 mg	4mal 0,2 mg	4mal 0,6 mg
Pergolid	nicht im Handel	1mal 25 µg	1mal 100 µg	1mal 1 mg

Häufige Nebenwirkungen aller 3 Substanzen: Hypotonie, Schwindel, Übelkeit.

ten mit *Hyperprolaktinämie* hin überprüft. Dazu gehören *Metergolin, Lergotril* und *Methysergid,* alles Mutterkornderivate, sowie das als mildes Antihypertensivum in der Geriatrie eingesetzten Mutterkornpräparat *Co-Dergocrin* (Hydergin). Bei neueren Entwicklungen ist die Dopaminstruktur (Abb. 8.1) immer weniger leicht erkennbar, die Substanzen ähneln z.T. Dopaminantagonisten mehr als Dopaminagonisten. Oft sind sie keine Mutterkornderivate mehr. Die nächsten Jahre werden zeigen müssen, ob es gelingt, das Ziel nebenwirkungsarmer, selektiv und langdauernd wirksamer Prolaktinhemmer zu erreichen. Derartige Entwicklungen könnten die Therapie der Hyperprolaktinämie gegenüber den derzeit eingeführten und gut erforschten Präparaten weiter verbessern (Flückiger 1984).

Eine kurze Übersicht über die Pharmakotherapie der Hyperprolaktinämie gibt Tabelle 8.1.

8.3 Wirkungsweise der Dopaminagonisten

Die prolaktinproduzierenden Zellen der Hypophyse reagieren in vivo und vitro auf *Dopamin,* oder dopaminagonistisch wirksame Substanzen (vgl. Kap. 1, S. 10, 43) bereits im nanomolaren Konzentrationsbereich mit einer Verminderung von Hormonfreisetzung und -synthese und einem beschleunigten intrazellulären Hormonabbau (Flückiger 1985; Flückiger et al. 1985). Die dopaminerge Wirkung wird über spezifische Bindungsstellen, *Rezeptoren,* vermittelt, die mit Hilfe geeigneter Methoden auch sichtbar gemacht werden konnten. Diese Rezeptoren wurden durch Bindungsstudien und durch Untersuchungen des die Bildung von zyklischem AMP steuernden intrazellulären Enzymes *Adenylatzyklase* als postsynaptische dopaminerge DA_2-Rezeptoren identifiziert. Das Dopamin, das unter physiologischen Bedingungen an diesen Rezeptoren als prolaktininhibierender Faktor (PIF) wirksam wird, wird von den tuberoinfundibulären Neuronen des Hypothalamus in das Portalvenenblut des Hypophysenstiels abgegeben (McLeod 1976; Neill, 1980; (vgl. Kap. 1, S. 10f.).

Bei Patienten mit einem Prolaktinom ist die dopaminerge Aktivität in Hypothalamus und Hypophyse gesteigert (vgl. S. 20, 101, 117). Die Empfindlichkeit der Prolaktinomzellen gegenüber Dopamin ist im endogen erreichbaren Konzentrationsbereich jedoch herabgesetzt, die Dosiswirkungskurve der Prolaktinsenkung durch niedrig dosierte Dopamininfusionen ist bei Patienten mit einem Prolaktinom nach links, d.h. hin zu den größeren Dopaminkonzentrationen, verschoben (Faglia et al. 1985). Dabei spielen wahrscheinlich auch Unterschiede in der arteriellen Blutversorgung des Prolaktinoms gegenüber den physiologischen Kreislaufverhältnissen in der normalen Hypophyse eine pathogenetische Rolle. Mit den Dopaminagonisten wird eine dopaminerge Stimulation weit im supraphysiologischen Bereich erreicht, so daß die verminderte Dopaminsensitivität der Prolaktinomzellen sich klinisch in der Regel nicht entscheidend auswirken kann.

8.3.1 Funktionelle Hyperprolaktinämie (vgl. Kap. 4, S.114)

Hierbei gibt es keinen Anhalt für eine gestörte Funktion dopaminerger Rezeptoren, offenbar reichen unter dieser Bedingung die endogenen Gegenregulationsmechanismen nicht aus, um die durch unklare Abläufe bewirkte Prolaktinstimulation vollständig zu antagonisieren (Jungmann et al. 1985a).

Bei Patienten mit gestörter Integrität von Hypothalamus oder Hypophysenstiel *(PIF-Mangel-Hyperprolaktinämie)* vgl. Kap.1, S.20; 2.11) werden die laktotrophen Hypophysenzellen vom Dopamin nicht erreicht. Die Prolaktinerhöhung entsteht durch die entzügelte Prolaktinfreisetzung. Dagegen ist *beim urämischen Patienten* die Dopaminwirkung auf die prolaktinproduzierenden Zellen durch einen, nach Nierentransplantation reversiblen, hinter dem Rezeptor lokalisierten Postrezeptordefekt gestört (Jungmann et al. 1984; vgl. Kap.1, S.21; Kap.4, S.95).

8.3.2 Biochemische Verbindungsschritte

Die Schritte von der physiologischen und auch pharmakologischen Stimulation dopaminerger Rezeptoren auf der Zellmembran normaler und adenomatöser laktotropher Zellen zu deren Wirkung auf den Prolaktinhaushalt sind bisher noch nicht im einzelnen vollständig klar geworden (Flückiger 1985). Man weiß, daß die Adenylatzyklase und dadurch die intrazelluläre cAMP-Bildung dopaminerg gehemmt werden. Der intrazelluläre Phospholipidstoffwechsel und das *Kalzium-Calmodulin*-System werden ebenfalls inhibitorisch beeinflußt (McLeod et al. 1984). Die Behandlung mit dopaminergen Agonisten, am besten untersucht sind alle diese Vorgänge für das Bromocriptin, blockiert zunächst innerhalb von Stunden nach Therapiebeginn die Freisetzung bereits synthetisierten Prolaktins aus seinen Speicherungsgranula und fördert seinen Abbau. Dies läßt sich aus zahlreichen In-vitro-Befunden schließen.

Im weiteren Behandlungsverlauf kommt es nach Tagen zur Verminderung der Transkriptionsaktivität des Prolaktingens von der DNS auf die Boten-RNS („messenger RNA" kurz: mRNA) und damit zur Verminderung auch der intrazellulären Prolaktinsynthese.

8.3.3 Morphologisches Korrelat der Therapie mit Dopaminagonisten (vgl. 2.10f.)

Als morphologisches Korrelat dieser Vorgänge zeigen elektronenmikroskopische Untersuchungen, daß nach subchronischer dopaminerger Therapie die Zellgröße von Prolaktinomzellen um mehr als 20% abnimmt, ein Prozeß, der als „shrinkage"

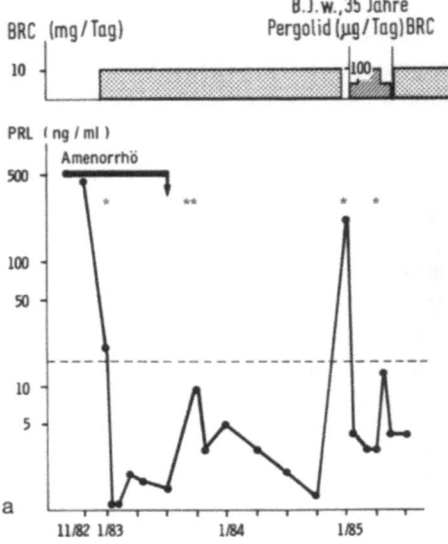
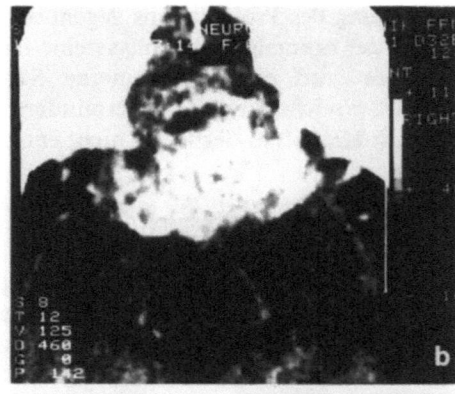
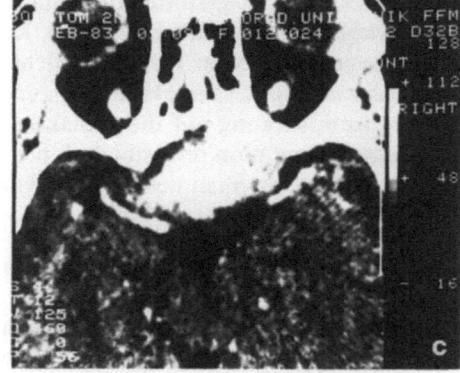
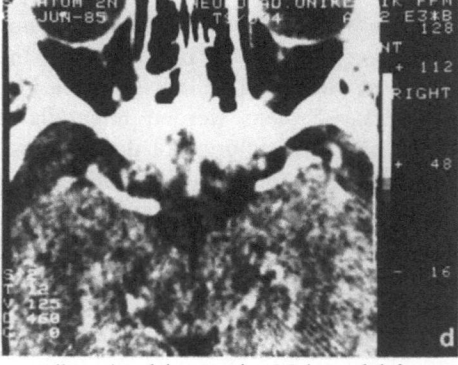

Abb. 8.5. a Therapieverlauf bei einer jetzt 35jährigen Patientin mit Makroprolaktinom – wegen einer Kontraindikation für ein operatives Vorgehen nur orale Therapie mit Bromocriptin (BRC) und Pergolid (vgl. den computertomographischen Nachweis der sehr eindrucksvollen Tumorschrumpfung, Abb. 8.5 b–d). *CT = Tumor verkleinert; ** normale Menstruationszyklen
b Dezember 1982, präoperativ: weitreichende suprasell äre Ausdehnung des Makropolaktinoms, das rechts und links den Mediahauptstamm nach hinten verlagert hat. Der Tumor wächst gegen die Fossa interpeduncularis
c Februar 1983, nach 6wöchiger Bromocriptintherapie: wesentliche Verkleinerung der suprasellären Ausdehnung, die Media rechts wie links wird wieder frei darstellbar. Unter Berücksichtigung der anderen durchgeführten CT-Aufnahmen ist eine Tumorschrumpfung um 30% anzunehmen
d Bei Kontrolle nach 2jähriger Therapie: weiterer Rückgang der Tumorgröße um etwa 10%. Nach Umsetzen auf Pergolid erneute CT-Kontrolle im Juni 1985, dabei weiterer Rückgang der suprasellaren Prolaktinomausdehnung gegenüber Januar 1985 um etwa 20%. Aus subjektiven Gründen wird die Therapie der Patientin danach wieder mit Bromocriptin fortgeführt

bezeichnet wird (vgl. 2.10). Dabei schrumpft der Zytoplasmaraum stärker als der Zellkern. Besonders ausgeprägt ist diese Schrumpfung jedoch für den Nukleolus, dessen Größe sich etwa halbiert. Im Nukleolus ist die Transkription des Prolaktingens auf die mRNA lokalisiert.

Im Zytoplasma nimmt v. a. das rauhe endoplasmatische Retikulum als der Ort der Prolaktinsynthese an Größe ab, außerdem verkleinert sich der Golgi-Apparat, der die Speichergranula für die Prolaktinsekretion bildet. Im weiteren Therapieverlauf wird das Prolaktinom deshalb in seiner Konsistenz schütterer und fällt insgesamt in sich zusammen. Dieser Prozeß kann auch computertomographisch sichtbar gemacht werden (Abb. 8.5 b-d). Teilweise wird jedoch der breiter werdende Interzellulärraum auch durch Bindegewebsfasern ausgefüllt, diese *Tumorfibrose* fällt v. a. dem Neurochirurgen auf (Landolt 1985; vgl. Kap. 7, S. 181 und S. 43).

8.4 Therapie des Makroprolaktinoms mit dopaminergen Agonisten

Auch und gerade bei Patientinnen und Patienten mit einem Makroprolaktinom und in der Regel Prolaktinwerten über 200 ng/ml senkt die Therapie mit dopaminergen Agonisten die Prolaktinspiegel (vgl. Kap. 7, S. 181; Liuzzi et al. 1985; Molitch et al. 1985; Thorner 1985). Dabei werden allerdings zumeist höhere therapeutische Dosen erforderlich.

In größeren Patientenserien, darunter auch unsere eigenen Patienten (Abb. 8.2), wurde bei 80% der Patienten eine Senkung der Prolaktinwerte in oder zumindest nahe an den Normalbereich erzielt (vgl. Kap. 1, Tabelle 1.1, S. 19). Echte „nonresponder" der Therapie mit dopaminergen Agonisten sind selten. Von unseren eigenen 55 Patienten zeigte nur einer eine tatsächliche Therapieresistenz. Hier ist an die Möglichkeit zu denken, daß sich das Hypophysenadenom soweit entdifferenzieren kann, daß die dopaminergen Rezeptorstrukturen verloren gehen.

Bei den übrigen Patienten mit unbefriedigenden therapeutischen Ergebnissen werden die Prolaktinwerte doch unter 50% der Ausgangswerte vermindert. Eine nebenwirkungsbedingte unzureichende Motivation der Patienten zur ausreichend regelmäßigen und genügend hochdosierten Tabletteneinnahme mag dabei auch eine ursächliche Rolle spielen.

Bei *voroperierten Patienten* wird das Tumorgewebe möglicherweise von den Dopaminagonisten über den Blutweg auch nicht in ausreichender Konzentration erreicht.

Auch bei unzureichender Senkung der Prolaktinspiegel sistiert jedoch in der Regel das weitere Größenwachstum der *Makroprolaktinome*. Es kommt mitunter bereits zur computertomographisch nachweisbaren Tumorverkleinerung. Die Häufigkeit dieses Phänomens während dopaminerger Therapie wird unterschiedlich angegeben, abhängig auch von der Qualität der verfügbaren neuroradiologischen Techniken. Nach optimistischen Schätzungen kann bei bis zu 90% der Patienten mit einem klinisch faßbaren Tumor „shrinkage" gerechnet werden (vgl. Kap. 7, S. 181).

Wie aufgrund der experimentellen Daten zu erwarten, ist sie bereits innerhalb weniger Tage nach ausreichend hoch dosierter dopaminerger Therapie nachweis-

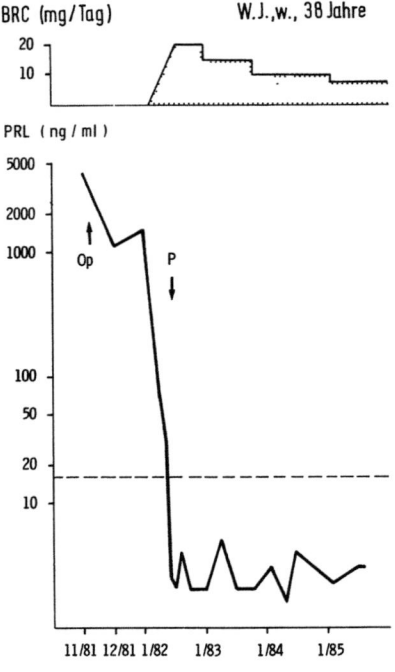

Abb. 8.6. Therapieverlauf bei einer jetzt 38jährigen Patientin mit Makroprolaktinom. Nach Therapiebeginn mit Bromocriptin (BRC) rasches Einsetzen einer regulären Menstruationstätigkeit (*P* erste Periodenblutung nach Therapiebeginn bei vorher über 18 Jahre bestehender sekundärer Amenorrhö). Im Verlauf wird eine deutliche Dosisreduktion möglich

bar. Als klinisches Korrelat der *Tumorverkleinerung* (Abb. 8.5b-d) bessern sich vorbestehende Kopfschmerzen sowie sehr häufig *Gesichtsfeldeinschränkungen* (vgl. Kap. 7, Abb. 7.2, S. 173 und Tabelle 7.1, S. 181).

Sofern die Hypophysenfunktionen nicht bereits durch das expansive Wachstum des Makroprolaktinoms irreversibel vorgeschädigt sind, gelingt mit der Normalisierung der Prolaktinwerte auch die progressive Normalisierung der hypophysären *Partialfunktionen,* insbesondere der Hypophysen-Gonaden-Achse. Bei hyperprolaktinämischen Patienten steigen unter Therapie die Testosteronspiegel. Libido und Potenz werden gebessert. Bei den Patientinnen im geschlechtsreifen Alter kommt es wieder zu einer regelmäßigen Menstruation, ovulatorische Zyklen werden nachweisbar (Abb. 8.6). Das zuvor gestörte Sexualhormonverhalten normalisiert sich. Es empfiehlt sich, die Patientinnen und Patienten auf die sich u. U. sehr rasch normalisierende Fertilität hinzuweisen.

Bei einem Kind mit Makroprolaktinom, dessen Eltern ein ablatives Vorgehen verweigert hatten, wurde unter Bromocriptintherapie mit Normalisierung der Prolaktinspiegel als Ausdruck der Normalisierung der Funktion aller hypothalamohypophysären Regelkreise ein Aufholwachstum beobachtet (Jungmann et al. 1985 b).

8.5 Therapie des Mikroprolaktinoms mit dopaminergen Agonisten

Bei Patientinnen oder, seltener vorkommend, bei Patienten mit einem *Mikroprolaktinom* und Prolaktinwerten von zumeist unter 200 ng/ml sind die Erfolgsraten der dopaminergen Therapie noch besser als beim Makroprolaktinom (vgl. 7.4.1).

Unter Einsatz kleiner Dosierungen der dopaminergen Agonisten wird eine Normalisierung der Prolaktinkonzentrationen bei etwa 90% der Patienten erreicht (Cecotto et al. 1985; Moriondo et al. 1985). Da beim Mikroprolaktinom die Hypophysenfunktion i. allg. nur funktionell gestört ist, kommt es fast stets während der dopaminergen Therapie zur vollständigen endokrinen Befundnormalisierung, insbesondere des Verhaltens der Hypophysen-Gonaden-Achse. Es gibt neuroradiologische Hinweise darauf, auch bei unseren Patienten, daß Mikroprolaktinome durch die Behandlung mit Dopaminagonisten unter die Nachweisgrenze innerhalb der *Computertomographie* schrumpfen können.

8.6 Dopaminerge Therapie bei der sog. Begleithyperprolaktinämie (vgl. Kap. 1, S. 20 und 2.11)

Neben dem Prolaktinom können auch wachstumshormonbildende Adenome der Hypophyse eine Hyperprolaktinämie verursachen, die bei der Akromegalietherapie jedoch mitbehandelt wird. Auch bei gestörter Integrität der Verbindung von Hypothalamus und Hypophyse kommt es durch verminderte Bildung oder gestörten Transport der prolaktininhibierenden Faktoren, v. a. also des endogenen Dopamins, zur Hyperprolaktinämie. Bei diesen Patienten steht jedoch in der Regel die Behandlung der Grunderkrankung im Vordergrund.

8.6.1 Empty-sella-Syndrom

Bei Patienten mit einem derartigen Syndrom (vgl. Kap. 7, S. 176; Kap. 2, Abb. 2.19; 2.11), das mit erhöhtem Prolaktin einhergeht, jedoch ohne Hinweis auf irreversible Störung von Hypophysenfunktionen, muß davon ausgegangen werden, daß ein Prolaktinom, meist Makroprolaktinom, bestanden hat, und daß es zur spontanen Regression oder zur Nekrose gekommen ist. Ein bei diesen Patienten auffälliges Hyperprolaktinämiesyndrom kann wie beim Prolaktinom durch die Therapie mit dopaminergen Agonisten behandelt werden, in der Regel mit gutem Erfolg.

8.6.2 Hypothyreose

Bei Patienten mit Hyperprolaktinämie bei Hypothyreose, auch latenter Hypothyreose, ist diese in der Regel beseitigt, wenn die Schilddrüsenfunktion ausreichend substituiert ist (Kontrolle mit Thyreotropinreleasinghormontest – TRH-Test –; Jungmann et al. 1985a) (vgl. 3.4.1; Kap. 4, S. 95).

8.6.3 Hämodialyse (vgl. Kap. 4, S. 95)

Bei Hämodialysepatienten mit urämiebedingter Hyperprolaktinämie konnte gezeigt werden (Bommer et al. 1979), daß 2mal 2,5 mg Bromocriptin Libidoverlust und Potenzverhalten in der kleinen Patientengruppe dieser Pilotstudie sehr wirkungsvoll beeinflußte. Bedingt durch die Grunderkrankung zeigte sich diese Patientengruppe allerdings sehr empfindlich gegenüber den Nebenwirkungen des Bromocriptin, so daß die dopaminergen Agonisten bisher bei Dialysepatienten nicht in breiterem Umfang eingesetzt wurden.

Auch die sorgfältige computertomographische Kontrolle hyperprolaktinämischer Patienten kann nicht ausschließen, daß sich in der Gruppe der Patienten, zumeist Patientinnen, mit Prolaktinwerten von in der Regel weniger als 100 ng/ml, bei denen sich neuroradiologisch kein Hinweis auf ein Mikroprolaktinom ergibt, nicht doch noch Patienten mit Mikroprolaktinomen von weniger als 2 mm Durchmesser befinden.

8.6.4 Funktionelle und idiopathische Hyperprolaktinämie (vgl. 4.6.3)

Durch endokrine Provokationstestungen, insbesondere mit dem Dopaminantagonisten *Metoclopramid* (Jungmann et al. 1983, Spitz 1985), kann die funktionelle Ursache erhöhter Prolaktinwerte ebenfalls nur (sehr) wahrscheinlich gemacht, nicht jedoch bewiesen werden (vgl. 3.4.2). Diese Patienten, die ausschließlich pharmakotherapiert werden sollten, werden analog den Patienten mit Mikroprolaktinom behandelt. Eine *funktionelle Hyperprolaktinämie* ist dagegen weitgehend gesichert, wenn die Prolaktinwerte nur inkonstant erhöht sind. Auch bei diesen Patienten kann als klinische Folge der Prolaktinerhöhung ein Hyperprolaktinämiesyndrom bestehen (Jungmann et al. 1985a). Wenn andere therapeutische Ansätze nicht zum Ziel führen, kann diese Patientengruppe ebenfalls einer dopaminergen Therapie zugeführt werden. Patienten mit einer *idiopathischen Hyperprolaktinämie* zeigen sich jedoch besonders häufig sensitiv gegenüber den Nebenwirkungen der dopaminergen Behandlung. In der Regel sind allerdings niedrige therapeutische Dosierungen, beispielsweise 2mal 2,5 mg Bromocriptin oder 25-50 µg Pergolid, ausreichend.

8.7 Nebenwirkungen der dopaminergen Therapie (vgl. Kap. 7, Tabelle 7.2)

Von den mit dopaminergen Agonisten behandelten Patienten klagen 30-50% über Nebenwirkungen der Therapie, bei etwa 10% der Patienten muß die Behandlung deswegen abgebrochen werden. Alle bisher in breiterem Umfang in das therapeutische Repertoire eingeführten dopaminergen Agonisten haben eine *blutdrucksenkende Wirkung*. Dies erklärt sich durch die gleichzeitige Stimulation präsynaptischer dopaminerger DA_2-Rezeptoren auf sympathischen Neuronen.

Die *Hypotension* als Folge der dopaminergen Therapie ist bei Bromocriptin, Lisurid und Pergolid vergleichbar stark ausgeprägt, sie macht 10-20% der behandelten Patienten subjektiv z. T. erheblich zu schaffen (Abb. 8.7).

Der *gleichzeitige Genuß von Alkohol* kann die dopaminerge Nebenwirkung verstärken, die zumindest bei Therapiebeginn die Konzentrationsfähigkeit der Patienten so beeinträchtigen können, daß die Bedienung von Maschinen oder das Reaktionsvermögen im Straßenverkehr erheblich betroffen sind. Ein Warnhinweis an die Patienten ist daher angezeigt.

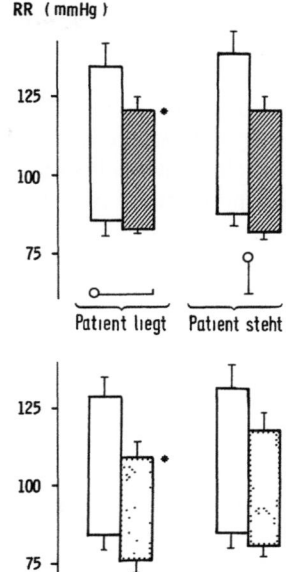

Abb. 8.7. Die hypotensive Wirkung von Pergolid *(schraffiert)* und Bromocriptin *(gepunktet)* auf die Blutdruckwerte (RR) im Liegen und Stehen bei jeweils 8 Patienten mit Prolaktinom (im Vergleich zur Kontrolle vor Therapiebeginn)

8.7.1 Häufige Nebenwirkungen dopaminerger Therapie

Weitere häufigere Nebenwirkungen der dopaminergen Agonisten sind: *Übelkeit und Erbrechen, Obstipation und Schwindel* bei jeweils etwa 10% der Patienten, Müdigkeit, Kopfschmerzen, z. T. migräneartig, Zeichen der orthostatischen Dysregulation und Unruhe bei mehr als 5% der Patienten, depressive Verstimmung, Haarausfall, Miktionsstörungen, Schlafstörungen und Gefühl der verstopften Nase bei unter 5%. Selten werden, in der Regel nur bei Rauchern und reversibel, digitale Vasospasmen gesehen. Diese Nebenwirkungen werden bei allen bisher allgemein gebräuchlichen dopaminergen Agonisten etwa gleich oft dokumentiert. In seltenen Fällen kann das Umsetzen der Patienten von einem dopaminergen Agonisten auf einen anderen zu einer besseren Verträglichkeit der Therapie führen. In der Regel gelingt dies jedoch nicht in ausreichendem Maße. Die gelegentlich beschriebenen schweren Nebenwirkungen (Magen-Darm-Blutungen, Psychosen [s. 9.4], Stenokardien und Herzrhythmusstörungen sowie Lungeninfiltrationen, Pleuraverdickungen und -ergüsse) wurden bei unseren Patienten bisher nicht beobachtet.

8.7.2 Hemmung der Hormonsekretion

Durch dopaminerge Stimulation kann unter experimentellen Bedingungen die Sekretion aller *Hypophysenhormone* inhibitorisch beeinflußt werden. Dopaminerge Agonisten werden zur Therapie des Wachstumshormonexzesses bei der *Akromegalie* verwendet. In seltenen Fällen gelang mit Bromocriptin eine Erniedrigung erhöhter ACTH-Werte bei Patienten mit *M. Cushing*. Auch die Sekretion der

Gonadotropine und des Thyreotropins wird durch dopaminerge Agonisten gehemmt. In der Therapie der Hyperprolaktinämie besitzt jedoch nur ein dopaminerger Hemmeffekt auf die Gonadenfunktion eine klinische Relevanz. Die Sekretionsdynamik von ACTH und STH wird bei Prolaktinomträgern durch die dopaminerge Therapie normalisiert, die Stoffwechsellage der Schilddrüse wird nicht klinisch relevant beeinflußt. *Eine Überdosierung* dopaminerger Agonisten kann jedoch bei der Frau zu einer durch eine *Hypoprolaktinämie* bedingten Corpusluteum-Schwäche mit verminderter Progesteronfreisetzung führen. Besonders bei Patienten mit idiopathischer Hyperprolaktinämie muß daher die therapeutische Dosis der dopaminergen Agonisten sorgfältig „titriert" werden (Spitz 1985).

8.7.3 Kontraindikation der Therapie mit dopaminergen Agonisten

Kontraindikationen der Therapie mit dopaminergen Agonisten sind die arterielle Verschlußkrankheit, einschließlich der koronaren Herzerkrankung, die anamnestische Angabe psychotischer Reaktionen, sowie die anamnestische Angabe von Ulcera ventriculi und duodeni oder Magen-Darm-Blutungen.

8.8 Prä- und postoperative Pharmakotherapie bei Patienten mit Prolaktinomen

Bei Patienten mit einem Prolaktinom sollte vor einer geplanten neurochirurgischen Intervention keine längerfristige Therapie mit dopaminergen Agonisten erfolgen (vgl. 7.4.1, S. 181). Die Statistiken verschiedener neurochirurgischer Zentren zeigen eine beeindruckende Übereinstimmung darin, daß v. a. bei Patienten mit größeren Mikroprolaktinomen und basalen Prolaktinspiegeln über 200 ng/ml die operative Erfolgsrate durch eine über länger als 3 Monate fortgesetzte dopaminerge Behandlung sehr deutlich, d. h. teilweise um mehr als die Hälfte, gesenkt wird (Landolt 1985, Fahlbusch u. Buchfelder 1985).

Wenn sich die Patienten nach einer dopaminergen Langzeitbehandlung doch noch - beispielsweise wegen Unverträglichkeit oder Unbequemlichkeit der Einnahme der dopaminergen Agonisten - zu einem neurochirurgischen Vorgehen entschließen, muß diese über mehrere Wochen oder sogar mehrere Monate vor dem geplanten Eingriff ausgesetzt werden. Der Grund dafür liegt in der Tumorfibrose, die sich nach 3 Monaten dopaminerger Therapie ausbildet und die den Tumor konsistenzvermehrt und stärker fibrös mit dem umgebenden normalen Hypophysengewebe verhaftet erscheinen läßt. Die selektive und vollständige Tumorentfernung wird dadurch dem Neurochirurgen erschwert oder sogar unmöglich gemacht (dagegen Kap. 7, S. 181).

8.8.1 Kurzzeitige dopaminerge Vorbehandlung

Sie wird vor der neurochirurgischen Entfernung des prolaktinproduzierenden Adenoms von der Mehrzahl der Neurochirurgen begrüßt und durchgeführt.

Nach einer Woche oraler dopaminerger Therapie werden Mikroadenome weicher, schütterer, nach 8 Wochen oraler Therapie mit Dopaminagonisten fallen Makroadenome deutlich in sich zusammen. Gar nicht selten ermöglicht beim Makroprolaktinom erst die vorherige Pharmakotherapie die Operation auf transsphenoidalem Wege. Diese Vorbehandlung muß derzeit in der Bundesrepublik Deutschland noch oral erfolgen. Wegen der Nebenwirkungen, besonders in der Anfangsphase der dopaminergen Therapie, ist es häufig schwierig, rasch ausreichend hohe dopaminerge Wirkspiegel zu erreichen.

8.8.2 Bromocriptindepotpräparate

In der klinischen Prüfung steht, kann aber aus juristischen Gründen in Deutschland auf absehbare Zeit hin in dieser Form nicht zugelassen werden, eine injizierbare *Bromocriptindepotpräparation* (Parlodel LA, Sandoz AG). Sie enthält 50 mg Bromocriptin, gebunden an Polymilchsäure. Die normalisierende Wirkung einer einmaligen intramuskulären Injektion auf die Prolaktinspiegel hält über mehr als 4 Wochen an. Eine Tumorschrumpfung wird nach dieser Zeit computertomographisch nachweisbar. Die Nebenwirkungen sind zwar ähnlich, jedoch sehr viel milder ausgeprägt als bei oraler Therapie in vergleichbarer Dosierung (Hildebrandt et al. 1987).

8.8.3 Postoperative Therapie (vgl. Kap. 7, S. 180)

Eine postoperativ notwendig werdende Therapie mit dopaminergen Agonisten wird hinsichtlich Durchführung und Dosierung wie eine dopaminerge Erstbehandlung gehandhabt. Die notwendig werdenden Dosierungen sind möglicherweise niedriger. Bei etwa 10 bis sogar 20% der Patienten muß nach der neurochirurgischen Intervention mit dem Neuauftreten einer partiellen oder globalen Hypophyseninsuffizienz oder mit der Verschlechterung einer präoperativ bereits gestörten Hypophysenfunktion gerechnet werden, dies häufiger bei Patienten mit ausgedehnten Raumforderungen in und um den sellären Bereich (7.4.1; S. 180f., 184).

Postoperative Nebennierenrindeninsuffizienz

Wie beim Erkennen hormoneller Insuffizienzzeichen beim nichtoperierten Patienten mit Hypophysenadenom ist auch postoperativ die rasche Substitutionsbehandlung der Nebennierenrindeninsuffizienz mit Glukokortikoiden vordringlich (S. 180). In der Dauertherapie haben sich als Standarddosierungen 37,5 mg Kortison (morgens 25 mg, abends 12,5 mg) oder 3mal 7,5 bis 3mal 10 mg Hydrokortison eingeführt. Bei klinischer Begründung muß diese Substitution u. U. „auf Verdacht" erfolgen, bevor die biochemische Diagnosensicherung durch Synacthen- oder Kortikotropinreleasinghormontest (CRF-Test) erfolgen kann. Eine Gabe von Mineralokortikoiden (Fludrocortison) ist nur in Ausnahmen indiziert und sinnvoll.

Postoperativer Diabetes insipidus

Ein postoperativer Diabetes insipidus wird am geeignetsten durch die 2- bis 4mal tägliche intranasale Applikation einer öligen Desmopressinlösung oder eines Desmopressin-Nasensprays (Minirin) ausgeglichen, Dosierung entsprechend der Flüssigkeitsbilanz. Desmopressin und Hydrokortison können (oder müssen) unmittelbar postoperativ oder in einer kritischen Situation auch in injizierbarer Form gegeben werden.

Postoperative Hypothyreose

Erst nach ausreichendem Ausgleich einer Nebennierenrindeninsuffizienz darf mit der Substitution einer sekundären Hypothyreose begonnen werden, da anderenfalls eine Nebennierenrindeninsuffizienzkrise iatrogen ausgelöst werden kann. Die erforderliche Thyroxindosis liegt zwischen 100 und 150 µg/Tag, ein Einschleichen der Substitutionsbehandlung ist, wenn die Hypothyreose nicht akut postoperativ entstanden ist, beim älteren Patienten sinnvoll.

Hypogonadismus

Beim *männlichen Prolaktinompatienten* ist der Ausgleich des Hypogonadismus, auch eines therapierefraktären Hypogonadismus beim konservativ behandelten Patienten, durch 2- bis 4wöchentliche intramuskuläre Gaben von 250 mg Testosteron angezeigt. Eine orale Ersatzbehandlung erreicht i. allg. keine ausreichenden Wirkspiegel. Die Testosteronsubstitution mittels dermaler Applikation wird z. Z. klinisch geprüft.

Patientinnen unter 50 Jahren

Bei Patientinnen in diesem Lebensabschnitt mit einem operierten oder durch dopaminerge Therapie nicht ausreichend behandelten Prolaktinom und Hypogonadismus, ist eine Substitution mit Sexualsteroiden, v. a. auch als Osteoporoseprophylaxe, indiziert. Eine Wachstumsstimulation von Prolaktinomgewebe durch die Östrogenmedikation ist wahrscheinlich nicht zu befürchten. Gleichwohl sollte vor Beginn der Substitutionstherapie das Ausmaß von Tumor oder Tumorrestgewebe computertomographisch kontrolliert und immer eine zusätzliche Therapie mit dopaminergen Agonisten durchgeführt werden. Die Gabe von Östrogen allein oder besser noch in Kombination mit Gestagen, sollte im übrigen nur unter gleichzeitiger gynäkologischer Überwachung erfolgen (Veldhuis 1985).

8.9 Dopaminerge Therapie und Schwangerschaft

Einige tausend Kinder in der ganzen Welt verdanken ihre Existenz der Behandlung der Hyperprolaktinämie mit dopaminergen Agonisten (Nillius et al. 1985).

Schon in den ersten 12 Wochen nach Beginn einer dopaminergen Therapie wird bei etwa der Hälfte der Patientinnen das Wiedereinsetzen oder bei Patientinnen mit primärer Amenorrhö auch das erstmalige Einsetzen der Menstruationstätigkeit beobachtet (Abb. 8.8).

Auch zum Eintritt einer *Schwangerschaft* kann es bald nach Therapiebeginn kommen (Abb. 8.9).

Sollte dies von der Patientin nicht gewünscht sein, ist ihr zu Beginn der Behandlung mit dopaminergen Agonisten dringend eine *mechanische Kontrazeption* anzuraten. Wenn diese aus subjektiven Gründen oder/und wegen medizinischer Kontraindikation nicht möglich ist, kann im Einzelfall und bei guter Überwachung des

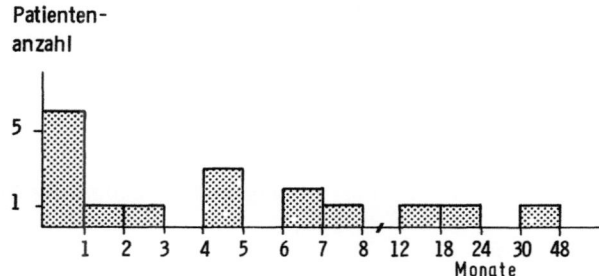

Abb. 8.8. Zeitpunkt des Auftretens der ersten Menstruation nach Beginn einer Bromocriptintherapie

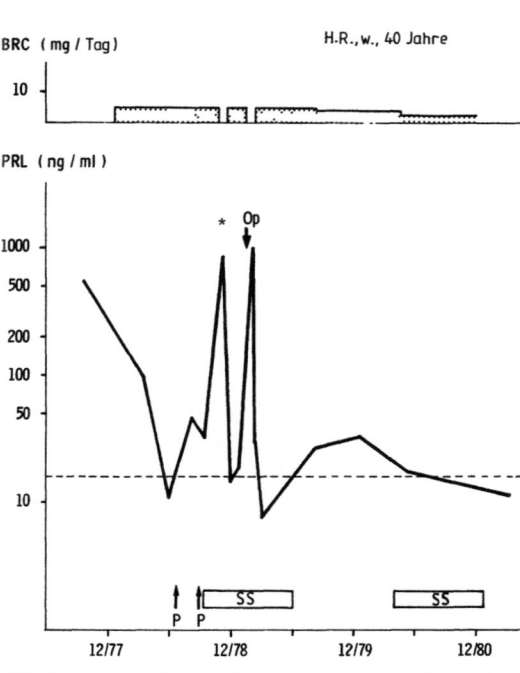

Abb. 8.9. Therapieverlauf bei einer jetzt 40jährigen Patientin mit Makroprolaktinom. Nach Auftreten einer regulären Zyklustätigkeit wird die Patientin rasch schwanger. Wegen schwerer Lokalkomplikationen wird in der Schwangerschaft die Operation erforderlich, problemlose Entbindung eines gesunden Kindes. Danach 3 weitere Schwangerschaften und Geburten, z.T. ohne Bromocriptintherapie, alle 3 unproblematisch. *Kopfschmerzen, Abduzensparese

Therapieerfolges der dopaminergen Therapie durch Prolaktinspiegelkontrolle, auch einmal eine *hormonelle Kontrazeption* angezeigt sein, niedrige Östrogendosierungen sind dabei anzustreben (Schatz 1985).

8.9.1 Risiko der Induktion eines weiteren Tumorwachstums

Dieses Risiko kann als sehr gering angesehen werden (Landolt 1984), sollte aber mit der Patientin besprochen werden. Es gibt bisher keinen Hinweis darauf, daß dopaminerge Agonisten eine teratogene Wirkung hätten oder den Schwangerschaftsverlauf ungünstig beeinflussen könnten. *Die Einnahme dopaminerger Agonisten in der Frühschwangerschaft stellt daher keine Indikation zum Schwangerschaftsabbruch dar.* Soweit dies bisher übersehbar ist, zeigen auch Kinder, deren Mütter während der gesamten Schwangerschaft dopaminerg therapiert werden mußten, keine negativen Nachwirkungen dieser Behandlungen (Raymond et al. 1985).

8.9.2 Absetzen der dopaminergen Therapie in der Schwangerschaft

Es erscheint empfehlenswert - und entspricht den Empfehlungen der Herstellerfirmen - die dopaminergen Agonisten nach Eintritt einer Schwangerschaft abzusetzen (Nillius et al. 1985; Thorner 1985). Dies gilt v. a. für Patientinnen mit funktioneller Hyperprolaktinämie und für Patientinnen, bei denen die neuroradiologische Untersuchung eine unauffällige Sellakonfiguration und ein negatives Computertomogramm und damit keine sichere Prolaktinomlokalisierung erbracht hatte. Das Risiko für diese Patientinnen, daß in der oder durch die Schwangerschaft ein Prolaktinomwachstum induziert würde, wird allgemein als extrem gering angesehen. Es zeigt sich im Gegenteil, daß bei diesen Patientinnen die Prolaktinwerte nach einer Schwangerschaft in der Regel niedriger liegen als zuvor oder sogar normalisiert sind (Nillius et al. 1985; vgl. Kap.1, S.17f., 66).

Bei Frauen mit Mikroprolaktinomen liegt das Risiko der östrogeninduzierten Tumorexpansion in der Gravidität bei 0,5-1,0%, bei Frauen mit ausgedehnten hypophysären Prozessen dagegen deutlich höher. Für prolaktinombedingte Komplikationen in der Schwangerschaft werden bei diesen Patientinnen Häufigkeitszahlen bis zu 20% angegeben. Das Risiko einer Adenomvergrößerung ist unabhängig davon, ob es unter Therapie mit dopaminergen Agonisten oder nach anderen oder zusätzlichen medizinischen Maßnahmen (Gonadotropintherapie, Clomiphengabe) zur Konzeption kam.

Zur Abschätzung des *Risikos eines erneuten Tumorwachstums* nach Aussetzen der Einnahme dopaminerger Agonisten ist es unabdingbar, daß alle Patienten, v. a. aber Patientinnen mit *Kinderwunsch,* vor Einsatz der dopaminergen Therapie gründlich endokrinologisch, neuroradiologisch, aber auch ophthalmologisch untersucht sein müssen. Nur wenn die Ausgangssituation exakt dokumentiert ist, kann auch eine Befundverschlechterung durch expansives Wachstum des Prolaktinoms frühzeitig erfaßt werden. Dies ist insbesondere in der Schwangerschaft von größter prognostischer Bedeutung.

8.9.3 Kontrollen während der Schwangerschaft

Daher ist es erforderlich, daß Patientinnen mit Mikroprolaktinom in 2monatigen, Patientinnen mit Makroprolaktinom in 4wöchigen Abständen in der Schwangerschaft klinisch untersucht, die Prolaktinspiegel kontrolliert und Gesichtsfeldkontrollen durchgeführt werden. Höhere Prolaktinnormalwerte in der Schwangerschaft müssen berücksichtigt werden. Nach einem unauffälligen Schwangerschaftsverlauf ist auch gegen das *Stillen* nichts einzuwenden (Nillius et al. 1985).

Wenn während der Schwangerschaft *prolaktinombedingte Komplikationen* auftreten, kann nach derzeitigem Kenntnisstand problemlos die dopaminerge Therapie wieder aufgenommen werden, mit Hilfe derer diese Komplikationen in der Regel behandelbar sind. Eine zusätzliche antiödematöse Glukokortikoidtherapie ist u. U. indiziert.

8.9.4 Prophylaktische dopaminerge Therapie

Eine solche Therapie während der gesamten Schwangerschaft, ohne zumindest einen Auslaßversuch, sollte nach derzeitiger Sicht Problempatientinnen vorbehalten bleiben. Dazu gehören Patientinnen, bei denen es in einer vorherigen Schwangerschaft zu Problemen durch Tumorwachstum gekommen war (Abb. 9), obgleich sich diese nicht in jedem Fall wiederholen müssen (Nillius et al. 1985). Auch die neurochirurgische Intervention ist in der Schwangerschaft natürlich bei Komplikationen durch ein Prolaktinom grundsätzlich möglich, sollte jedoch vermieden werden (Nillius et al. 1985; de Wit et al. 1985).

8.10 Zur Indikationsstellung zur konservativen oder operativen Therapie der Hyperprolaktinämie (vgl. Kap. 7, S. 181)

Es besteht ein allgemeiner Konsens darüber, daß Patienten mit einer Hyperprolaktinämie in der Regel einer Behandlung zugeführt werden müssen. Eine Ausnahme bilden lediglich Frauen nach der Menopause, wenn keinerlei klinische Symptomatik besteht und wenn der Lokalbefund bei ausreichender Beobachtungszeit keine Veränderungstendenz aufweist.

Bei der hyperprolaktinämiebedingten *Infertilität* bei Frauen und Männern, bei der durch das erhöhte Prolaktin bedingten *Minderung der Libido,* ebenfalls bei Frauen und Männern, bei der *Dyspareunie* sowie der hyperprolaktinämiebedingten *Impotenz* ist die kausale, die Prolaktinspiegel normalisierende Therapie die einzig sinnvolle. Das gleiche gilt, wenn eine ausgeprägte *Galaktorrhö* klinisch im Vordergrund steht.

Bei Patientinnen mit expansiv wachsenden Prolaktinomen ist die lokale Raumforderung mit ihren klinischen Folgen eine klare Indikation zur dringlichen therapeutischen Intervention.

Bei Frauen unter 50 Jahren und bei Männern besteht die Therapieindikation mindestens in der Prävention der *Osteoporose.* Mit Nachweis einer Hyperprolaktinämie ist die Knochendichte bereits häufig unter die Altersnorm vermindert oder zeigt im Verlauf einen progressiven Schwund, der den altersnormalen Verlauf der Abnahme der Knochendichte übersteigt. Die Therapie der Hyperprolaktinämie bringt diesen Prozeß zum Stillstand oder erreicht sogar nicht selten eine Normalisierung des zuvor schon pathologischen Befundes (Beardwell 1981; Klibanski u. Greenspan 1986).

Die *Bestrahlungsbehandlung* wird im deutschen Sprachraum wegen ihrer Nebenwirkungshäufigkeit derzeit nur noch postoperativ angewandt (Schatz 1985).

Bei *funktioneller Hyperprolaktinämie* (s. 4.6.3; 8.6.4) sowie bei Patienten mit anhaltend erhöhten Prolaktinwerten, jedoch sicher unauffälligem neuroradiologischen Lokalbefund, ist ausschließlich ein konservatives Vorgehen angezeigt.

8.10.1 Mikroprolaktinom

Beim *Mikroprolaktinom* mit einem Durchmesser von weniger als 10 mm, ohne suprasalläre Extension und mit Prolaktinspiegeln unter 200–250 ng/ml, kann die neurochirurgische Intervention zur völligen hormonalen Normalisierung führen (Lüdecke et al. 1983; Fahlbusch u. Buchfelder, 1985; vgl. 7.4 und 7.4.1). Mikroprolaktinome können noch 6 Jahre nach zunächst erfolgreicher neurochirurgischer Therapie *rezidivieren* (Serri et al. 1983). Dann ist ebenso wie beim nicht operierten Prolaktinom im allgemeinen die Therapie mit dopaminergen Agonisten einzusetzen. Die dopaminergen Agonisten führen bei Patienten mit Mikroprolaktinom zumeist zur raschen Normalisierung der endokrinen Fehlfunktionen und bei der Mehrzahl der Patienten auch zur Tumorschrumpfung.

Wie Auslaßversuche zeigen, ist eine völlige Remission nach längerer dopaminerger Therapie jedoch sehr selten erreichbar (Abb. 8.10), auch wenn die erforderliche Dosis der dopaminergen Agonisten oft im Laufe der Zeit reduziert werden kann (Moriondo et al. 1985). *Die Therapie mit dopaminergen Agonisten ist deshalb nach gegenwärtigem Kenntnisstand als eine in der Regel lebenslang zu projektierende Behandlung anzusehen* (Thorner 1985).

8.10.2 Makroprolaktinom

Dieses behält im Gegensatz zum Mikroprolaktinom in der Regel seine Wachstumstendenz, allerdings mit unterschiedlicher Geschwindigkeit und Aggressivität. Nach unserer Erfahrung sind bei bis zu 80% der männlichen Patienten bei Diagnosestellung bereits *Lokalsymptome* (Visus- oder Gesichtsfeldverlust, Kopfschmerzen, neurologische Auffälligkeiten) nachzuweisen.

Die *Tumorverkleinerung* durch oral gegebene dopaminerge Agonisten setzt häufig nicht schnell genug ein, um irreversiblen lokalen Schädigungen vorbeugen zu können (Molitch et al. 1985). Wenn eine rasche Tumorverkleinerung angestrebt werden muß, ist deshalb in erster Linie zunächst an ein neurochirurgisches Vorgehen zu denken. Bezüglich Einzelheiten dieses Vorgehens sei auf das ausführliche Kapitel von Lüdecke in diesem Buch verwiesen (Kap. 7, S. 177 f.).

Pharmakotherapie der Hyperprolaktinämie 207

* Kopfschmerz, Hyperakusis, Doppelbilder
** Kopfschmerz, Hyperakusis
*** Kopfschmerz
1 : während Schwangerschaft
2 : unregelmäßige Tabletteneinnahme
| vor Bromocriptintherapie
| im Auslaßversuch
s nach 5 Monaten
✗ männliche Patienten

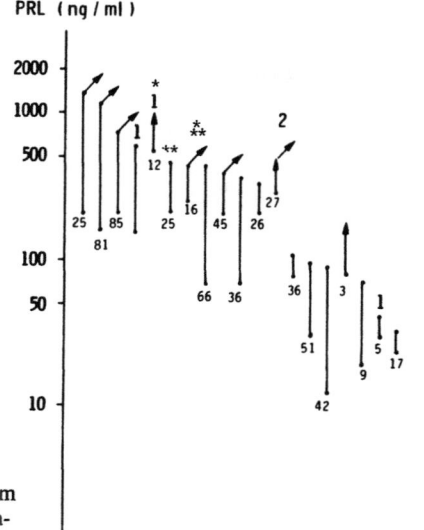

Abb. 8.10. Verhalten der Prolaktinspiegel im Serum im Auslaßversuch der Bromocriptintherapie bei 19 Patienten mit Prolaktinom

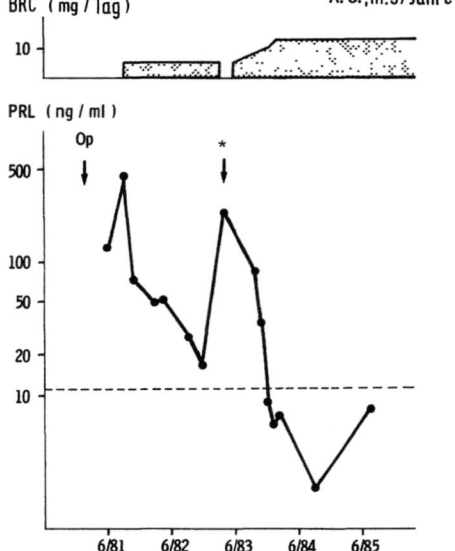

Abb. 8.11. Therapieverlauf bei einem jetzt 37jährigen Patienten mit Makroprolaktinom. Der Patient setzt selbsttätig die Bromocriptintherapie ab, rasch einsetzende Lokalsymptome führen zur Wiedervorstellung in der endokrinologischen Sprechstunde. Computertomographisch ist der Tumornachweis eindeutig. Unter höher dosierter Bromocriptintherapie jetzt unauffälliger weiterer Verlauf. *CT: Tumorgewebe, zunehmende Kopfschmerzen

Abbildung 8.11 zeigt eindrücklich, wie eigenmächtiges Weglassen von Bromocriptin zum Tumorrezidiv eines Makroprolaktinoms führte.

Gelegentlich günstige Einzelverläufe mit Vollremission nach längerer oraler Therapie bleiben Ausnahmefälle (Liuzzi et al. 1985). Für den Patienten, der sich nur unzuverlässig auf die Notwendigkeit der oralen Langzeitbehandlung einzustellen vermag, einschließlich der regelmäßigen Kontrollen von Blutwerten und

Gesichtsfeld in 3- bis 6monatigen Abständen, bedeutet die vorherige Operation zumindest eine gewisse Prävention lokaler Komplikationen, falls er sich der weiteren Therapie und Kontrolle irgendwann einmal entzieht. Deshalb sollte beim Patienten mit Makroprolaktinom, mehr noch als beim Patienten mit Mikroprolaktinom, am Anfang der Therapieplanung die interdisziplinäre Patientenbesprechung stehen, in welcher der Patient über seine Erkrankung und die therapeutischen Alternativen genau aufgeklärt wird.

Literatur

Althoff PH, Schöffling K (1985) Zur medikamentösen Therapie von Hypophysentumoren. Internist 26: 280

Althoff PH, Böttger B, Rosak C, Jungmann E, Neubauer M (1982) Bromocriptin zur Pharmakotherapie endokriner Erkrankungen. Inn Med 8: 189

Beardwell C (1981) Medical treatment of pituitary adenomas. In: Beardwell C, Robertson GL (eds) The pituitary. Butterworth, London, p 140

Bommer J, Ritz E, Pozo E del, Bommer G (1979) Improved sexual function in male haemodialysis patients on bromocriptine. Lancet II: 496

Boyd III AE, Hamilton D, Murray BG, Goldberg D (1984) Medical management of prolactinomas: II. In: Black PM, Zervas NT, Ridgway EC, Martin JB (eds) Secretory tumors of the pituitary gland. Raven, New York, p 65

Calne DB, Horowski R, McDonald RJ, Wuttke W (eds) (1983) Lisuride and other dopamine agonists. Raven, New York

Cecotto C, Leonardi M, Fabris G, Taboga C, Bertolissi F, Nardi F de (1985) Medical and surgical treatment of micro and macroprolactinomas: seven years follow-up of 65 cases. In: Auer LM, Leb G, Tscherne G, Urdl W, Walter GF (eds) Prolactinomas. An Interdisciplinary Approach. de Gruyter, Berlin New York, pp 365–369

Dubocovich ML, Weiner N (1985) Pharmacological differences between the D-2 autoreceptor and the D-1 dopamine receptor in rabbit retina J Pharmacol Exp Ther 233: 747

Faglia G, Spada A, Moriondo P, Giannattasio G, Elli R, Scaperrotta RC, Nissim (1985) Dopamine and prolactinomas. In: Auer LM, Leb G, Tscherne G, Urdl W, Walter GF (eds) Prolactinomas. de Gruyter, Berlin New York, p 123

Fahlbusch R, Buchfelder M (1985) Transsphenoidal operations for prolactinomas. In: Auer LM, Leb G, Tscherne G, Urdl W, Walter GF (eds) Prolactinomas. de Gruyter, Berlin New York, p 209

Flückiger E (1984) Dopamine receptors and dopaminomimetic drugs, present status and future development. In: Lamberts SWJ, Tilders FJH, van der Veen EA, Assies J (eds) Trends in diagnosis and treatment of pituitary adenomas. Free University Press Amsterdam, p 69

Flückiger E (1985) Actions of dopamine receptor agonists at the pituitary level. In: Auer LM, Leb G, Tscherne G, Urdl W, Walter GF (eds) Prolactinomas. de Gruyter, Berlin New York, p 115

Flückiger E, Müller EE, Thorner MO (eds) (1985) The dopaminergic system. Sandoz, Basel

Franks S, Jacobs (1983) Hyperprolactinemia. Clin Endocrinol Metab 12: 641

Franks S, Horrocks PM, Lynch SS, Butt WR, London DR (1981) Treatment of hyperprolactinemia with pergolide mesylate. Lancet II: 659

Gräf KJ (1987) Terguride in the treatment of prolactinomas and acromegalic patients. Acta Endocrinol [Suppl] 283: 74

Hildebrandt G, Stracke H, Zierski J, Schatz H, Christophis P (1987) Treatment of pituitary macroadenomas with injectable bromocriptine. Acta endocrinol [Suppl] 283: 75

Jungmann E, Schumm PM, Althoff PH, Schöffling K (1983) Die differentialdiagnostische Abgrenzung der organischen von der funktionellen Hyperprolactinämie mit Hilfe eines Metoclopramid-Kurztestes. Akt Endokr Stoffw 4: 140

Jungmann E, Grützmacher P, Althoff PH, Fassbinder W, Schoeppe W, Schöffling K (1984) Die Wirkung von Metoclopramid auf die Aldosteron- und Prolactinsekretion. Nieren- und Hochdruckkrankheiten 13: 58

Jungmann E, Althoff PH, Schöffling K (1985 a) Differentialdiagnose der Hyperprolaktinämie in der Praxis. Tägl Prax 26: 467

Jungmann E, Althoff PH, Hermann GJ, Schöffling K (1985 b) Evidence for functional impairment of growth hormone secretion in prolactinoma. In: Auer LM, Leb G, Tscherne G, Urdl W, Walter GF (eds) Prolactinomas. de Gruyter, Berlin New York, p 147

Jungmann E, Haak T, Althoff PH, Fassbinder W, Schöffling K (1988) Dopaminergic effects on kidney function and responsiveness of aldosterone, plasma renin activity, prolactin, catecholamines, and blood pressure to stimulation in patients with prolactinoma: Comparison of the efficacy of pergolide and bromocriptine therapy. Arzneim Forsch 38: 296

Klibanski A, Greenspan SL (1986) Increase in bone mass after treatment of hyperprolactinemic amenorrhoe. N Engl J Med 315: 542

Landolt AM (1984) Pathology and natural course of prolactinomas. In: Lamberts SWJ, Tilders FJH, Veen EA van der, Assies J (eds) Trends in diagnosis and treatment of pituitary adenomas. Free University Press, Amsterdam, p 91

Landolt AM (1985) Structure and ultrastructure of prolactinomas. In: Auer LM, Leb G, Tscherne G, Urdl W, Walter GF (eds) Prolactinomas. de Gruyter, Berlin New York, p 3

L'Hermite M, Debusschere P (1982) Potent 48 hours inhibition of prolactin secretion by pergolide in hyperprolactinemic women. Acta endocrinol 101: 481

Liuzzi A, Dallabonzana D, Oppizzi G, Verde GG, Cozzi R, Chiodini P, Luccarelli G (1985) Low doses of dopamine agonists in the long-term treatment of macroprolactinomas. N Engl J Med 313: 656

Lüdecke DK, Herrmann HD, Hörmann C, Desaga U, Saeger W (1983) Comparison of effects of dopamine agonists and microsurgery in GH- and PRL-secreting adenomas. In: Calne DB, Horowski R, McDonald RJ, Wuttke W (eds) Lisuride and other dopamine agonists. Raven, New York, p 271

McLeod RM (1976) Regulation of prolactin secretion. Frontiers in Neuroendocrinology 4: 169

McLeod RM, Judd AM, Schettini G, Cronin MJ, Canonico PL, Yasumoto T, Login IS (1984) Pathophysiology of prolactin secretion and mode of action of dopamine agonists. In: Lamberts SWJ, Tilders FJH, Veen EA van der, Assies J (eds) Trends in diagnosis and treatment of pituitary adenomas. Free University Press, Amsterdam, p 79

Molitch ME, Elton RL, Blackwell RE et al (1985) Bromocriptine as primary therapy for prolactin-secreting macroadenomas: Results of a prospective multicenter study. J Clin Endocrinol Metab 60: 698

Moriondo P, Travaglini P, Nissim M, Conti A, Faglia G (1985) Bromocriptine treatment of microprolactinomas: Evidence of stable prolactin decrease after drug withdrawal. J Clin Endocrinol Metab 60: 764

Neill JD (1980) Neuroendocrine regulation of prolactin secretion. Frontiers in Neuroendocrinology 6: 129

Nillius SJ, Rojanaskul A, Bergh T (1985) Management of prolactinomas in pregnancy. In: Auer LM, Leb G, Tscherne G, Urdl W, Walter GF (eds) Prolactinomas. de Gruyter, Berlin New York, p 373

Raymond JP, Goldstein E, Konopka P, Leleu MF, Merceron RE, Loria Y (1985) Follow-up of children born of bromocriptine-treated mothers. Hormone Res 22: 239

Schatz H (1985) Therapie bei Hyperprolactinämie. Dtsch Med Wochenschr 110: 964

Serri O, Rasio E, Beauregard H, Hardy J, Somma M (1983) Recurrence of hyperprolactinemia after selective transsphenoidal adenomectomy in women with prolactinoma. N Engl J Med 309: 280

Spitz IM (1985) Hyperprolactinemia of undefined etiology. In: Krieger DT, Bardin CW (eds) Current therapy in endocrinology and metabolism. Mosby, St. Louis, p 34

Thorner MO, Flückiger E, Calne DB (1980) Bromocriptine. Raven, New York

Thorner MO (1985) Prolactinoma. In: Krieger DT, Bardin CW (eds) Current therapy in endocrinology and metabolism. Mosby, St. Louis, p 31

Veldhuis JD (1985) Hypopituitarism. In: Krieger DT, Bardin CW (eds) Current therapy in endocrinology and metabolism. Mosby, St. Louis, p 16

Wit W de, Coelingh Benningk HJT, Gerard LJ (1985) Prophylactic bromocriptine treatment during pregnancy of women with macroprolactinomas: report of thirteen pregnancies. In: Auer LM, Leb G, Tscherne G, Urdl W, Walter GF (eds) Prolactinomas. de Gruyter, Berlin New York, p 397

9 Psychotherapie bei Hyperprolaktinämie?

O. Jürgensen

Die Frage der Psychotherapie und deren mögliche Ansatzpunkte wurden in Kap. 6.6 behandelt. Das folgende Kapitel stellt lediglich eine kurze kritische Zusammenfassung dar.

Die Hyperprolaktinämie an sich stellt keine primäre Indikation zur Psychotherapie dar, denn es ist – mit wenigen Ausnahmen – nicht zu erwarten, daß durch Psychotherapie erhöhte Prolaktinspiegel normalisiert werden können. Dagegen kann die gehäufte Psychopathologie im Zusammenhang mit Hyperprolaktinämie durchaus eine Indikation für Psychotherapie oder sogar für psychiatrische Therapie darstellen (s. unten).

Dazu sollen noch einige historische Betrachtungen zu dem Thema angestellt werden:

Das meiste Material dazu findet sich in der Literatur über:

9.1 Scheinschwangerschaft (= Pseudocyesis)

Heute wird postuliert, daß die seit Hippokrates bekannte Scheinschwangersschaft, soweit sie mit Sekretion der Brust und Amenorrhö einherging, weitgehend mit dem *Amenorrhö-Galaktorrhö-Syndrom* identisch ist (Brown u. Barglow 1971; Cohen 1982). Letzteres ist nichts anderes als *eine* mögliche Erscheinungsform von Hyperprolaktinämie bei Frauen (10–30%; s. Kap. 1, S. 23; Kap. 4, S. 100; Kap. 5, S. 125 f.).

Die Scheinschwangerschaft, bei der die phantasierten Schwangerschaftssymptome bis hin zu Wehen und Kindsbewegungen beherrschend waren, ist in unseren nüchternen Industriegesellschaften wie alle hysteriformen Symptome sehr selten geworden (Cohen 1982).

Ältere Arbeiten belegen aber deutlich, daß sich hinter Scheinschwangerschaften keineswegs nur hysterische oder neurotische Symptome (Jacobson 1950; Deutsch 1952) verbergen, sondern psychiatrische Störungen erheblichen Ausmaßes (Bressler u. Nyhus 1958; Greaves et al. 1960; Barglow 1964; Aruffo 1971) und oft paranoide Psychosen (Lerner 1967).

Die von den oben genannten Autoren beschriebenen Patientinnen waren ausnahmslos in psychiatrischer, 3 weitere in psychoanalytischer Therapie (Briehl u. Kulka 1935; Abram 1969; Aruffo 1971). Die meisten dieser Mitteilungen stammen aus der Zeit *vor* der Ära des Radioimmunoassays für Prolaktin.

Die psychiatrischen Details der Erkrankung wurden für die einzelnen Patientinnen genau beschrieben. Die endokrinen Symptome wurden teilweise als „Erhöhung des laktogenen Hormons" – so Fried et al. (1951) – richtig gedeutet (vgl. auch Brown u. Barglow 1971).

Yen et al., beschrieben 1976 eine 16jährige Patientin mit Scheinschwangerschaft von 38 Wochen Dauer. Luteinisierendes Hormon und Prolaktin waren deutlich erhöht. Als dem Mädchen die Diagnose mitgeteilt wurde, seien beide Hormone innerhalb kürzester Zeit auf Normwerte gesunken.

Hier liegt also ein dokumentierter Fall einer psychotherapeutischen Heilung einer Hyperprolaktinämie vor. Man kann daraus schließen, daß es sich um eine funktionelle, flüchtige, jedenfalls nichtfixierte Hyperprolaktinämie gehandelt haben muß, keinesfalls um ein Prolaktinom (vgl. 4.6.3).

Ein sehr ausführlicher Therapiebericht stammt von Lerner et al. 1967: Eine 35jährige (Gravida VI – Para VI; alle Kinder hatten verschiedene Väter; sie selbst war ein Heimkind) entwickelte nach dem Bruch mit ihrem letzten Liebhaber eine akute Scheinschwangerschaft und ein psychotisches Wahnsystem, in welchem Gott sie für alle ihre Sünden anklagte. Die schwangerschaftserfahrene Patientin glaubte, sie sei schwanger oder aber in der Menopause.

In einem ausführlichen Therapiebericht wird dargestellt, wie die Symptome während monatelanger Psychotherapie in einer geschlossenen Abteilung nach anfänglicher regressiv-infantiler Exazerbation langsam verschwanden. Endokrine Parameter wurden nicht bestimmt.

Cramer beschrieb 1971 eine 15jährige Puertorikanerin, die in einer akuten Psychose einen Suizidversuch unternahm. Die nachfolgende Therapie mit Chlorpromazin (vgl. 3.4.4) führte zu exzessiver Galaktorrhö (Hyperprolaktinämie) mit sexuell äußerst provokativem Verhalten. Das Absetzen von Chlorpromazin hatte das Abklingen der sexuellen Phantasien und Provokationen zur Folge.

Briehl u. Kulka beschrieben 1935 unter dem Titel „Lactation in a Virgin" einen nach heutigen Erkenntnissen in seiner diagnostischen Verkennung geradezu grotesk anmutenden Fall einer Analyse bei einer 33jährigen Missionarin:

Die Diagnose lautetete: „hysterische Blindheit mit Skoptophilie".

Seit ihrer Kindheit hatte die Patientin den zwanghaften Drang, anderen auf die Genitalien zu sehen, auch Toten ...

Während der Analyse weiteten sich ihre grausamen Zwangsphantasien aus: sie wollte alle Männer, einschließlich Analytiker und Vater, brutal kastrieren und sich deren Penisse umbinden oder essen. Sie schnitt sich mit einer Schere die Verbindung zwischen ihren beiden Hymenalöffnungen auf, um sich einen Penis inkorporieren zu können. Real hatte sie bis auf einen versuchten Kuß und eine versuchte Umarmung nie sexuelle Kontakte. Sie hatte seit ihrer Pubertät an Sehstörungen und Gesichtsfeldausfällen gelitten. Während der Analyse entwickelte sie eine doppelseitige starke Galaktorrhö, die sie psychisch bis zur Ekstase besetzte: sie hatte nun nicht nur *einen* Penis, sondern 2 und phantasierte, aus ihren Brüsten käme Samenflüssigkeit.

Ihr Analytiker ließ sie körperlich untersuchen: die Laboranalyse bestätigte, daß es sich bei dem Sekret aus der Brust um Milch handelte. Wiederum wurde ein doppelseitige Gesichtsfeldeinschränkung diagnostiziert. Das Röntgenbild der Sella war normal. Niemand konnte 1935 mit diesen Symptomen etwas anfangen.

Nach heutigem Wissen hatte die Patientin eine paranoide Psychoe *und* ein Prolaktinom, eine Kombination, von der wir heute wissen, daß sie nicht selten ist (s. unten und Gangbar u. Swinson 1983). Es ist unwahrscheinlich, daß sie bei einer in der damaligen Zeit entschuldbaren Verkennung des Krankheitsbildes je geheilt wurde.

Der Fall ist so eindrucksvoll, weil er belegt, wie sich im Laufe von über 50 Jahren „psychische" Symptome als organisch auflösen. So mag man darin auch für unsere Zeit eine Demonstration dafür sehen, wie Nicht-wissen immer leicht mit psychogen gleichgesetzt wird ...

Ein weiterer Fall von Galaktorrhö während der Psychoanalyse einer jungen präpsychotischen Studentin wurde 1971 von Aruffo geschildert. Die Phantasien hinsichtlich der Laktation waren denen des Falles von Briehl u. Kulka (s. oben) nicht unähnlich:

Die laktierende Brust wurde von der sonst sehr gehemmten Patientin im psychischen Bereich überbesetzt als das Wertvollste, das sie besaß. Die Patientin wurde am Ende der Analyse manifest psychotisch.

Ein 3. Analysefall wurde 1960 von Abram mitgeteilt:

Eine verheiratete Künstlerin entwickelte in ihrer 2. Analyse eine erotische Übertragung auf den Analytiker und eine kurz andauernde Scheinschwangerschaft mit Sekretion aus der Brust. In der Endphase der Analyse kam es dagegen zur echten Schwangerschaft und Geburt eines Sohnes.

Diese kurzen Skizzen von Therapieberichten bei Pseudocyesis oder Galaktorrhö aus der älteren Literatur mögen belegen, daß Psychotherapien möglich sind, wenn es sich nicht um fixierte Hyperprolaktinämien handelt.

Andererseits belegen diese älteren Arbeiten noch mehr, welch schwere psychiatrisch ausnahmslos behandlungsbedürftige Störungen sich im Symptom der Scheinschwangerschaft verbargen.

So beschreibt u. a. Barglow (1964) 152 Fälle von Scheinschwangerschaften, die u. a. nach Sterilisation auftraten, Wiedergutmachungsphantasien darstellten oder im Sinne von „Phantomgliedern" - wie nach Amputationen - verstanden wurden. Gleichsinnig ist auch der Fall von Greaves et al. (1960) zu verstehen.

Eine 27jährige (Gravida II – Para I) entwickelte nach einer wegen Eklampsie erfolgten Totaloperation im 4. Monat eine Scheinschwangerschaft mit psychotischem Wahn. Die Schwangerschaft, die sie durch die Eklampsie und Totaloperation verloren hatte, hatte sie gegen den Ehemann und Rat der Ärzte ertrotzt. Wegen eines schweren Diabetes und Komplikationen in der ersten Schwangerschaft hatte man ihr von weiteren Kindern abgeraten. Sie mußte auf einer psychiatrischen Abteilung behandelt werden.

An der Notwendigkeit der Therapie solcher schwergestörter Patientinnen besteht kein Zweifel. Die Therapie muß aber in erster Linie auf die Linderung und Heilung des psychiatrischen Leidens gerichtet sein. Die Normalisierung des PRL unter Psychotherapie mag bei einigen Fällen von Pseudocyesis mit vorübergehender Laktation und PRL-Erhöhung vorgekommen sein. Bei fixiert hohem Prolaktin oder gar Prolaktinomen dürfte eine Normalisierung von Prolaktin durch Psychotherapie allein ausgeschlossen sein (Gangbar u. Swinson 1983).

In der Beschreibung der schweren Psychopathologie stimmen die alten Arbeiten über Pseudocyesis mit den Ergebnissen unserer eigenen Untersuchungen aus den Jahren 1982-1986 überein. (27 Frauen, 11 Männer, s. Jürgensen u. Bardé 1982, 1983, 1985; s. auch 6.5). Erstaunlicherweise nahm von diesen insgesamt 38 Patienten mit vorwiegend depressiven und Borderlinestörungen nur eine ein Psychotherapieangebot an, und zwar erst mehrere Jahre nach einem Suizidversuch in einer erneuten Krise (Kap. 6, S. 159). Die Patientin braucht jedoch weiter die gleiche Dosis Pravidel.

Die Normalisierung erhöhter PRL-Werte unter Psychotherapie ist m. E. aus neuerer Zeit nur von Richter (1980) beschrieben. Andererseits ist häufig damit zu rechnen, daß sich unter den wegen funktioneller Sterilität psychotherapierten Patienten auch solche mit Hyperprolaktinämie befinden (Auhagen-Stephanos 1982).

9.2 Impotenz und Psychotherapie bei Hyperprolaktinämie

Psychotherapie bei Hyperprolaktinämie sei noch in einem anderen Zusammenhang erwähnt: Schwartz et al. untersuchten 1982 136 Männer mit erektiler Dysfunktion, 11 davon hatten ein Prolaktinom. Nach 2 Wochen Psychotherapie sei die Potenz wesentlich gebessert gewesen, jedoch erst unter Bromocriptin voll wiederhergestellt (vgl. Kap. 6, S. 141 f.).

Bancroft et al. beschreiben 1984 einen Doppelblindversuch von Psychotherapie und Bromocriptin bei einem impotenten Patienten mit Hyperprolaktinämie. Auch sie beobachteten eine Besserung der Potenz unter Psychotherapie. Die volle Herstellung der Potenz war aber erst mit Bromocriptin möglich (vgl. Kap. 6, Tabelle 2).

9.3 Therapie von Depressivität und Dysphorie bei Hyperprolaktinämie

Obwohl viele Untersucher darin übereinstimmen, daß die Hyperprolaktinämie bei Männern und Frauen mit erhöhter Verstimmung, Angst und Depressivität einhergeht (vgl. 6.2), scheint es außerhalb der oben zitierten Literatur über Scheinschwangerschaften (Pseudocyesis) keine ausgedehnten Erfahrungen mit Psychotherapie zu geben.

Jedoch berichten viele Autoren über eine deutliche Besserung der Depressivität unter Bromocriptin (Zacur et al. 1976; Fioretti et al. 1978; Müller et al. 1979; Buckmann u. Kellner 1985; vgl. auch Kap. 6, Tabelle 6.1).

Teohar et al. untersuchten 1981 an 130 Frauen und 45 Männern mit neurotischen und endogenen Depressionen die Wirkung von Imipramin (Tofranil) und Bromocriptin.

Bei den endogenen Depressionen war Imipramin überlegen, bei den neurotischen Depressionen angeblich Bromocriptin.

Unsere eigenen Patienten (vgl. 6.5) standen während der psychologischen Untersuchungen seit Jahren unter Bromocriptin. Wir hatten nicht den Eindruck, daß die primär depressive oder psychotische Struktur dieser Patienten von der Medikation beeinflußt oder gebessert wurde. Bromocriptin schien höchstens körperliche Symptome wie Amenorrhö, Ödemneigung oder Libidostörungen günstig zu beeinflussen. An der depressiven Grundstimmung änderte sich durch Bromocriptin nichts. Gleichsinnig schilderten Gangbar u. Swinson (1983) 4 eindrucksvolle Kasuistiken: 2 Frauen mit Schizophrenie und 2 Frauen mit unipolarer Depression hatten gleichzeitig eine Hyperprolaktinämie bzw. Prolaktinome. Die adäquate, teilweise chirurgische Therapie der endokrinen Erkrankung beeinflußte den malignen Verlauf der Psychosen überhaupt nicht.

9.4 Psychosen unter Bromocriptintherapie (vgl. Kap. 6, S. 162)

In diesem Zusammenhang sei noch einmal abschließend auf die bereits von Jungmann in diesem Buch erwähnte Tatsache hingewiesen, daß unter Bromocriptin Psychosen entstehen können (s. Kap. 8, S. 199).

So beschrieben Turner et al. 1984 8 Fälle von Psychosen bei ca. 600 Bromocriptinbehandlungen wegen Hyperprolaktinämie; 3 der 8 Patienten hatten eine Akromegalie. Insgesamt wurden 6 Frauen und 2 Männer psychotisch. Die psychiatrischen Diagnosen lauteten: 6mal Schizophrenie und 2mal Hypomanie (beide waren Männer). Die Patienten waren z.T. vorher nicht psychiatrisch auffällig gewesen.

Weitere Einzelfälle paranoider Psychosen unter Bromocriptin beschreiben Vlissides et al. 1978, Johnson 1981, Le Feuvre et al. 1982, Cabeza et al. 1984 und Robbins et al. 1984.

Brown u. Barglow deuteten 1971 die Hyperprolaktinämie als Folge der Verarmung des ZNS an Neurotransmittern infolge einer depressiven Erkrankung.

Das Modell dazu ist die vielzitierte Reserpinpsychose: Resperin bewirkt eine Verarmung an Katecholaminen und einen Anstieg von Prolaktin (Caroll 1978; Lingjaerde 1983; Schildkraut 1972).

Die Fälle von Bromocriptinpsychose scheinen die Theorie zu unterstützen, daß einige Formen von Schizophrenie gut auf Dopaminhemmer ansprechen. Das heißt, der dopaminerge Tonus *kann* bei dieser Krankheit erhöht sein (Turner et al. 1984) und durch Dopaminagonisten wie Bromocriptin weiter erhöht werden (vgl. dazu auch Kap. 8, S. 192).

Andererseits werden weder bei Schizophrenien noch bei endogenen Depressionen mit unipolarem oder bipolaren Verlauf nennenswerte Prolaktinerhöhungen oder andere hypothalamisch-hypophysäre Störungen gefunden, bis auf die häufige Aufhebung zirkadianer Rhythmen (Meltzer 1981; Lingjaerde 1983)[1].

Daraus läßt sich schließen, daß in der Regel mesolimbische dopaminerge Neuronen, die bei der Genese von Psychosen beteiligt sein könnten, und tuberoinfundibuläre dopaminerge Neuronen, die für die Störungen der Prolaktinsekretion verantwortlich sind, voneinander unabhängige Systeme darstellen (de la Fuente u. Rosenbaum 1981; Horrobin 1979, 1980; Frantz et al. 1972)

9.5 Zusammenfassung

1. Psychotherapie bei Hyperprolaktinämie kann wegen der begleitenden psychischen Störungen indiziert sein. Eine Normalisierung von Prolaktin durch Psychotherapie kann dagegen nicht erwartet werden. Psychotherapie ersetzt auf keinen Fall die Therapie mit Dopaminagonisten oder die chirurgische Entfernung eines Prolaktinoms.
2. Die mit dem heutigen *Amenorrhö-Galaktorrhö-Syndrom* weitgehend identische *Scheinschwangerschaft* war oder ist mit psychiatrischer oder Psychotherapie

---

[1] Mendelwicz J (1987) Chronobiology, sleep and hormones in depressive disorders. In: Halbreich U (ed) Hormones and depression. Raven Press, New York

u. U. heilbar. Dabei muß die Hyperprolaktinämie als passager angesehen werden.
3. Bei der durch Hyperprolaktinämie bedingten *Impotenz* scheint die Therapie mit Bromocriptin der Psychotherapie überlegen zu sein (vgl. Kap. 6). Eine Begleitpsychotherapie kann aber die primär oder sekundär gestörte Interaktion zwischen den Partnern aufdecken.
4. Die begleitende *Depressivität und Dysphorie* bei unbehandelter Hyperprolaktinämie soll eher durch Bromocriptin als durch Psychotherapie gebessert werden. Nach eigenen und anderen Erfahrungen bleiben aber die *strukturell* verankerten Störungen bestehen.
5. Bromocriptin kann andererseits in schätzungsweise 0,1% oder weniger der behandelten Fälle zu paranoiden Psychosen führen. Das kann auch für Patienten ohne psychiatrische Vorgeschichte gelten.

Literatur

Abram HS (1969) Pseudocyesis, followed by true pregnancy in the termination phase of an analysis. Br Med J Psychol 42: 255–262

Aruffo R (1971) Lactation as a denial of separation. Psychoanal Q 40: 100–122

Auhagen-Stephanos U (1982) Kasuistischer Beitrag zur Diskussion psychosomatischer Zusammenhänge bei Hyperprolaktinämie. Gynäkologe 15: 198

Bancroft J, O'Carroll R, Mc Neilly A, Shaw RW (1984) The effects of bromocriptine on the sexual behaviour of hyperprolactinemic man: A controlled case study. Clin Endocrinol 21: 131–137

Barglow P (1964) Pseudocyesis and psychiatric sequelae of sterilisation. Arch Gen Psychiatry 11: 571–580

Benedek T (1952) Psychosexual functions in women. Studies in psychosomatic medicine. Ronald, New York, pp 93, 341, 414

Bressler B, Nyhus P (1958) Pregnancy fantasies in psychosomatic illness and symptom formation. Psychosom Med 20: 187–202

Briehl W, Kulka E (1935) Lactation in a virgin. Psychoanal Q 4: 484–512

Brown E, Barglow P (1971) Pseudocyesis - a paradigm for psychophysiological interactions. Arch Gen Psychiatry 24: 221–229

Buckmann MT, Kellner R (1985) Reduction of distress in hyperprolactinemia with bromocriptine. Am J Psychiatry 142: 242–244

Gabeza GA, Flores LF, Iniguez JE, Galvago ZE, Valengia PF (1984) Acute psychosis secondary to bromocriptine treatment in a patient with prolactinoma. Rev Invest Clin 36/2: 147–149

Carroll BJ (1978) Neuroendocrine function in psychiatric disorders. In: Lipton MA, Di Mascio A, Killian KF (eds) Psychopharmacology: A generation of progress. Raven, New York

Cohen L (1982) A current perspective of pseudocyesis. Am J Psychiatry 139/9: 1140–1144

Cramer B (1971) Delusion of pregnancy in a girl with drug-induced lactation. Am J Psychiatry 127: 960–963

Deutsch H (1954) Die Psychologie der Frau. Klett, Stuttgart

Fioretti P, Corsini U, Muru S, Medda F, Romagnino S, Genazzani AR (1978) Psychoneuroendocrinological effects of 2-alpha-Bromo-Ergocriptine therapy in cases of hyperprolactinemic amenorrhea. In: Carenza L, Pancheri P, Zichella L (eds) Clinical psychoendocrinology in reproduction. Academic Press, London

Frantz AG (1978) Prolactin. New Engl J Med 298/4: 201–207

Frantz AG, Kleinberg D, Noel GL (1972) Studies on prolactin in man. Horm Res 28: 527–590

Fried PH, Rackoff AE, Schopbach RR (1951) Pseudocyesis, a psychosomatic study in gynecology. JAMA 145: 1329–1334

Fuente JR de la, Rosenbaum AH (1981) Prolactin in psychiatry. Am J Psychiatry 138: 1154–1160

Gangbar R, Swinson RP (1983) Hyperprolactinemia and psychiatric illness. Am J Psychiatry 140/6: 790-791

Greaves DC, Green P, West LJ (1960) Psychodynamic and psychophsiological aspects in pseudocyesis. Psychosom Med 22: 24-31

Horrobin DF (1979) Prolactin: Role in health and disease. Drugs 17: 409-417

Horrobin DF (1980) Prolactin 8. Eden Medical Research. St. Albans VT

Jacobson E (1950) Psychoanalytic study of the child, vol 5. Int Univ Press, New York, p 140

Johnson JM (1981) Treated mania, exacerbated by bromocriptine. Am J Psychiatry 138/7: 980-982

Jürgensen O, Bardé B (1982) Zur Psychodynamik der Hyperprolaktinämie. Gynäkologe 15: 190-197

Jürgensen O, Bardé B (1983) Psychodynamic findings in women with elevated prolactin. Results of psychoanalytic studies. In: Dennerstein L, Senarclens M (eds) The young woman. Psychosomatic aspects of obstetrics and gynecology. Excerpta Medica, Amsterdam Oxford Princeton, pp 138-148

Jürgensen O, Bardé B (1985) Psychosomatic findings in patients with elevated prolactin. In: Auer LM, Leb G, Tscherne G, Urdl W, Walter GF (eds) Prolactinomas, an interdisciplinary approach. de Gruyter, Berlin New York, pp 425-429

Le Feuvre CM, Isaacs AJ, Frank OS (1982) Bromocriptine-induced psychosis in acromegaly. Br Med J 285: 1315

Lerner B, Raskin E, Davis B (1967) On the need to be pregnant. Int J Psychoanal 48: 288-297

Linjaerde O (1983) The biochemistry of depression. Acta Psychiatr Scand [Suppl] 302: 36-51

Meltzer H (1981) Prolactin and psychiatry (editorial). Am J Psychiatry 138: 1203-1206

Müller P, Musch K, Wolf AS (1979) Prolactin, variables of personality and secual behaviour. In: Zichella L, Pancheri P (eds) Psychoneuroendocrinology of reproduction. Elsevier, Amsterdam New York Oxford, pp 359-379

Richter D (1980) Psychosomatisch und endokrinologisch orientierte Diagnostik und Therapie der Sekundären-Amenorrhoe-Syndrome. Behandlungsergebnisse von 100 Amenorrhoe-Patientinnen. Habilitationsschrift, Albert-Ludwigs-Universität Freiburg i Br

Robbins RJ, Kern PA, Thompson TL (1984) Interaction between thioridazin and bromocriptine in a patient with a prolactin-secreting pituitary adenoma. Am J Med 76: 821-923

Schildkraut JJ (1972) The catecholamine hypothesis of affective disorders, a review of supporting evidence. Am J Psychiatry 122: 509-522

Schwartz MF, Baumann JE, Masters WH (1982) Hyperprolactinemic and sexual disorders in men. Biol Psychiatry 17/8: 861-876

Theohar C, Fischer-Cornellsen K, Akeson HO et al (1981) Bromocriptine as antidepressant: Double blind comparative study with imipramine in psychogenic and endogenous depression. Curr Ther Res 30: 830-842

Turner TH, Cookson JC, Wass JA, Drury PL, Price PA, Besser GM (1984) Psychotic reactions during treatment of pituitary tumours with dopamine-agonists. Br Med J 289: 1101-1103

Vlissides DN, Gill D, Castelow J (1978) Bromocriptine-induced mania? Br Med J 1: 510

Yen SSC, Rebar RW, Quesenberry W (1976) Pituitary function in pseudocyesis. J Clin Endocrinol Metab 43: 133-143

Zacur HA, Chapanis NP, Lake CR, Ziegler M, Tyson JE (1976) Galactorrhea-amenorrhea: Psychological interaction with neuroendocrine function. Am J Obstet 125/6: 859-862

Sachverzeichnis

Abortrate 128
Abstillen 130
Abwehrstruktur 156
ACTH 36, 40
ACTH-Zelladenome 32
-, hochdifferenzierte 33
ACTH-Zellen 49
Adenektomie, transnasale Operationstechnik 178
Adenohypophyse, paraadenomatöse 49
Adenome, azidophile 33, 35
-, -, undifferenzierte 32, 33, 39, 46
-, chromophobe 33, 34, 37, 39, 46, 51
-, -, großzellige 32, 33, 34, 37, 39, 46
-, -, kleinzellige 33, 39, 40, 46
-, hormoninaktive 80
-, hypophysäre, nichtfunktionelle 84
-, Hypophysen- 69
-, Mikro- 69
-, mukoidzellige 33, 46
-, Nullzell- 33
-, onkozytäre 32, 33, 40, 43, 46
-, plurihormonale 33
Adenylatzyklase 192, 193
Adipositas 111
adoleszente Regression 144
Agalaktie, puerperale 66
Akne 94, 110
Akromegalie 37, 43, 96, 199
Alkohol 68, 198
Alkoholiker, chronische 72, 73
Alpha, 5-, Reduktase 104
α-Methyl-Dopa 21
α-Subunit 43
Amenorrhö, hyperlaktinämische 72, 74, 99, 134
Amenorrhö-Galaktorrhö-Syndrom 79, 210
Amnionflüssigkeit 85
Amyloidablagerungen 37, 39, 40
Angst 136, 138, 150
Anorexia nervosa 72
anovalutorischer Zyklus 127
Anovulation 128
-, postpartale 5
Anpassungssyndrom, allgemeines 145
Antidepressiva 91
Antiemetika 91
Antihistaminika 91

Antihyperkinetika 69
Antihypertensiva 91
Antikonzeptiva 12, 19
Antikörper, monoklonale 62
-, polyklonale 63
Apomorphin 10
Argininfusionstest 78
Arginin-Vasopressin-Sekretion (AVP) 66
Argonz-Ahumada-del-Castilla-Syndrom 100
Arterialisierung des hypophysären Portalgefäßsystems 20
Arteriographie 175
Aufholwachstum 196
Augenbefund 172
azidophile Zellen 27
Azoospermie 71, 76

Basiskonflikt 155, 157
Basiskonfliktdynamik 158
Bedeutung des Kinderwunsches 157
Begleithyperprolaktinämie 20f., 31, 45f., 48, 50, 96f., 112, 197
Benserazid 79
Benzamide 21
Bestrahlungsbehandlung 206
β-Endorphin 24
Beziehungskonstellation, maligne symbiotische 157
Bezugspersonen, Verlust 153
big hPRL 4
big-big Prolaktin 62
Bioassay 60
-, in-vivo- 61
-, Nb2 rat lymphoma cell- 61
Blockade, Foramen-Monroi 19
Blutungen in die Hypophyse 46
-, intrazerebrale 183
Bromocriptin (Pravidel) 10, 45, 186f.
-, Plasmaspiegel 188
-, Psychosen unter 214
Bromocriptindepotpräparate 201
Bromocriptinhemmtest 82
Bronchialtumoren 97
Brustdrüsen 50, 61
Brustdrüsenkulturtest 61
Brustdrüsentest 60
Bruststimulation 64
Brustsymptom 143

Brustwanderkrankungen 94
Brustwarzenstimulation 66, 74

Cabergolin 83
cAMP-Bildung 193
Carbidopa 79
Carbi-Dopa-L-Dopa-Test 114
Chiari-Frommel-Syndrom 100
Chiasma-Syndrom 183
chirurgische Therapie, Komplikationen 182
– –, psychologische Auswirkungen 144
Chlorpromazin 77
chromophobe Adenome 33, 34, 37, 39, 46, 51
– –, großzellige 32, 33, 34, 37, 39, 46
– –, kleinzellige 33, 39, 40, 46
Cimetidin (Tagamet) 78
Cimetidinprovokationstest 82
Cimetidintest 78
Clomiphen 71
Co-Dergocrin 192
Computertomographie 119, 172
–, koronare Schichtführung 174
coping 149
corpus luteum 61
Corpus-luteum-Insuffizienz 6, 126
C-terminaler Anteil des GnRH-assoziierten Peptids 11
Cushing-Syndrom 97

DA_2-Rezeptoren 192
Daten, mentale 160
Depression 134, 136, 137, 150, 151, 154, 158, 159
–, Therapie 213
Dezidua 85
Dezidualzellen 85
DHEAS, Erhöhung 23, 129
Diabetes insipidus postoperativer 202
Diagnostik, Hormon- 59f., 171
–, neuroradiologische 174
–, tiefenpsychologische 157
diagnostische Maßnahmen 112f.
Differentialdiagnose 113
– der Hypophysenadenome 39
Dihydroergocristin 83
Dihydrotestosteron (DHT) 104
diurnale Variation v. PRL 14, 65
Dogmatil (Sulpirid) 76, 77
Domperidon (Motilium) 78
Domperidonprovokationstest 78
Dopacarboxylasehemmer 79
Dopamin 10, 31, 79, 80, 192
Dopaminagonisten 31, 43, 69, 192
–, Therapie 45
–, Vorbehandlung 181
Dopaminantagonisten 69, 73, 75
Dopaminrezeptorblocker 94
Dopaminrezeptoren 186

Doppelbilder 107, 183
Dyspareunie 109, 205

Ehekonflikte 150
EIA 60
ejaculatio praecox 105
ektopische Prolaktinome 59, 84, 97
ektopische PRL-Produktion 7, 91
ELISA (IEMA) 60
Empty-Sella-Syndrom 46, 48, 176, 177, 197
endokrine Befunde bei Hyperprolaktinämie 101
endokrinologisch-kognitiver Ansatz 139, 162
Endokrinopathien, TRH-Test 71
Endometriumkarzinom 85
Entstehung, Prolaktinome 19
Entwicklungs- und Reifungskrisen 153
Enzephalitis 46
Epidemiologie, Prolaktinome 19
epidemiologische Gründe 109
erektile Dysfunktion 105, 141
erektive Impotenz 141, 142
Ergotalkaloide 69
– mit prolaktinhemmender Wirkung, Strukturformeln 81
Essen, PRL-Anstieg bei 64
Exozytosen 39

Feindseligkeit 136–138
Fertilitätsprobleme 84
Fetalzeit 29
Feuchtigkeit, Einfluß auf PRL 69
FIA 60
Fibrosierung 45, 82
Flüssigkeitsmenge 68
Follikelphase 62, 64, 65, 73
Foramen-Monroi-Blockade 19
Forbes-Albright-Syndrom 100
Frühaborte 85
FSH in Adenomen 36
funktionelle Hyperprolaktinämie 114, 193, 198, 206
Funktionstests 59

Galaktopoese 5
Galaktorrhö 67, 72, 75, 81, 110, 125, 143, 205
– während der Psychoanalyse 212
γ-Aminobuttersäure (GABA) 11
GAP (GnRH-assoziiertes Peptid) 10
–, C-terminaler Anteil 11
gastrointestinale Beschwerden 73, 78
Gastroskopie 148
Geburt 66, 67
Gelbkörperinsuffizienz 6, 126
Gene, PRL 7
Geschichte der Operationstechnik 177
geschlechtsspezifische Differenzen 138
geschlechtsreife Phase 68

Sachverzeichnis

Gesichtsfelddefekte 109, 196
Gestationsalter, PRL in Abhängigkeit vom 66
GHRH (Releasinghormon für Wachstumshormon) 21
Gießen-Test 136
Glukokortikoide 201
GnRH-assoziiertes Peptid (s. GAP)
Golgi-Felder 39
gonadotrope Achse 108
Gonadotropine 40, 43
Gonadotropinzelladenome 33
Granulierung in Hypophysenadenomen 39
Gravidität (s. Schwangerschaft)
Gynäkomastie 50, 72, 101, 110

Hämodialysepatienten 149
Haloperidol 21
HCG-Applikation 103
Hemmung der PRL-Freisetzung 10
Herpes zoster 91
Hirsutismus 22, 94, 110
Histiozytosis X 46
Hormondiagnostik 171
Hormone 91
-, Vielzweck- 3
-, Wachstums- 3, 4
hormoninaktive Adenome 80
Hormonkontrollen, perioperative 180
hPRL 5
-, „big"- 4, 62
-, Plasmahalbwertzeit 7
-, Sekretionsrate 7
hPRL-Spiegel, Frau 12
-, Mann 12
Hyophysitis 46
hyperprolaktinämische Amenorrhö 134
Hypernephrome 97
Hyperparathyreoidismus 98
Hyperplasie von Prolaktinzellen 31, 49
-, physiologische 29
Hyperprolaktinämie 12 ff.
-, Begleit- 20, 31, 46 s. auch Begleithyperprolaktinämie
-, endokrine Befunde 101
- bei der Frau 123
-, funktionelle 84, 114, 193, 198, 206
-, -, Ursache 117
-, Häufigkeit 98
-, idiopathische 62, 84, 198
-, klinische Symptomatik 22, 23
- beim Mann 90, 105, 138
-, medikamentös induzierte 21
-, persistierende 84
-, Phenothianzin induzierte 71, 76, 77
-, PIF-Mangel- 193
-, praktisches Vorgehen bei der Abklärung 118

-, primäre 31, 45
-, psychosomatische Krankheit 150, 154–156
-, sekundäre 31
-, urämische 95
-, Verarbeitung 144
Hyperprolaktinämie/Hypophysentumor, Unterscheidung 83
Hyperprolaktinämie-Syndrom 90, 100, 109
- bei der Frau 109
- bei Männern 90, 105
hyperproläktinämischer Hypogonadismus 23
Hyperspezifität für mononukleare AK 62
Hyperthyreose 73
Hypogonadismus 50, 72, 90, 201
-, hyperproläktinämischer 23
-, hypogonadotroper 71
hypophysäre Partialfunktionen, Funktionsüberprüfung 102
- Tumoren, Metoclopramid 74
- -, TRH-Test 72
hypophysäres Portalgefäßsystem, Arterialisierung 20
Hypophyse, PRL-Konzentration 7
-, Tumoren 83
Hypophysenadenom 59, 69
-, Differentialdiagnose 39
-, Klassifikation 32
Hypophysenapoplexie 107
Hypophysenfunktion 197
Hypophysenhormone 199
Hypophysenstiel, Durchtrennung 46
Hypophysenunterfunktion 183
Hypophysenvorderlappenausfälle 106
Hypophysenvorderlappeninsuffizienz 107
Hypophysenzellen 82
Hypophysitis 93
Hypopituitarismus 77
Hypoplasie der PRL-Zellen 31, 49
Hypoprolaktinämie 14, 200
Hypoöstrogenämie 109
Hypotension 198
hypothalamisch-hypophysäre Einheit 8, 9
Hypothalamus, Tumoren 84
Hypothyreose 22, 72, 73, 95, 96, 197, 201

Ich-Funktionen 156, 157
idiopathische Hyperprolaktinämie 62, 198
IEMA (ELISA) 60
IFMA 60
ILMA 60
Immunhistologie 39
Immunoassay 60
-, kompetitiver 63
-, kooperativer oligoklonale 63
immunologische Bestimmung 62
immunometrische Methode 60, 63

Impotenz 76, 104, 105
-, erektive 141, 142
- und Psychotherapie 213
Impotenzrate 104
Indikationsstellung zur Operation 172
Infertilität 205
- bei Männern 76
Insulinantagonismus 6
Insulinhypoglykämietest 79
Interventionen, psychotherapeutische 162
intrazerebrale Blutung 183
Introjekte, maligne 157
IRMA 60
Ischämie 107

Kallmann-Syndrom 71
Kalzium-Calmodulin-System 193
Kapseln, Bromocriptin 189
Kinder PRL-Werte u. TRH-Test bei 67, 70
Kinderwunsch 120
-, Bedeutung 157
Klassifikation der Hypophysenadenome 32
klinische Symptomatik, Hyperprolaktinämie 22, 23
- Symptome beim Mann 105
kognitive Regel 141
kognitiver endokrinologischer Ansatz 139
Kohabitation 64
-, Frauen 74
Koitus 90, 94
-, PRL-Anstieg, kurze Zeit nach 148
kompetitive Methode bei RIA 60
Komplikationen medikamentöser und chirurgischer Therapie 182
Kompression des suprasellären Raumes 46
Konflikt-Abwehr-These 150
Kontraindikation, dopaminerge Agonisten 200
Kontrastmittel, Überempfindlichkeit 176
Kontrazeption unter Einnahme von Dopaminagonisten 203
-, orale 71
Konzentrationsfähigkeit unter Alkohol u. Dopaminagonisten 198
Kopfschmerzen 196
koronare Schichtführung, CT 174
kortikotrope Achse 108
Kraniopharyngeome 46, 80, 84
Krankheitsverarbeitung, sekundäre 162
kulturelle und sozial-kognitive Determinanten 139

Laktation 6, 93
-, Metoclopramid 73
Laktationsinsuffizienz, postpartale 70
Laktationsperiode 29, 50, 66, 67
Laktogenese 5
Laser 179

L-Dopa 10
L-Dopa-Test 80, 81
Lebensereignisse 154
Lebererkrankungen und Hyperprolaktinämie 72
Lergotril 192
LH 36
LH-RH 102
LH-RH-Sekretion, pulsatile 103
LH-Sekretion, Pulsatilität 24
LIA 60
Libido 104, 196, 205
Libidoverlust 101, 154, 158
- und erektive Impotenz 141
- bei Männern 139
Liquorfistel 183
Liquor-Sella-Syndrom 176
Lisurid (Dopergin) 10, 81, 82, 190
Lisuridhemmtest 82
little Prolaktin 62
Luftenzephalographie 175
Lutealphase 62, 64, 65
Lutealphasendefekt (LPD) 6, 75, 85, 126
luteotroper Effekt 5
Lymphknoten bei PRL-Bioassay 60
Lymphknotenkulturtest 61

Magen-Darm-Mittel u. PRL 69
Magnetresonanztomographie (MRT) 175
Mahlzeit, Anstieg u. PRL 68, 91, 94
Makroadenom 64
Makroprolaktinome 75, 82, 99, 109, 195, 206
maligne Introjekte 157
- Prolaktinome 17
- symbiotische Beziehungskonstellation 157
Mammatumoren und Prolaktin 129
Mammazysten 130
Mammillennerven 93
Mammogenese 5
Mann, hPRL-Spiegel 12
-, transsexuell 19
Mastitis 130
Mastopathie 130
medikamentös induzierte Hyperprolaktinämie 21
Megaphen 77
MEN (multiple endokrine Neoplasien) 97
-, Spezialdiagnostik bei Verdacht auf 118
Meningitis 183
Menopause 67, 73, 84
-, Post- 68
Menstruation 64, 196, 203
-, Störungen 125
mentale Daten 160
Mesulergin (CU-32-085) 81, 83
metabolische Clearancerate (MCR) 95
Methergolin 81, 192
Methysergid 192

Sachverzeichnis

Metoclopramid 21, 67, 116, 198
- bei hypophysären Tumoren 74
-, Infertilität 75, 76
Metoclopramidtest 71, 73, 77
Mikro- und Makroprolaktinome 15–19
Mikroadenom 69
mikrochirurgische Therapie, Ergebnisse 180
Mikroprolaktinom 196, 206
Milchproduktion 67, 70
Milchsekretion 67
Mischadenome 21
misplaced exocytosis 39
molekularer Polymorphismus 5
Molekulargewicht, Prolaktin 4
Monojodthyrosin 79
monoklonale Antikörper 62
Morbus Cushing 200
Motilium (Domperidon) 78
MSH-Mangel 108
mukoidzellige Adenome 33, 46
- -, undifferenzierte 33, 46
Muskelarbeit 94
Mutterkornalkaloide 186
Mutterschaftshormon 137

nächtlicher Anstieg von PRL durch Serotonin 64
Nahrungsmittel u. PRL 68
Nb 2 rat lymphoma cell bioassay 61
Nebennierenninsuffizienz 201, 202
Nebenwirkungen, Bromocriptin 188
-, dopaminerge Behandlung 198, 199
-, Lisurid 190
Nekrosen in Adenomen 37, 45, 107
Nelson-Tumor 97
Neoplasien, multiple endokrine (MEN) 97
Neugeborenenalter 29
Neugeborenenperiode 91
Neuroleptika 21, 77, 91
Neuronen, TIDA- 24
Neuropeptide 74
neuroradiologische Diagnostik 174
Neurotisierung, sekundäre 141
Neurotransmitter 74, 105
Niereninsuffizienz, chronische 72, 84
-, erhöhter Prolaktinspiegel 22
Nierentransplantation 72, 95
Nierenversagen 95
Nomifensin (Alival) 10, 83, 84
Nomifensinhemmtest 83
Nomifensintest 114
Normbereiche, PRL 68
Nukleolen 39
Nullzell-Adenome 33

Object-relation-technique (ORT) 156
Objektbeziehungen 156
Ödem, traumatisches 46

ödipale Triangulation 153
Östradiolserumspiegel 77
Östrogenbehandlung 51, 52, 71
Östrogene 12, 20, 29, 31, 74, 93
-, hochdosiert 19
Östrogenfeedback 24
Oligospermie 76
-, idiopathische 76
onkozytäre Adenome 32, 33, 46
- Transformation 40
onkozytäres Adenom 40, 43
Operation 148
-, Indikationsstellung 172
-, transkranielle 171
-, transphenoidale 171
Operationstechnik 177
-, transnasale 178
Opiatpeptide 79
Opiatrezeptorantagonisten 79
Organisationsebene, prägenitale 153
Orgasmusschwierigkeiten 141
Osteoporose 109, 201, 205
Ovarien, polyzystische (PCO) 75, 80, 110
Ovulation unter PRL-Hemmern 75
-, trotz hoher PRL-Konzentration 125
Oxytozin 12
Oxytozinspiegel 13

Paartherapie, psychologische 141
Pankreastumoren 98
paraadenomatöse Adenohypophyse 49
- Prolaktinzellen 50
paranoide Psychosen 210, 214
Parkinsonismus 79
Partialfunktionen der Hypophyse 114
Partnerschaft 139
Paspertin 73
PCO (polyzystische Ovarien) 75, 80, 110
Peptid, vasoaktives intestinales 11
Pergolid 81, 83, 190
Pergolidhemmtest 83
perioperative Hormonkontrollen 180
periovulatorische Phase 64, 65
Persönlichkeit 151
Persönlichkeitsstruktur 138, 153, 160
Phantasien über die Krankheit 156
Phantomglieder 212
Phenothiazin induzierte Hyperprolaktinämie 71, 76, 77
Phenothiazinderivate 77, 78
Phenothiazine 21
Phenothiazinprovokationstest 77
physiologische Einflüsse auf PRL 64
- Hyperplasie der PRL-Zellen 29
PIF (Prolaktin-Inhibiting-Faktor) 10, 31, 45, 116
PIF-Effekte, gestörte 112
PIF-Mangel 113

Sachverzeichnis

PIF-Mangel-Hyperprolaktinämie 193
Plasmahalbwertszeit, Bromocriptin 188
-, des hPRL 7
-, Lisurid 190
-, Pergolid 190
plurihormonale Adenome 33
Polygalaktie 67
polyklonale Antikörper 63
Polymorphismus, molekularer 5
Portalblut, TRH 22
Portalgefäßsystem, hypophysäres, Arterialisierung 20
Postmenopause 68, 71
postoperative Patienten 72
Potenz 196
prägenitale Organisationsebene 153
prämenstruelles Syndrom 124, 129
PRL (Prolaktin) 4, 6, 8
-, big 72
-, big-big 62, 72, 84
-, little 62, 72, 84, 95
-, Molekulargewicht 4
- und Mammatumoren 129
-, nichthypophysäres 85
-, Normalwerte 67, 68
-, schlafinduzierte Freisetzung 65, 67
Proktoskopie 148
Prolaktinanstieg nach Koitus 148
Prolaktinbestimmung 8
Prolaktinbildung, ektopische 91
Prolaktinfluktuationen 64
Prolaktinfreisetzung, Hemmung 10
Prolaktingene 7
Prolaktinhemmtest 79
Prolaktin-inhibiting-Faktor (s. PIF)
Prolaktinkonzentration, Hypophyse 7
Prolaktinmangelsyndrome 77
Prolaktinmolekül, Epitope 63
Prolaktinnachweis 46
Prolaktinome 15 ff., 31, 45, 74, 76, 82
-, ektopes 59, 84, 97
-, Entstehung 19
-, Epidemiologie 19
-, Makro- 15-19
-, maligne 17
-, Mikro- 15, 17-19
-, Prävalenz 99
-, Schwangerschaft 17
-, spontane Entwicklung 18
-, Verdacht 66
Prolaktinphase 65
Prolaktinproduktion, ektopische 7
Prolaktinreleasingfaktor 11
Prolaktinrezeptoren 25
Prolaktinsekretion 12
Prolaktinspiegel 13, 113
-, erhöht bei Niereninsuffizienz 21
Prolaktinstimulationstest 69

Prolaktinstruktur 4
Prolaktinzelladenome 32, 33, 39, 51, 52
-, azidophile, hochdifferenzierte 32, 39
-, hochdifferenzierte 33
-, tierexperimentelle 51, 52
Prolaktinzellen 27, 49
-, paraadenomatöse 50
Prolaktinzellhyperplasien 48-51
Prostatakarzinom 19, 31
Provokationstests 69
Psammomkörpertyp 33, 37
Pseudocyesis 210-212
-, Therapieberichte 212
Pseudohyperprolaktinämie 84
Pseudoprolaktinome 84
psychische Symptomatik, sekundäre 141
Psychoanalyse, Galaktorrhö während 212
psychoanalytischer Ansatz 151, 163
psychoendokrinologischer Ansatz 134
psychogene Ätiologie 142, 153, 155
psychologische Auswirkungen auf chirurgische Eingriffe 144
- Reaktion, sekundäre 141
- Therapie des Paares 141
Psychopathologie 212
Psychopharmaka 69
Psychosen, paranoide 210, 214
- unter Bromcriptintherapie 214
psychosomatische Forschung, logisches Modell 160
- Krankheit, Hyperprolaktinämie 150, 154-156
Psychosomatosemodell 157
psychotherapeutische Beratung 144
- Hilfsangebote 159
- Interventionen 162
Psychotherapie 142, 144, 150, 210
-, Impotenz 213
Pubertät 67, 68
puerperale Agalaktie 66
Puerperium 66
pulsatile LH-RH-Sekretion 103
Pulsatilität, LH-Sekretion 24

Radioimmunoassay für PRL (RIA) 8, 60, 63
Radiorezeptorassay (RRA) 8, 60, 62
Rauwolfiaalkaloide 21
Reifungs- und Entwicklungskrisen 153
Relaxation, progressive 150
Releasinghormon für das Wachstumshormon GHRH 21
Retikulum, rauhes endoplasmatisches 39
Rezeptorbindung 60
Rezeptoren 6
Rezidivpatienten 72
Rhythmen 64
-, zirkadiane 64, 65, 101
RIA (s. Radioimmunoassay)

Sachverzeichnis 223

Röntgensellatomographie 174
RRA (s. Radiorezeptorassay)

Säuglinge, PRL bei 67
Salsolinol (Bier) 68
Sandwich-Methode 63
Sarkoidose, lokale bei Begleithypoprolaktinämie 46
Saugreiz 66
Scheinschwangerschaft 210, 211
Schilddrüsenhormone 72, 73
Schlaf 64, 91
schlafinduzierter PRL-Anstieg 65, 67
Schnellschnitte 179
Schrumpfung v. Adenomen 195
– der Tumoranteile 181
Schwangerschaft 13, 65, 85, 90, 93, 127, 128, 201, 204, 205
–, Metoclopramid 73
–, Prolaktinome 17
Schwangerschaftsabbruch 204
Schwangerschaftsperiode 29
Schwangerschaftszellen 29
Screenings 99
Sehstörungen 101
Sekretionsrate von hPRL 7
Serotonin 11
–, nächtlicher Anstieg 64
Sexualtherapie 141
Sexualverhalten 111, 139
sexuelles Interesse 134
SHBG-Spiegel 104
Sheehan-Syndrom 14, 77, 93
shrinkage 193
Sinus-cavernus-Syndrom 107
somatische Behandlung 144
soziale Ereignisse 142
sozial-kognitive und kulturelle Determinanten 139
Spaltung in „gute" und „böse" Objekte 157
Spektrumssyndrom 154
Spermatogenesestörung 99
Spermiogramm 50
spontane Entwicklung, Prolaktinome 18
Standardpräparat 63
Stein-Leventhal-Syndrom 75, 80
Sterilität der Frau 123
STH 36
STH-Zelladenome 32
–, hochdifferenzierte 33
STH-Zellen 27, 49
Stillen 66, 67, 74, 205
Strahlentherapie 45
Streß 64, 124, 145, 150
Streßhormon 6
streßhypothetischer Ansatz 162
Stressoreffekte 151, 160
Stressoren 148, 149

Struktur der Abwehr 156
Sulpirid (Dogmatil) 21, 76, 77
Sulpiridstimulationstest 76
suprasellärer Raum, Kompression 46
Symptombildungen, sekundäre 145
Synacthentest 201
Syndrom, Amenorrhö-Galaktorrhö- 79, 210
–, Argonz-Ahumada-del-Castillo- 100
–, Chiasma- 183
–, Cushing 97
–, Empty-Sella- 46, 48, 197
–, Forbes-Albright- 100
–, Frommel- 100
–, Hyperprolaktinämie- 100
–, – bei Männern 90
–, Kallmann- 71
–, Liquor-Sella- 176
–, PRL-Mangel- 77
–, prämenstruelles 124, 129
–, Sheehan- 14, 77, 93
–, Sinus-cavernus 107
–, Stein-Leventhal 75, 80

Tablette, Bromocriptin 188
–, Lisurid 18
Tagamet (Cimetidin) 78
Taubenkropfsacktest 3
Taubenkropftest 60, 61
Temperatur 64, 69
Tergurid 83, 191
Test, Argininfusions- 78
–, Bromocriptinhemm- 82
–, Brustdrüsen- 60
–, Brustdrüsenkultur- 61
–, Carbi-Dopa-L-Dopa- 114
–, Cimetidin- 78
–, Cimetidinprovokations- 82
–, Domperidonprovokations- 78
–, Funktions- 59
–, Gießen- 136
–, Insulinhypoglykämie- 79
–, L-Dopa- 80, 81
–, Lisuridhemm- 82
–, Lymphknotenkultur- 61
–, Metoclopramid- 71, 73, 77
–, Nomifensin- 114
–, Nomifensinhemm- 83
–, Pergolidhemm- 83
–, Phenothiazinprovokations- 77
–, PRL-Stimulations- 69
–, Prolaktinhemm- 79
–, Provokations- 69
–, Sulpiridstimulations- 76
–, Synacthen- 201
–, Taubenkropf- 60, 61
–, TRH- 69, 77, 197
–, TRH-Stimulations- 70
testikuläre Insuffizienz 71, 72, 76

Testosteron, erniedrigtes 199
Therapie von Depression 213
–, medikamentöse und chirurgische, Komplikationen 182
–, mikrochirurgische, Ergebnisse 180
– des Paares, psychologische 141
Therapieberichte bei Pseudocyesis 212
Therapiedauer 127
Therapieeffekte 43
thoraxchirurgische Eingriffe 148
thyreotrope Achse 108
Thyreotropinreleasinghormon 11
Thyroxinsubstitution 84
TIDA (s. tuberoinfundibuläre Neurone)
tiefenpsychologische Diagnose 157
tierexperimentelle Prolaktinzelladenome 51, 52
Tierversuche 148
Todesfälle bei transnasaler Mikrochirurgie 183
Todesängste 144
Transformation, onkozytäre 40
transkranielle Operation 171
transnasale Operationstechnik 178
transphenoidale Operation 171
Transplantationen 51
transsexuelle Männer 19
traumatisches Ödem 46
Trennungskonflikte 150, 153
TRH 67
–, Nasalspray 70
–, orale Gabe 70
– im Portalblut 22
TRH-Ausschüttung 76
TRH-Gabe 116
TRH-Sekretion 95
TRH-Stimulationstest 70
TRH-Test 69, 77, 197
–, Endokrinopathien 71
– bei hypophysären Tumoren 72
–, Medikamenteneinfluß 71
– und Schilddrüsenhormone 73
Trinken u. PRL 64
TSH 36, 40
TSH-Zelladenom 33
–, hochdifferenzierte 33
TSH-Zellen 49
tuberoinfundibuläre Neurone (TIDA) 11, 24
Tumoranteile, Schrumpfung 181
Tumoren, Bronchial- 97
–, Hypophysen- 83
–, Hypothalamus- 84
–, Nelson- 97
–, Pankreas- 98
Tumorfibrose 195, 200

Tumormarker 59
Tumorverkleinerung 172
Tumorwachstum 70

Überdosierung dopaminerger Agonisten 200
Überempfindlichkeit gegen Kontrastmittel 176
Umrechnungsfaktoren 63
–, kommerzielle Testsätze 64
unbewußte Bedeutung der Hyperprolaktinämie 156
urämische Hyperprolaktinämie 95
– Patienten 72

Vaginalschleimhautatrophie 109
Varia 91
vasoaktives intestinales Peptid 11, 79
Vaterschaft 76
Verarbeitung der Hyperprolaktinämie 144
Verfolgungsängste 144
Verkalkungen 33, 37, 39
– vom Psammomkörpertyp 37
Verletzungen (Trauma, Verbrennung, Tuberkulose) 94
Vernarbungen 181
Verträglichkeit, Bromocriptin 189
Vielzweckhormon 3
Visuseinschränkung 172
Vorbehandlung mit Dopaminagonisten 181

Wachstum, Aufhol- 196
Wachstumshormone 3, 4, 14, 21, 78–80
Wachstumsverzögerung, Jungen 71
Wiedergutmachungsphantasien 212

Zelladenome, ACTH- 32
–, –, hochdifferenzierte 33
–, Gonadotropin- 33
–, –, hochdifferenzierte 33
–, Prolaktin- 32
–, STH- 32
–, TSH- 33
–, –, hochdifferenzierte 33
Zellen, ACTH- 49
–, azidophile- 27
–, Schwangerschafts- 29
–, STH- 27, 49
Zellkulturen 60
Zinkspiegel 95
zirkadianer Rhythmus 14, 64, 65, 101
Zyklus, anovulatorischer 127
–, Metoclopramid 73
Zyklusmitte 62
Zyklusstörungen 125
Zysten 46

If you have any concerns about our products,
you can contact us on
ProductSafety@springernature.com

In case Publisher is established outside the EU,
the EU authorized representative is:
**Springer Nature Customer Service Center GmbH
Europaplatz 3, 69115 Heidelberg, Germany**

Printed by Libri Plureos GmbH
in Hamburg, Germany